防癌有"道"

主　编　朱世杰　李佩文

副主编　王宁军　何生奇　芦殿荣

编　者（按姓氏笔画排序）

　　　　王　芳　朱亚鑫　江正龙

　　　　杜艳林　陈志立　林荔钦

　　　　周　磊　高　音　薛　鹏

中国医药科技出版社

内容提要

针对目前癌症高发现象，本书给出了防癌的专业指导。书中介绍了常见的致癌因素及早期症状，重点列出了具有抗癌防癌作用的食物，指出心理因素对癌症的关键作用，最后精选了一些实用的强身健体方法，内容丰富，实用性强，是一本不可多得的防癌科普读物。

图书在版编目（CIP）数据

防癌有"道"/朱世杰，李佩文主编.—北京：中国医药科技出版社，2017.1

ISBN 978-7-5067-8816-8

Ⅰ.①防…　Ⅱ.①朱…②李…　Ⅲ.①癌—防治　Ⅳ.①R73

中国版本图书馆CIP数据核字（2016）第259225号

美术编辑　陈君杞

版式设计　麦和文化

出版　中国医药科技出版社

地址　北京市海淀区文慧园北路甲 22 号

邮编　100082

电话　发行：010-62227427　邮购：010-62236938

网址　www.cmstp.com

规格　710×1000mm $^1/_{16}$

印张　14 $^1/_4$

字数　195 千字

版次　2017 年 1 月第 1 版

印次　2018 年 10 月第 4 次印刷

印刷　北京市密东印刷有限公司

经销　全国各地新华书店

书号　ISBN 978-7-5067-8816-8

定价　35.00 元

前言
PREFACE

当今社会，物质文明极大丰富，寿命越长，越可以享受到人类文明进步的成果。人人都在追求长寿，各种各样的养生知识与书籍充斥坊间。医生是最应该关心养生知识的群体，他们每天面对治不完的病人，最好的解决办法是让人不得病或少得病。临床病人提供了养生的反面教材，去粗存精，将其中的知识系统总结，作为广大群众日常养生的参考，是本书作者所追求的目标。

近20年来，中国的发展日新月异，我们在创造财富的同时也付出了极大的代价。其中，对健康影响最大的是环境因素，我们赖以生存的食物、水源、空气、土壤都受到了污染，癌症的发病率逐年上升。媒体报道的"癌症村"多分布在污染较重的河流或湖泊附近，癌症的年发病率超过6‰，一个2000人左右的村庄，每年都会新发100多个癌症病人。临床工作中遇到不少"夫妻癌""兄弟癌"，让我们看到了癌症聚集发病的趋势。大多数癌症不是遗传性疾病，但由于同一家庭有着相同的生活方式，致使家族中的成员先后发生了癌症。以目前的发病率来计算，如果能活到90岁，那么每3个人中就有1个人可能患上癌症。

预防癌症是养生的重要目标。大量研究结果表明，控制和消除致癌因素是癌症预防最具成本效益的方式。"正气存内，邪不可干"是我们指导养生的重要原则，而对于癌症，我们要做的不仅是提高自身的抵抗能力，更要了解癌症的发生与发展规律，努力做到知己知彼、防治有"道"。

癌症是由于多种致病因素发挥作用，经过多阶段发展而形成的一类复杂疾病，可以说是防不胜防，加上癌症病因的研究也是日新月异，一些研究成果还需要时间的进一步验证。生吃茄子、活吞泥鳅、绿豆熬汤，各种"专家"不断传授防癌抗癌的手段，到头来都经不起时间的考验，最终不知耽误了多少人的病情。防癌是每个人贯穿一生要做的工作，不断学习新的养生知识，了解自己所处的癌症风险程度，才能做到有针对性地预防。

我们无法选择生存的时代，也无法拒绝整体被污染的水源与空气，但我们可以认识癌症，了解人体是如何发生癌变的，最终做到不惧怕癌症。科学研究已经用事实告诉我们：通过预防可以让1/3的癌症不发生，掌握癌症发生的"蛛丝马迹"，尽可能早期发现癌症而获得治愈，这样又可以减少1/3的癌症。因此，我们提倡癌症预防的目标就是不要成为不可治愈的那一少部分癌症病人。

中国古代孔子提出"仁者寿"，其实就是告诉我们一个朴素的道理，各种各样的养生手段不过是一种技巧，养生者要重视心理的调适，因此本书的后半部分强调养生先养心。精神压力与心理应激是影响健康的常见原因。社会越发达，精神压力越大，随着生活与工作节奏的加快，人们的心理承受能力也面临着巨大的挑战，每天可能都会遇到烦心事，如果不注意调节，日积月累，神经内分泌系统发生变化，最终会诱发癌症等多种疾病。国外研究表明，90%以上的癌症与心理、情绪有直接或间接的关系，精神创伤、不良情绪都可能成为癌症发生的先兆。身心一体、身心同调是我国传统医学与哲学的精华所在，静坐、导引等传统强身健体的方法至今仍有着极强的生命力。本书将告诉你一些强身健体的锻炼方法，并有助于减少患癌的风险。

未来10年，我们还会处在一个高速发展与进步的时代，癌症的威胁正步步逼近。如果我们每个人都能正确防癌，注重养生，那么癌症将会远离我们。发达国家早就注意积极防癌，目前已经取得癌症发病率下降的良好效果，愿我们每个人都可以通过积极防癌享受无癌的健康生活。

编者
2016年3月21日

目录

CONTENTS

**第四章
养心与防癌**

**第五章
养体与防癌**

第一章
致癌因素　避而远之

　　中国古人在2000多年前的医学著作《黄帝内经》中提出"虚邪贼风，避之有时"，这是养生的大道理，现代人仍要认真遵循。致癌因素广泛分布于我们周围，长期无意识地接触这些致癌物质是癌症发病率持续升高的主要原因之一，如烟草，接触时间越长，发生肺癌的风险就越高。我们如果不了解周围存在的致癌因素，就不可能知道所处的风险，那么养生防癌就会像空中楼阁一样没有根基。防癌的根本在于远离致癌因素，本章内容将为你细数各种不同类型的致癌因素。

无处不在的化学性致癌物质

一、烟草

科学家研究烟草与癌症发病的关系始于1947年，在英国，研究者发现肺癌死亡的人数逐年增多，从1922~1947年的25年间，每年死于肺癌的人数从612人增加到9287人，大约增长了15倍。当时也曾考虑过其他原因，如老年人口增加、诊断技术的进步等，但在排除了这些因素后，进一步对比吸烟者与不吸烟者的差别，发现两者的肺癌发病率相差2~3倍，最后研究得出的结论是烟草是导致肺癌的一个重要因素。

国外有研究人员在香烟中添加了一种多环芳烃标记物"菲"，然后让12名吸烟志愿者吸食含"菲"的香烟，并对他们体内的"菲"进行追踪。研究发现，志愿者吸入香烟烟雾后，他们血液内的"菲"迅速转化成一种可对基因造成伤害的有毒物质，这种有毒物质可引起基因突变从而引发癌症。当志愿者在吸入香烟烟雾15~30分钟时，他们体内这种有毒物质的量就达到最大值，其速度之快让研究人员感到吃惊。研究人员说，其相当于向血液中直接注射这种有毒物质。

科学家已发现烟草中含有致癌物质，香烟燃烧时释放出的焦油是一种致癌物，从烟焦油和烟雾中已分离出30余种致癌物质，主要是亚硝基化合物、多环芳香族化合物，如尼古丁、3，4苯并芘、2苯蒽–5甲基蒽、亚硝胺、砷、苯酚等。流行病学调查证明约有1/3的肿瘤与吸烟有关，吸烟不但能够导致肺癌，而且能够导致膀胱癌、食管癌、肝癌、胰腺癌、子宫颈癌、肾癌以及白血病等多种癌症，主动吸烟和被动吸二手烟都能引发癌症。

戒烟是减少癌症危险因素的最简单、最省钱，也是最有效的方法，戒烟永不怕迟，只要你停止吸烟，健康会马上得到改善。研究证明，戒烟1年，冠心病的危险性下降1/2；戒烟7年或30岁以前戒烟，发生肺癌的可能性降到与不吸烟者相同。

二、大气污染

2013年世界卫生组织首次权威发布，指出"大气污染对人类致癌"。世界卫生组织设在法国里昂的国际癌症研究机构在报告中指出：充足证据显示，暴露于户外空气污染中会致肺癌，紧随其后的是患膀胱癌的风险会相应增加。该机构专家通过1周的会议讨论，审议来自全球五大洲研究机构的1000多篇最新论著，最终做出大气污染致癌的认定。

（一）大气中的PM2.5

大气中的致癌成分比较复杂，不同年代、不同地区大气中的致癌物质也不一样。现代研究发现，大气污染中对人体危害最大的是其中直径小于2.5微米的细颗粒物——PM2.5。（PM2.5中的PM是Particulate Matter的缩写，意思是细颗粒物；PM2.5中的2.5是指2.5微米，1000微米=1毫米，相当于头发丝直径的1/20。）在医学上，PM2.5、PM10、PM50只是3个临界值，空气里有各种各样PM数值的颗粒。在家里，阳光照射进来你看见无数微尘在翻飞，那就是PM50或者大于PM50的颗粒物。看得见光柱，意味着空气被污染了，因为空气本身不反射光，只有空气中的细小颗粒物会反射光。光柱越清晰，意味着PM越多。

PM50是肉眼可见的临界值，能够进入鼻腔但是无法继续前行，因为鼻腔黏膜细胞的纤毛可以抵挡住PM50，而且鼻腔黏膜细胞分泌的黏液也可以把PM50粘住，使其不能前行。当PM50在鼻腔里积累到一定程度，人就需要擤鼻涕、挖鼻屎将它们排出。

PM10是可以到达咽喉的临界值，咽喉表面分泌的黏液会粘住它们。每个黏膜细胞还有200根纤毛（也是肉眼看不见的），在不停地向上摆动，就像逆水划龙舟一样，我们天生的这种生理功能就是为了阻止PM10继续下行。PM10积累于咽喉所在的上呼吸道，积累越多分泌的黏液也越多。当积累到一定程度，我们就想吐痰。所以，痰要吐出来扔进垃圾箱，不要咽进胃里，以免有碍健康。

PM2.5是可以到达肺泡的临界值，PM2.5以下的细颗粒物，上呼吸道挡不住，它们可以顺利下行，进入细支气管、肺泡。我们的呼吸系统像植物的根系，自上而下，气管分出支气管，支气管分出密密麻麻的细支气管，细支气管又连着密密麻麻的肺泡，肺泡的数量有三四亿个。我们吸进去的氧气最终进入肺泡，再通过肺泡的壁进入毛细血管，再进入整个血液循环系统。而我们吸进去的PM2.5，因为太小，也能进入肺泡，再通过肺泡的壁进入毛细血管，进而进入整个血液循环系统。

（二）PM2.5的危害

调查发现PM2.5的来源及组成极其复杂多样，既有有机物，又有无机物，对人体危害也不容小觑。细菌是人所共知的致病之源，PM2.5和细菌有一定的相似之处。PM2.5是直径为2.5微米的细颗粒物，细菌则是微米级生物，大小多为1微米、几微米，也有十几微米的，也就是说，PM2.5和细菌一般大小。细菌进入血液，血液中的巨噬细胞（一种免疫细胞）立刻过来把它吞下，它就不能致人生病。如果细菌没有被杀死，且在人体内大量繁殖，人就会生病。PM2.5进入血液，血液中的巨噬细胞以为它是细菌，也立刻过来把它吞下。巨噬细胞吞惯了细菌，细菌是有生命的，是巨噬细胞的食物。可是现代工业社会产生的PM2.5是复杂多变的，巨噬细胞吞了它，不能消化处理，最终影响巨噬细胞的功能，因此我们的免疫力就下降了。不仅如此，巨噬细胞受到PM2.5的刺激，会释放出一种炎性物质，导致细胞及组织的炎症。可见，PM2.5比细菌更易致病，进入血液的PM2.5越多，我们就越容易生病。

我国专家早在2009年就针对PM2.5对人体的危害性展开实验研究，通过采集北京城区大气中的PM2.5，以人肺泡上皮细胞株（A549）为模型进行毒理作用研究。在这个实验中，以25、50、100、200微克/毫升等不同的染毒状况进行对比发现，PM2.5可引起这些细胞的炎性损伤，并且这些损伤随着染毒浓度的增加而加重。研究显示，2.5微米以下的颗粒物，75%能够在肺泡内沉积。我们可以想象，眼睛里进了沙子，眼睛会发炎。呼吸系统的深处，也是一个敏感的环境，细颗粒物作为异物长期停留在呼吸系统内，同样会让呼吸系统发炎，反复的炎症是导致肺癌发生的诱因之一。研究还发现，细颗粒物还像一辆辆可以自由进入呼吸系统的小车，其他致病的物质如细菌、病毒，搭着"顺风车"来到呼吸系统的深处，从而造成感染。

另外，细颗粒物也有很多"办法"诱发心血管疾病。比如，细颗粒物可以直接进入血液，诱发血栓的形成；另一个间接的方式是，细颗粒物刺激呼吸道产生炎症后，呼吸道释放细胞因子引起血管损伤，最终导致血栓的形成。

流行病学的调查发现，城市大气颗粒物中的多环芳烃与居民肺癌的发病率和死亡率相关。多环芳烃进入人体的过程中，细颗粒物扮演了"顺风车"的角色，大气中的大多数多环芳烃吸附在颗粒物的表面，尤其是粒径在5毫米以下的颗粒物，大颗粒物上的多环芳烃很少。也就是说，空气中细颗粒物越多，我们接触致癌物——多环芳烃的机会就越多。

（三）大气污染的个人防护

大气污染的治理不是一朝一夕能够完成的，我们在生活中应注意做到以下几个方面，从而减少癌症发生的风险。

（1）老人、孕妇、儿童及心血管病人尤其需要防护，当PM2.5浓度到达100以上时，尽量不要暴露于室外。

（2）雾霾发生的时候，从室外进入室内后，要及时洗脸、漱口、清理鼻腔，以去掉身上的污染残留物，最大限度地减少雾霾对身体造成的伤害。2012年，世界卫生组织对洗鼻的推荐指数已经上升到最高级别A级。用专用器具和制剂（最常用的是生理盐水）清洗鼻腔，可以帮助保持鼻腔清洁，祛除积聚的细菌、病毒和过敏原，减轻鼻腔充血水肿状态，恢复和促进鼻腔的正常功能。

（3）使用室内空气净化器要选择采用高效微粒空气过滤器（HEPA）技术的产品。HEPA最初在第二次世界大战期间被开发用来防止核反应堆设施排出废气中的放射性颗粒物，对于所有0.3微米和更大的颗粒，其最低颗粒去除率高达99.97%。医用3M口罩也可以有效阻挡大气污染，可在室外使用，但最好不要连续佩戴超过半小时。

三、高温煎炸食品

食物烹调方法是我国饮食文化的重要组成部分，其中有大量宝贵的技艺和方法，代表着一种科学的经验和智慧，值得发扬光大。但也有一些不科学的地方，我们在日常生活中要注意改正。

举例来说，许多人家做红烧鱼的时候，总要把鱼放在油锅煎炸，把鱼煎炸得两面焦黄，然后再加各种调味品，但却很少有人知道把鱼煎炸得焦黄对人体健康是不利的。许多人喜欢吃用油煎炸的食物，殊不知当油锅的温度高达200摄氏度以上时，锅里的油脂就会进行复杂的化学反应，高温的食油，尤其是经过反复高温的剩油，可产生苯并芘等致癌物。鱼的表皮和鱼肉中含有蛋白质、氨基酸、少量脂肪，遇到高温会热解产生杂环化合物。油的温度越高，煎炸时间越久，杂环化合物就越多。而杂环化合物是一类致癌物，人在吃了这样煎炸的鱼后，在他的尿中就可以测出杂环化合物。总体来说，食物中的致癌物含量较低，但如果长期食用煎炸的鱼类、肉类、禽类（包括鸡、鸭、鹅、鸽、鹌鹑等），其致癌物的量将会积累，若再吃入或吸入其他致癌物，引起癌症的可能性也会增加。

自2002年以来欧洲研究人员的多项研究证实，在对含有淀粉的食品如马铃薯等进行烤、炸、煎的过程中会产生致癌物——丙烯酰胺。1千克炸薯片中含有丙烯酰胺1000微克，经过烘烤的蛋糕和饼丁中也含有，所以欧洲民众已习惯了炸薯条是垃圾食品的说法。一些研究指出，丙烯酰胺对健康的损害程度要比黄曲霉毒素更严重。德国研究人员对约1000种食品进行的研究表明，如果改变加工方式，食品中丙烯酰胺的含量是可以降低的。如果降低油炸温度，那么炸薯片中的丙烯酰胺含量平均可以降低15%。据估计，如能控制食物中的丙烯酰胺含量，德国每年可能因此减少1万名癌症患者。

国际癌症研究机构已将丙烯酰胺列为第2类致癌物。此外，丙烯酰胺还会损害人体神经系统，摄入高剂量的丙烯酰胺会令人情绪低落，产生幻觉，甚至失去记忆。在日常生活中，尽量不要做油炸肉、油炸鸡、油炸鸽子、油炸鹌鹑、油炸鱼、油炸虾、油条、油饼、油炸糕点、油炸花生米、油炸马铃薯等。营养学家提倡用清蒸、水煮、水余、熬汤、焖、炖、凉拌、炒菜、微波炉煮等方法，免去了煎炸的步骤，有利于健康。

蔬菜类的食物也要注意烹调方法，香港食物安全中心发布的研究报告称，收集133种食物样本，包括肉类、蔬菜、豆类及麦制品等，检测发现样本中47%的食物含有可能令人致癌的丙烯酰胺，其中蔬菜及其制品的含量排在第2位。该中心又将22种蔬菜样本送到实验室，将它们分别用1200瓦和1600瓦电力的电磁炉不加食油干炒，时间分别为3分钟和6分钟。结果发现炒菜时间越长、温度越高，蔬菜释放出的丙烯酰胺就越多，加入食用油炒和干炒的检测结果无异。其中，西葫芦高温加热后释放出的丙烯酰胺最多，平均每千克高达360微克，仅低于零食类的薯片（680微克）和炸薯条（390微克）。大蒜、洋葱在高温烹调后，平均每千克分别释放200微克、150微克，分别位列第2名、第3名。此外，空心菜（140微克）、灯笼椒（140微克）、茄子（77微克）、芥蓝（61微克）、丝瓜（60微克）、西芹（54微克）、芥菜（52微克）均进入前10名。相比之下，生菜、菠菜、苋菜在炒制后，释放出的丙烯酰胺较少，平均每千克低于10微克。一般来说，暴露限值越小，对公众健康越有利。

关于炒蔬菜致癌的疑问，香港食物安全中心的专家解释，含有天门冬酰胺和还原糖的食物，经过120摄氏度以上高温炒制，会产生化学反应形成丙烯酰胺。天门冬酰胺是天然的氨基酸，在豆类、蔬菜中的含量较高。不同蔬菜中天门冬酰胺含量不同，因此释放出的丙烯酰胺会有所差异。中国农业大学食品科学与营养工程学院副教授范志红在了解这一说法后表示："实验本身其实是'美拉德反应'，简单来说，含有碳水化合物和氨基酸的食物，经过120摄氏度以上高温烹制后很容易发生此反应，释放出丙烯酰胺。并且，高温加工过的蔬菜，其他各项营养指标也不会好。"此外，她还指出，口感上比较酸的蔬菜，如番茄等，不易发生"美拉德反应"。而口感上发甜的蔬菜，本身含糖就多一些，再加上酸度低，相对更容易发生此反应，比如实验提到的西葫芦、洋葱等。

从理论上讲，实验本身并没有问题，但和老百姓日常处理蔬菜的情况不太相符。如果据此结论就提倡人们别炒某些菜了，并不太合理。平时做饭，很少有人会将蔬菜在滚烫的锅里炒那么久。六七分钟就很容易把蔬菜炒焦，影响口感。而且，一般来说炒蔬菜时多少会出些水，锅内温度会随之降低，不易达到发生"美拉德反应"需要的高温。但是，实验提醒了人们，炒糊的菜不要吃，其有害物质会明显增加。另外，蔬菜不要烤着吃，烤后焦黄、变深、发黑的蔬菜，往往发生过"美拉德反应"，含有致癌物。

曾有人用高温加热的油喂大鼠，数月后发现有胃溃疡、胃乳头状瘤、肝肿瘤、肺癌、乳腺癌等肿瘤发生，故煎炸食品用油必须新鲜，陈油不可长期使用，不应用同一锅油多次反复煎炸食品。市场小摊贩有时油锅已成黑色，仍在煎炸叫卖。家庭油炸食物的剩油也不应长期存留，必须及时更换，不应吝惜。油温过高产生的油烟也是致癌的诱因之一，油温越高，油烟蒸发越快。国外实验证明，油温在180摄氏度时蒸发的油烟容易引起肺癌，故厨房工作应注意减少油烟的吸入，如通过降低油温、保持通风、减少操作时间等。

对于健康的烹调方式，食品专家建议，首先，千万不要等到油冒烟了再炝锅。这种做法除了使菜更易释放丙烯酰胺外，还会产生很多有毒物质，对身体有百害而无一利。其次，推荐用煎焖，也叫水煎的方法炒菜，即先放油，待油温合适后把菜放进去，等温度升高，蔬菜有水渗出了，马上盖锅盖把菜焖起来。这时，蒸汽一下子就会起来，100摄氏度的蒸汽完全能把菜焖熟，只是需注意把握火候，最好用中火，因为火太小蒸汽就起不来了。

中国农业大学食品科学与营养工程学院副教授朱毅也强调，报告虽有其科学性，但老百姓千万不要因噎废食。她建议：①报告中上榜的蔬菜能生吃的尽量生吃。②多用蒸的方法烹调，少用高温煎炒。③炒菜前先用水焯1分钟，缩短炒制时间，不过经过两次加热，维生素损失会比较多。④最好低温烹调，控制锅中食物的温度，也可降低致癌风险。⑤蔬菜在加工时尽量别切成薄片，因为越薄受热越快，越容易释放出丙烯酰胺，最好把菜切成大一点的块状。

四、烟熏火烤的食品

据说人类发现用火是由于森林起火烧焦了动物而引起的，从那时起便尝到了烧烤味道的鲜美。我国一些少数民族地区有烟熏火烤食品的习惯，随着地区交往的增加，这些饮食习惯也在大城市流行起来。时至今日，熏烤食品气味香、味道美，仍不免会令人垂涎三尺，颇受嘴馋的成人及儿童、少女青睐，许多中国人都喜食这类食品。如在聚餐酒桌上品尝助兴，少量吃点烧烤食品在所难免，如果大量贪食则可能对健康不利。化学家在研究癌症病因时发现一种很强的致癌物质——苯并芘，其属于多环芳香烃类化合物，与熏烤食物有关，成为癌症发生的病因之一，引起了人们的关注。

食品在烟熏、烧烤或烘焦的过程中，会产生苯并芘等致癌化合物，能引起消化道癌症。喜欢吃烟熏羊肉的冰岛居民和喜欢吃烟熏鱼的俄罗斯沿海居民，消化道癌症的发病率比其他国家高出许多倍。资料证明，家庭自制的熏肉，每千克含苯并芘23微克，将肉挂在炉旁用火熏烤则每千克含苯

防癌有「道」

并芘107微克。在熏烤肉类的过程中，滴下的油脂燃烧后也会产生苯并芘附于烤肉表面。如果将烟熏火烤的食物存放几周后，苯并芘便可渗透到肉的深部。无论是肉类、鱼类还是禽类，用烟熏、火烤的烹调方法都是不利于健康的，苯并芘在食品烤焦的部分含量最高，不要食用。

很早以前，人们便注意到高温及反复加热的油会产生脂肪酸的氧化物、醛、酮及其他热聚合物，存在一定的有害成分。1977年，日本学者报道了煎烤或烟熏的牛肉、鱼类表面切下的焦痂物质有很强的致突变性，在煎烤动物蛋白如牛、猪、羊、鸡、鱼、蛋及加工的咸肉、火腿中都能检出苯并芘等多环芳香烃类化合物，而豆制品中则很少，微波炉和水煮也不产生这类物质。早在1933年，美国化学家就从煤焦油中分离出这类物质。用苯并芘给小鼠灌胃，其胃癌的发生率很高。还有人用烟熏的羊肉和鳟鱼饲喂大鼠，则可诱发恶性肿瘤。有资料称冰岛居民喜食烟熏食品，城市卖的熏羊肉苯并芘含量为每千克1.3微克，鳟鱼为每千克2.1微克，农村自家小屋长期烟熏的羊肉高达每千克23微克，冰岛胃癌高发病率很有可能与这种饮食习惯有关。中国新疆天山地区哈萨克族牧民也喜食烟熏的羊肉，一则味美，二则便于保存，但同时他们也是我国食管贲门癌的高发人群，时至今日，一些成年人仍不愿改掉这种习惯。

熏烤食品的方式与致癌物含量密切相关，炭火熏烤苯并芘含量很高，如在炉内炭火熏烤则会更高，焦糊食品不论是蛋白食品还是淀粉食品均不提倡，连糖的焦化物也认为可能与致癌有关。故应提倡蒸、煮、炖、焯的食品加工方式，提倡绿色食品、清淡饮食及科学的加工方法。

五、用盐腌制的食品

在食品匮乏的年代，人们为了长时间保存食品，最常用的办法是用大量的盐来处理食品，如用盐腌制的猪肉、禽类、鱼类、蛋类等，不少家庭还保留这样的饮食习惯。现代食品工厂为满足大众需要仍在制作咸肉、火腿、腊肉、腊肠、咸菜、酱菜等在超市出售。这些食品都是用盐腌制加工的，含盐量太高，还可能含有少量亚硝酸盐、二级胺及亚硝胺等。

腌制食品有极大的健康风险，因为腌制食品要用很多的盐，虽然食盐是我们的必需品，但过多的盐分摄入对人体健康有害，既可诱发高血压病，也是诱发胃癌等疾病的重要原因。目前为止，国内外已有多项研究证实过多的盐分摄入有促癌作用，来自卫生部的调查报告显示，目前我国居民平均每天摄入的食盐高达10~15克，其中北方人摄入的盐甚至超过25克，南方人盐摄入量相对偏少，但也超过国际卫生组织推荐的每天5~6克的健康摄入量。

食用腌制肉类还存在另一个风险，那就是其中加入的防腐剂硝酸盐，主要是亚硝酸钠。腌制的各种肉类在腌制过程中，其蛋白质成分会形成二级胺，当条件适宜，亚硝酸盐和二级胺化合成致癌物亚硝胺。虽然含量很少，但吃的次数或吃的量多了，进入体内的亚硝胺便积少成多，就有可能引发多种癌症。

还有一些地区保留着吃泡菜的习惯，如我国太行山一带居民，过去每年秋冬都要腌酸菜，可以一直吃到第2年春天甚至夏天。中国医学科学院研究人员在太行山东麓的河北省磁县调查发现，当地的酸菜里存在致癌的霉菌，霉菌毒素和蔬菜被腌制后主要有以下危害：①食盐的浓度太高；②蔬菜中的部分硝酸盐还原成亚硝酸盐，与蔬菜的成分结合，也会形成少量的致癌物亚硝胺。实验证明某些霉菌毒素和亚硝胺可以诱发大鼠食管癌和胃癌。流行病学调查研究发现，在常年进食酸菜的人群中，食管癌和胃贲门癌的发病率非常高，所以在日常生活中要做到不吃或少吃酸菜。

六、霉变的粮油

家庭储存的粮油等食物如果发生了霉变，大家都知道弃之不用，但不太明显的霉变是肉眼无法发现的，而且高层楼房的厨房多缺乏通风与光照，如果粮油放置时间过长，会产生肉眼看不到的黄曲霉毒素等致癌物质。

最早发现霉菌毒素是在1961年，当时人们发现了黄曲霉毒素。到目前为止，人类在这一对人体健康构成实际危害的毒素领域中，已开展了多项工作，发现了100多种化学结构不同的霉菌毒素成分。霉菌毒素是由霉菌产生的一类有毒的次级代谢产物，分子量较小。霉菌毒素的产生前提，需要有霉菌感染，但并不是所有的感染都会产生毒素，而当温度和湿度适宜于霉菌的生长时，贮存的粮食、饲料、油料、食品以及田间农作物则都可能发生霉变现象。

在已发现的霉毒素中，最有名的是黄曲霉毒素，这是某些黄曲霉和寄生曲霉的菌株产生的肝毒性代谢物，广泛地存在于花生、玉米、麦类、稻谷、高粱等农产品中。大量动物实验表明，黄曲霉毒素是一种强烈的肝癌诱发剂。黄曲霉毒素是迄今发现的各种真菌毒素中最为稳定的一种，对热、酸和碱都有耐性，完全去除不太容易。所以，只要被黄曲霉污染了的食品或原料，如果不能解毒的话，则一般都应弃之不用。

黄曲霉毒素是一种毒性极强的致癌物质，南方天气潮湿，空气湿度大，一些干的花生、玉米、豆类、果仁等如果保存不当，黄曲霉就会在这些食物中繁殖产生毒素。目前已知的黄曲霉毒素，以黄曲霉毒素 B_1、B_2、G_1、G_2 等4种为最常见。在各种黄曲霉毒素中，以黄曲霉毒素 B_1 的毒性和致癌性最强。并且在天然污染的食品中，以黄曲霉毒素 B_1 最为多见。据悉，黄曲霉毒素的危害性在于对人及动物肝脏组织有破坏作用，严重时可导致肝癌，甚至死亡。当人体摄入量较大时，可发生急性中毒，出现急性肝炎、出血性坏死等；当微量持续摄入时，可造成慢性中毒，引起纤维性病变。我国科研人员调查发现，广西是肝癌高发区，如扶绥、隆林等地区，经过流行病学对照研究，证实其原因与黄曲霉毒素 B_1 有关。

国内曾有媒体报道，研究人员拿小作坊压榨的花生油到疾病预防控制中心检验，有个别批次的花生油被检出含有黄曲霉毒素，但含量不高。专家推测，造成花生油含有黄曲霉毒素的原因，可能是压榨时使用了霉变的花生。食品专家提醒，由于花生、果仁等粮食类的食物未能及时晒干或者保存不当时容易霉变，因此市民在选购、食用这些食物时，一定要注意甄选，用肉眼看这些食物的颜色是否不同于正常颜色、有没有霉毛，用鼻子闻是否有霉味，如果发现异常，不要购买和食用。

长期储存的陈化粮中油脂会发生氧化，产生对人体有害的醛、酮等物质，并且会残留一定量的农药，而且陈化粮会感染黄曲霉菌，继而产生黄曲霉毒素，长期食用会致癌。

食品中黄曲霉毒素的主要来源如下：①天然存在；②食品添加剂；③食品加工过程中其他物品的不规范使用；④加工厂的卫生污染，其主要来源是黄曲霉等霉菌。统计调查表明，花生、花生油、玉米中黄曲霉毒素 B_1 的污染最为严重，同时南方比北方严重。由于黄曲霉毒素是一种热稳定性化学物质，所以在烹调过程中不易破坏，其预防措施主要是防霉。如果食品已霉变产毒，则应予以丢弃。

其他曲霉毒素，还包括棕曲霉毒素、小柄曲霉毒素和星曲霉素。棕曲霉毒素和小柄曲霉毒素分别存在于被棕曲霉或杂色曲霉等污染了的玉米、小麦、花生等粮食中。其中，棕曲霉毒素有多种同系物，在紫外灯下可观察到这种毒素所产生的荧光。棕曲霉毒素具有较强的肾毒性和肝毒性，能使中毒者发生肝、肾损害和肠炎。小柄曲霉毒素也称杂色曲霉素，是一种毒性小于黄曲霉毒素但仍能够诱发肝癌的物质。星曲霉素则是从星状曲霉的玉米粉培养物中提取出来的一种黄色针状结晶，它具有强烈地抑制线粒体酶系统的作用。

七、隔夜的剩饭剩菜

养生界一直有种说法，夏季隔夜菜，特别是隔夜蔬菜不能吃，说隔夜菜中有大量细菌，而且亚硝酸盐含量很高。为了验证这种说法，有记者专门赴浙江大学生物系统工程与食品科学学院食品科学与营养系实验室，检测隔夜菜亚硝酸盐的含量。之所以只测亚硝酸盐含量，是因为隔夜菜中的细菌可以用加热的方式杀死，而亚硝酸盐却是加热去不掉的。

实验人员请杭州一家知名中高档连锁餐厅的厨师烧了4个菜肴：炒青菜、韭菜炒蛋、红烧肉和红烧鲫鱼。为了让大家对剩菜中亚硝酸盐含量变化有更客观的了解，实验人员特地将4个菜肴分成了4份，分别装入一次性降解餐盒，包上保鲜膜后，分别贴上半小时、6小时、18小时、24小时的标签。然后将这些样本都放进实验室冰箱，在4摄氏度下冷藏，这个温度也是普通家用冰箱设置的温度。实验人员先把菜肴研磨成浆状，称取1克样品置于锥形瓶中，加蒸馏水稀释。暗处静置15分钟，由快速检测仪直接读取亚硝酸盐含量。为保证测试结果的准确性，每个样品都测试3次，最后取平均值。

出锅后半小时，炒青菜、韭菜炒蛋、红烧肉这3个菜的检测结果是，亚硝酸盐含量都没有超过我国《食品中污染物限量标准》的最高限值，即蔬菜4毫克/千克、肉类3毫克/千克，但红烧肉中亚硝酸盐含量比韭菜炒蛋和炒青菜中要高。对此，实验人员说，肉类菜肴一般比蔬菜类加入更多的调味料，调味料中本身就含有硝酸盐，这些硝酸盐被微生物转化为亚硝酸盐，就导致了红烧肉中亚硝酸盐含量较高。

6小时后，差不多为中饭到晚饭的时间间隔。许多老年人或者双职工家庭在休息天中午烧的菜，晚上再吃很普遍。实验人员打开冰箱，把贴有"6小时"标签的炒青菜、韭菜炒蛋、红烧肉和红烧鲫鱼取出来，然后放进微波炉，用中低火加热1分钟，从微波炉拿出后，这些菜肴看起来仍然很新鲜。实验人员对这些菜的亚硝酸盐含量进行了检测，结果发现，6小时后剩菜中亚硝酸盐含量都有所增加，炒青菜增加了16%，韭菜炒蛋增加了6%，红烧肉增加了70%。其中，红烧肉中亚硝酸盐含量达4.26毫克/千克，已超过了国家《食品中污染物限量标准》中"肉类3毫克/千克"的限量标准。

18小时后，实验人员又从冰箱中拿出贴有"18小时"标签的4个菜，用微波炉加热后作检测。检测结果发现，炒青菜中亚硝酸盐含量增幅非常大，比6小时增加了443%，红烧鲫鱼增加54%，韭菜炒蛋增加47%，红烧肉中亚硝酸盐含量变化不大。从这个实验看出，隔夜菜放到第2天中午，炒青菜、红烧肉、红烧鲫鱼中亚硝酸盐含量都超过了国家标准。

距离4个菜烧好的时间差不多过去24小时后，实验人员从冰箱中拿出最后一批贴有"24小时"标签的4个菜肴，同样用微波炉加热后作检测。检测结果发现，与"18小时"相比，4个菜肴亚硝酸盐含量继续大幅增加，且全部超过了《食品中污染物限量标准》的限量标准，其中炒青菜超标34%，韭菜炒蛋超标41%，红烧肉超标84%，红烧鲫鱼超标141%。实验人员说，出锅后24小时，荤菜亚硝酸盐含量超标厉害，是因为红烧的菜肴所用的调料中本身就含有硝酸盐，而且荤菜蛋白质含量高，24小时后，微生物分解了大量蛋白质化合物，促使硝酸盐转化为亚硝酸盐。

为了解冰箱冷藏与常温下菜肴亚硝酸盐含量的变化，实验人员还将一份红烧鲫鱼样本在常温下放置了4小时，然后测定其亚硝酸盐含量。结果显示亚硝酸盐含量的3次测试平均值为8.95毫克/千克，超过国家限量标准1倍以上，比在冰箱中放了24小时超标得还要多。

虽然大家知道隔夜菜不能吃，但对于生鲜蔬菜的存放时间多不注意，其实蔬菜放置时间越长越不新鲜，亚硝酸盐含量也越高。浙江大学生物系统工程与食品科学学院食品科学与营养系实验室的专家作过生鲜蔬菜的亚硝酸盐含量测定，结果发现蔬菜中都含有亚硝酸盐，但没有超过国家标准。总的趋势是，越不新鲜的蔬菜，亚硝酸盐含量越高，而且烂了的蔬菜，亚硝酸盐超标比较明显。

蔬菜中之所以含有亚硝酸盐，是因为蔬菜生长过程中要施氮肥，硝酸盐就是从氮肥中来的。硝酸盐本身没有毒性，但空气中的微生物会进入到剩菜中，且常温下微生物更加活跃，其会产生一种还原酶将硝酸盐转化成亚硝酸盐。亚硝酸盐可使血中低铁血红蛋白氧化成高铁血红蛋白，失去运氧的功能，致使组织缺氧，重则死亡。长期食用可引起食管癌、胃癌、肝癌和大肠癌等疾病。成人摄入0.2~0.5克即可引起中毒，3克即可致死。

现在许多上班族都有这种经历：每天从家里带昨天的剩饭，中午用单位的公用微波炉热了吃，因为这样很方便，而且在外面吃饭总担心食物不干净。这里要特别提醒：隔夜饭菜是煮熟后又放置了很久的，在细菌分解作用下，菜中的硝酸盐便会还原成亚硝酸盐，有致癌作用。

八、生活中的皮革塑料制品

我们在日常生活中都有可能使用一次性发泡塑料餐具，但你可能不知道，这类餐盒在温度超过65摄氏度时会产生16种毒素。当用塑料袋或发泡塑料餐盒去装滚烫的汤水时，不经意间已把毒素融化在食物中了，它所含有的双酚A（BPA）类等有毒物会析出，浸入食物，其会增加女性特别是怀孕女性患乳腺癌的几率。

美国国家毒理学规划处发布的研究报告指出，生活中的皮革塑料制品都含有一种致癌的化学物质——苯乙烯，聚苯乙烯泡沫塑料就是由苯乙烯制成的。专家建议远离这些制品，包括一次性咖啡杯和杯盖。我们在日常生活中要避免在含聚苯乙烯塑料材质的容器中加热食物，特别是油腻食品，这类容器在高温下会释放出苯乙烯，其会对人体DNA造成破坏，最终诱发癌症。

在一些不规范的市场中，可以见到由塑料垃圾再生制造出的奶瓶、容器，这些制品通常做工粗糙，没有商标，更没有环保回收标识。这些产品本身非常薄，几乎手一捏就会变形，还伴有刺鼻的气味，对人体产生危害。以增塑剂分解出的气体为例，进入人体会引起呼吸急促、心率加快等症状，如果被大量吸收还可能引起中枢神经系统的紊乱和肠胃不适。所以作为一个会养生的人，应警惕这类产品存在的致癌隐患。

我们的日常生活已离不开皮革塑料制品，但并非所有的塑料制品都有致癌作用，我们要学会识别不同的产品，做到正确使用。美国工业协会（SPI）在1988年发布了一套塑料标识方案，他们将三角形的回收标记附于塑料制品上，并用数字1到7和英文缩写来指代塑料所使用的树脂种类。这样一来，塑料品种的识别就变得简单而容易，让我们可以做到分类对待。现今世界上许多国家都采用这套SPI的标识方案，中国在1996年制定了与之几乎相同的标识标准，分类如下。

（一）"01"—PET或PETE（聚对苯二甲酸乙二醇酯）

常见用于矿泉水瓶、碳酸饮料瓶等。

防癌提示：饮料瓶不要循环使用、不要装热水。

使用注意：耐热至70摄氏度，只适合装暖饮或冻饮，装高温液体或加热则易变形，对人体有害的物质会溶出。并且，科学家发现，1号塑料品用了10个月后，可能释放出致癌物邻苯二甲酸二辛酯（DEHP），对睾丸具有毒性。因此，饮料瓶等用完了就丢掉，不要再用来作为水杯，或者用来作储物容器盛装其他物品，以免引发健康问题得不偿失。

优点：透明度高，可一眼看清；耐酸碱，可装各种酸性果汁、碳酸饮料；防水性高，不易有渗出的情形。若只作为装低温饮料的罐子，则非常适合，这也是它受到饮料商的青睐，常被用来盛装各种果汁、水、茶等的原因。

（二）"02"—HDPE或PE-HD（高密度聚乙烯）

常见用于白色药瓶、清洁用品、沐浴产品等。

防癌提示：清洁不彻底建议不要循环使用。

使用注意：可在小心清洁后重复使用，但这些容器通常不好清洗，残留原有的清洁用品，变成细菌的温床，最好不要循环使用。

优点：高密度聚乙烯的硬度、熔点、耐腐蚀力都较低密度聚乙烯好，在各种半透明、透明的塑料容器上被广泛使用，因其较耐各种腐蚀性溶液，所以多被用来盛装清洁用品、沐浴产品等。

（三）"03"—PVC或V（聚氯乙烯）

常见用于雨衣、建材、塑料膜、塑料盒等，很少用于食品包装。

防癌提示：最好不要购买。

使用注意：只能耐热至81摄氏度，这种材质高温时容易产生有害物质，甚至连制造的过程中都会释放。有毒物随食物进入人体后，可能引起乳腺癌、新生儿先天缺陷等疾病。这种材料的容器已较少用于包装食品，如果使用，千万不要让其受热。因其难清洗、易残留，不要循环使用，若装饮品不要购买。

优点：可塑性优良，价钱便宜，使用较普遍。

（四）"04"—LDPE或PE-LD（低密度聚乙烯）

常见用于保鲜膜、塑料膜等。

防癌提示：保鲜膜不要包在食物表面进微波炉。

使用注意：耐热性不强，通常合格的PE保鲜膜在遇温度超过110摄氏度时会出现热熔现象，会留下一些人体无法分解的塑料制剂。并且，用保鲜膜包裹食物加热，食物中的油脂很容易将保鲜膜中的有害物质溶解出来。有毒物随食物进入人体后，可能引起乳腺癌、新生儿先天缺陷等疾病。因此，食物入微波炉前先要取下包裹着的保鲜膜。

优点：多用于塑料膜等其他用具上，因其延展性佳，在生活中使用极为广泛，但一般不作为饮料容器。

（五）"05"—PP（聚丙烯）

常见用于豆浆瓶、优酪乳瓶、果汁饮料瓶、微波炉餐盒等。

防癌提示：放入微波炉时，把盖子取下。

使用注意：一些微波炉餐盒，盒体的确以5号PP制造，但盒盖却以1号PE制造，由于PE不能抵受高温，故不能与盒体一并放进微波炉。为保险起见，容器放入微波炉前，应先把盖子取下。

优点：熔点高达167摄氏度，是唯一可以放进微波炉的塑料盒，可在小心清洁后重复使用。

（六）"06"—PS（聚苯乙烯）

常见用于碗装泡面盒、快餐盒。

防癌提示：不要用微波炉煮碗装方便面。

使用注意：不能放进微波炉中，以免因温度过高而释出化学物。并且不能用于盛装强酸（如柳橙汁）及强碱性物质，因为会分解出对人体有毒的物质。

优点：既耐热又抗寒。

（七）"07"—OTHER或O（其他类）

其他所有未列出的树脂和混合料：常见用于水壶、水杯、奶瓶。

防癌提示：使用时加热温度不要超过100摄氏度，不要在阳光下直晒。

使用注意：在高温环境下，其会释放出有毒的物质双酚A，对人体有害，所以正确消毒PC奶瓶非常重要。另外，由于塑料奶瓶在反复使用，并且多次消毒以后会磨损老化，此时溶出的双酚A也会增多，因此医生提醒家长奶瓶最多使用8个月~1年。

现在我们使用的塑料袋，主要有聚酯、聚乙烯、聚丙烯、聚苯乙烯、聚氯乙烯等几种，其中，聚乙烯、聚丙烯是安全的塑料，可以用来盛装食品。多数聚氯乙烯塑料袋有毒，不能包装食品。因为聚氯乙烯树脂中未聚合的氯乙烯单体会对人体产生毒害，而且聚氯乙烯树脂在加工成塑料袋的过程中，还要加入一些增塑剂、颜料等有毒的辅助材料，塑料稳定剂的主要成分是硬脂酸铅，也有毒性。这种铅盐极易析出，一旦进入人体就会造成积蓄性铅中毒。这些有毒性的物质和食品一起吃下去，对人体健康有害。

生活中常用的塑料袋多没有以上所说的成分标识，识别起来有很大困难，现在市面上使用的大都是聚氯乙烯塑料袋。黑、红、蓝等深色塑料袋大都是用回收的废旧塑料制品重新加工而成，对人体有巨大的危害，不能装食品。超薄塑料袋（厚度在0.025毫米以下）也是禁止装食品的。如果用聚氯乙烯塑料袋盛装含油、含酒精类食品或温度超过50摄氏度的食品，袋中的铅就会溶入食品中。塑料袋还会释放有毒气体，侵入到食品当中。常常可以看到不少人用没有标识的塑料袋套在餐具上使用，看似卫生，其实增加了癌症发生的风险。

九、有毒重金属

重金属污染，以汞、镉、铅、砷最为常见。可通过食物吸收在人或动物身体上富集，产生毒性反应，这种污染有很大的区域性。重金属污染的最典型案例有日本水俣地区的水俣病（甲基汞中毒）、日本的骨痛病（镉中毒）等，患者的表现症状惨不忍睹。重金属污染的来源主要有：工厂排放的废水、污水；农药；包装容器；动植物的富集作用等。下面介绍几种常见的有毒重金属。

（一）汞

汞及其化合物被认为是应用极为广泛的有毒金属（及化合物）。其中，无机汞化合物主要包括氯化汞、氯化亚汞、硫化汞和氧化汞；有机汞化合物则主要有苯基汞、烷氧基汞及烷基汞化合物。通过食物方式发生人体内汞蓄积，主要经由人们摄食污染后的鱼类、贝类、谷物和稻米等引起。尽管对鱼贝类在水圈中汞蓄积途径的认识目前尚存在分歧，但是已有大量证据表明，无论是人为污染还是天然污染，蓄积于鱼贝类中的汞几乎都是甲基汞等低级烷基汞。谷物和稻米的汞污染，则可能主要源于农药和废水污染。通过重金属污染食物方式的重金属中毒，大多是慢性中毒表现。慢性汞中毒病人常表现为口腔炎、流涎及齿龈肿胀、糜烂，并且口中多有金属味，可能发现暗蓝色的汞线标志。这样会降低人体的免疫清除能力，增加患癌的可能性。

（二）镉

镉被广泛应用于颜料、氯乙烯稳定剂、碱性电池、合金、电镀等生产领域中，近年来的生产量已大大增加。在镉污染地区，镉在食品中的浓度可以高过正常区域20倍左右。某些软体动物（如章鱼、墨鱼、贝类）似乎具有天生的富集作用，即使来自于非污染地区，每千克贝类中也可以达到100毫克的含量。长期摄食入低浓度的镉，会造成肾功能和肺功能的损害，其表现症状为低分子蛋白尿。国外研究发现，废电池中的金属镉可能与女性乳腺癌的发生有直接关系。废旧电池的危害主要集中在其中所含的少量重金属上，如铅、汞、镉等，这些有毒物质通过各种途径进入人体内，长期积蓄难以排除，可以致癌。

（三）铅

铅的使用主要集中在材料或合金材料、颜料、涂料、化学试剂等领域。铅污染主要来自于冶炼厂、加铅汽油废气、含铅材料的使用等。通过食物方式进入人体的铅，主要局限于饮料、罐头食品、水源、药物及富集铅的生物食品材料。研究发现，铅中毒主要导致卟啉代谢异常，从而使中毒者发生贫血现象。中国人爱吃的皮蛋中含有一定量的铅，经常食用会引起人体铅中毒。铅中毒时的表现为失眠、贫血、好动、智力减退等。此外，做爆米花的转炉中含有铅，在高压加热时，锅内的铅会一定量地熔化，部分铅会变成铅蒸汽和烟，特别是在最后"爆"的一瞬间，每500克爆米花中含铅量高达10毫克左右，对人体（特别是儿童）的造血、神经和消化系统都有害，应减少摄入量。

（四）砷

服用过量的砷会降低人体修复系统功能，当细胞受损时，DNA无法恢复原状，容易癌变。美国消费者联盟进行的一项消费者食品安全调查发现，某些品牌的糙米中砷的含量超过了精制的白米。因此在煮饭前应用清水将糙米漂洗干净，淘洗时水和米的比例至少为6∶1。如果有外出就餐的习惯，每周在饭馆里吃的米饭（或是用米饭制成的其他食品）限制在2份以内。有报道称从事家禽养殖的人会在饮料中加入少量砷，这样做具有促进生长的作用，因此我们应尽可能减少食肉。

有媒体报道，1956年在中国某山村，国家建矿开始用土法人工烧制雄黄炼制砒霜，直到2011年企业关闭，砒灰漫天飞扬，矿渣直接流入河里，以致土壤中砷超标19倍，水含砷量超标上千倍。全村700多人中，有不少人是砷中毒患者。

看不到的物理性致癌因素

一、日常生活中的辐射

（一）手机的电磁辐射及预防

关于手机的电磁辐射能够给人体带来伤害这一说法早已被科学家证实，澳洲科学家研究发现，手机辐射能够导致癌症的发生，其原因在于电磁辐射会产生"热休克"蛋白质，破坏细胞防御系统，从而引发癌症。但是，现在手机已经成为人与人之间联系的主要工具，人们似乎已经很难离开手机。基于这种情况，我们只能是尽可能地采取措施，减少手机对健康的危害。有人总结了减少手机辐射伤害的9个要点，现介绍如下。

（1）在手机电磁辐射最强的时候，即手机打开的瞬间和手机接通前的几秒钟内，尽量远离手机，最好不要让手机贴身或贴耳接听。尽量不要在信号不好的地方使用手机，以减低电磁辐射强度。

（2）身边如有固定电话可用，就不要使用手机。

（3）尽量减少通话时间，不要"煲电话粥"。如一次通话时间确需较长，中间不妨停一停，分成两次或3次交谈。

（4）当你听手机的头部或脸部感到发热时，应立即停止通话，并用热水擦洗脸部和按摩，促进受伤害的组织愈合。

（5）如果你频繁使用手机，忽然感到失眠健忘、头晕心悸又找不到其他原因时，就应减少或者停止使用手机一两个星期。

（6）可以使用手机耳机，有效降低辐射伤害。

（7）手机充电时，插座最好离开人体30厘米以外，切忌放在床边，否则免疫细胞有可能会因此而数量减少。

（8）辐射会影响人脑的活动规律，儿童尤其容易受到伤害，应该避免让儿童使用手机。

（9）妇女怀孕的前3个月是胚胎组织分化、发育的重要时期，母亲应远离或减少使用手机。用手机最好长话短说，降低电磁辐射对身体的伤害。

（二）电脑的电磁辐射及预防

在现今互联网高度发达的时代，人们似乎越来越离不开电脑了。很多人都是每天十几个小时地与电脑共处，但却很少有人意识到电脑在给我们带来信息、娱乐及提供沟通平台的同时，也是我们身体健康的"隐形杀手"。

乌克兰科学家研究发现，在电脑前进食会有害身体健康，引发癌症等病症，原因是在电磁辐射的作用下，电脑旁的水和食物会逐渐变质。据报道，乌克兰基辅人类生态学研究所的科学家认为，人体80%都由水构成，电脑前进食的危害与食物中所含的水分有直接关系。因此，科学家对长时间同手机或电脑放在一起的水进行了研究。研究小组的教授米哈伊尔·库里克针对研究结果解释道，水能够感触到最微弱的电磁波，在电磁辐射的作用下水分子结构逐渐改变，水逐渐被腐蚀。此时有害物质逐渐累积，尽管人体短期内不会感到不适，但会逐渐引发癌症、阿尔茨海默病以及帕金森病等疾病。

电脑所发出的辐射污染会对人体的循环、免疫、生殖系统和代谢功能造成很大影响，严重者还会诱发癌症，加速人体的癌细胞增殖。因此，我们在用电脑学习、工作、娱乐的同时，应该采取必要的保护措施。要预防辐射危害，可以采取以下几种方法。

（1）远离辐射源头。电脑的电磁辐射源头主要是机箱和显示器，为了减少接受电磁辐射，可以把主机箱和显示器尽可能地放在离自己较远的地方，以自己能看到的最远距离为宜。

（2）科学设置显示器。选择绿色环保、健康的显示器，可以减少屏幕字体清晰度不够而造成的视觉神经过度疲劳和杂光对其的冲击和辐射。另外，电脑屏幕上显示的亮度应为周围光线的3倍左右，眼睛与电脑屏幕距离要保持在60厘米以上。

（3）采取被动防御。就是采取给经常接触和操作电脑的人员配备防辐射服、防辐射屏、防辐射窗帘、防辐射玻璃等措施，来达到预防辐射危害的效果。

二、工作环境里的电离辐射

电离辐射是一种有足够能量使电子离开原子所产生的辐射，以下简称为辐射。这种辐射来源于一些不稳定的原子，这些放射性的原子（指的是放射性核素或放射性同位素）为了变得更稳定，原子核释放出次级和高能光量子（γ射线），上述过程称为放射性衰变。例如，自然界中存在的天然核素镭、氡、铀、钍。此外，辐射存在于人类活动（例如在核反应堆中的原子裂变）和自然界活动，同样它们也释放出电离辐射。在衰变过程中，辐射的主要产物有α、β和γ射线。（X射线是另一种由原子核外层电子引起的辐射。）

电离辐射存在于自然界，但目前人工辐射已遍及各个领域，与辐射有关的有：核工业系统的原料勘探、开采、冶炼与精加工；核燃料及反应堆的生产、使用及研究；农业的照射培育新品种、蔬菜水果保鲜、粮食贮存；医院的X射线透视、照相诊断、放射性核素对人体脏器测定及对肿瘤的照射治疗等；工业部门的各种加速器、射线发生器及电子显微镜、电子速焊机、彩电显像管、高压电子管等。

电离辐射在人体组织内释放能量，导致细胞损伤或死亡。在少量剂量下，它并不能造成伤害。但在某些情况下，细胞并不死亡，而是变成非正常细胞，有些为暂时的，有些则为永久的，甚至使正常细胞发展为癌变细胞。大剂量的照射将引起大范围的细胞死亡。在小剂量的照射下，人体或部分被照射器官能存活下来，但是最终导致癌症发病率大大增加。受照损伤范围依赖于照射源的大小、受照时间以及受照组织。受低或中等照射的伤害并不能在几个月甚至是1年中显现出来。例如，因照射引起的白血病，受照与发病的潜伏期为两年，实体肿瘤潜伏期为5年。照射后产生的病变与发病的几率取决于受照类型（慢性照射或急性照射）。这里必须指明并不是所有受照后产生的疾病都由照射引起。同时，因照射诱发的癌症及人体基因的损伤与其他因素无显著差别。

专门从事生产、使用及研究电离辐射的工作者，称为放射工作人员。与放射职业有关的工作人员都要注意辐射防护，普通民众也要注意不要随意进入有辐射的工作环境，特别是医院放射部门。另外，病人要避免不必要的放射线成像检查，有证据显示过度使用CT、X线等检查手段会引起癌症发病率的增加。

防癌有「道」

三、日光与紫外线

长期暴晒于阳光或紫外线下对人或动物皮肤有致癌作用。流行病学调查显示，紫外线照射和皮肤鳞状细胞癌之间有联系，但死亡率未见增加。皮肤基底细胞癌也与紫外线照射有关，受紫外线照射后其发生率为正常对照组的10倍。紫外线照射引起的皮肤癌与DNA中形成的嘧啶二聚体有关，在正常情况下，细胞内有正常的DNA修复系统可以清除这种嘧啶二聚体，但着色性干皮病病人由于缺乏切除嘧啶二聚体的修复酶类，从而无法有效地清除这种二聚体，导致基因结构改变，DNA复制错误。

紫外线与黑色素瘤也有关系，有资料认为白人的黑色素细胞受紫外线作用而易致恶变，而黑人的黑色皮肤保护了黑色素细胞，免受紫外线照射，因而减少其发病。另有报道称黑色素瘤的发生率与所在地球纬度有关，居住在赤道附近的人群，其发病率明显高于距离赤道较远的人群。

第三节

会传染的生物性致癌因素

一、肝炎病毒

我国是一个肝炎大国，这也造成了我国的肝癌发病率居高不下，引起肝炎的病毒主要为乙型肝炎病毒（HBV）和丙型肝炎病毒（HCV）。近年来，关于乙型肝炎病毒感染与原发性肝癌发生之间的关系日益受到重视。国内外资料均提示肝炎患者的肝癌发病率比自然人群高，肝癌患者有HBV感染指征者也比自然人群高。Maupas等就HBV与原发性肝癌的密切关系作了以下论证。

（1）乙型肝炎传染的形成与原发性肝癌的发病率在地理上有相关性。

（2）男性乙肝病毒慢性携带者中发生原发性肝癌的危险是相对恒定的，在此种人群中，原发性肝癌的年死亡率在（250~500）人/10万人。粗略估计全世界乙肝病毒慢性携带者约有1.75亿，原发性肝癌的年发生率为35万例，这就指出与HBV相关的原发性肝癌是在全世界人口中较为流行的癌症之一。

（3）HBV感染可先于并经常伴随原发性肝癌的发生。

（4）原发性肝癌常发生于与乙型肝炎病毒有关的慢性肝炎或有肝硬化的肝病患者。

（5）在原发性肝癌患者取出的组织中存在HBV的特异性DNA及抗原。

（6）有些原发性肝癌细胞系已能在培养中产生乙肝病毒表面抗原（HBsAg），并已证明HBV的DNA已能整合到这些细胞的基因组中。

此外，在中国和美国的北京鸭（Anas domesticus）中已分离出一种相似的病毒，其在宿主身上可诱发肝硬化及原发性肝癌。另外，丙型肝炎病人也易发肝癌，但它不像乙肝病毒那样可以通过接种疫苗来预防，所以在接受血液制品时，应加强防护，以免感染。

二、人乳头瘤病毒（HPV）

（一）HPV与子宫颈癌

HPV是人乳头瘤病毒的英文缩写，大量的子宫颈癌病因学研究证实，高危型HPV感染是子宫颈癌发生的必要因素。中国癌症基金会发布的一项最新流行病学研究显示，我国城市妇女高危型HPV感染率为15.2%，农村妇女高危型HPV感染率为14.6%，而维吾尔族妇女的高危型HPV感染率相对较低，为7.2%。

中国妇女HPV感染和子宫颈癌（以人群为基础）流行病学调查研究是由中国癌症基金会领导、部分子宫颈癌协作组成员参加、在我国开展的第一项大人群多中心的研究，包括了我国河南新密、山西襄垣和山西运城3个内地农村地区，以及北京、上海、沈阳、深圳4个城市和新疆于田维吾尔族地区，共有8530名妇女参加了筛查，其中6807名妇女进行了妇科检查，年龄范围从17~59岁。研究发现，我国妇女HPV感染率的年龄组分布曲线呈现出两个高峰，分别是20~24岁和40~44岁。

另一项由中国癌症基金会领导、覆盖我国7个地区19家医院的1244名子宫颈癌高度病变病例的多中心调查显示，我国妇女中83%的子宫颈浸润癌是由HPV16/18引起，而84%的子宫颈鳞癌是由HPV16/18引起，且未发现存在地区差异。

（二）HPV与头颈癌

HPV是一种无处不在的病原体，几乎所有人都会被其感染，有证据证明HPV是导致美国每年成千上万人患上喉癌的元凶。专家曾认为HPV除了导致子宫颈癌和与生殖器相关的其他癌症外没有别的危害，但Gillison等为此有针对性地开展了一项人口研究，将癌症病人与健康个体作对比，共有300人参与研究。2005年，Gillison完成了数据的收集，分析数据后她发现：头颈癌患者的口腔和喉咙感染HPV的几率是健康个体的15倍。这一发现佐证了Gillison早期的猜想，还揭示了HPV的DNA如何将自身与喉咙细胞的细胞核相结合，又如何借此产生致癌蛋白质。此后，Gillison与其他研究者收集到大量证据证明大部分头颈癌是由HPV引发，并且头颈癌的发病率在一直上升。

直到20世纪90年代后期，绝大多数口咽癌被归因于过度饮酒与吸烟，患者大都是50岁左右的男人，有30多年的吸烟或饮酒史。但研究人员随后发现，40岁左右的马拉松运动员和一些生活习惯良好的人也患有此类癌症。此外，当接受化疗和放疗之后，这些病人的存活率比头颈癌患者的存活率要高。这种不匹配的情况同样也在实验室内发生，研究者在做活组织切片检查时发现：患有癌症的部位与其他健康细胞相比有微小差异，肿瘤通常情况下是从细胞表面开始扩散，而口咽部位肿瘤却是从扁桃体缝隙深处开始扩散。

Gillison最早于1996年开始对相关问题开展研究，她从约翰斯·霍普金斯大学头颈癌中心获取肿瘤样本，经过分析后发现，25%的样本中含有HPV。她仔细研究了HPV在肿瘤早期、中期以及晚期3个阶段的状态，发现它与癌症密切相关。HPV的DNA会渗入到肿瘤中并产生两种强力的肿瘤蛋白，这预示着HPV是引发癌症的病因。Gillison与同事在2000年发布的一份研究报告中证明：HPV阳性口咽癌是一种独特的癌症，它会从扁桃体的内部扩散，其DNA深植于扁桃体细胞的细胞核内部而非细胞周围，HPV阳性癌症的p53突变少于HPV阴性癌症，与吸烟和饮酒关系不大，治疗存活率更高。但是许多肿瘤学家对此持怀疑态度，有些人认为HPV可能只是诱发头颈癌的一种风险因素而非成因，还有人认为Gillison的研究结果很可能受到污染物的影响。

2007年，Gillison公布了她历时7年的人口研究成果，又于第2年发布了一份研究报告，证明HPV阳性口腔癌与HPV阴性口腔癌具有完全不同的风险来源。HPV阳性癌症患者一般性伴侣较多，但与吸烟和饮酒没有统计相关性；与此相反，HPV阴性癌症患者一般都有酗酒和吸烟的习惯，但与他们的性行为无关。Gillison说："这完全是两种不同的疾病，或许看上去很相似，但我知道两者的发病机制完全不同。"自此之后，所有对Gillison研究的怀疑都烟消云散。2007年，世界卫生组织下属的位于法国里昂市的国际癌症研究机构宣布，有充分的证据表明HPV是引发一类口腔癌的病因，口腔癌症研究学界很快也认可了Gillison的研究成果。口腔癌患者的数量过去30年一直在增长。目前，美国每年有1万例口腔癌患者，到2030年可能会增加到每年1.6万例，绝大部分由HPV引发。过去的10~15年，欧洲的HPV阳性口腔癌患者数量增长了近4倍。从世界范围看，根据癌症中心的报告，45%~90%的口腔癌由HPV引发。尽管发病率逐步上升的原因尚不清楚，但人们越来越多的性伴侣或许是其原因之一。

（三） HPV致癌方式

目前已知HPV引发喉癌的方式与引发子宫颈癌的方式一致：将自身的DNA与健康细胞的细胞核相结合，利用细胞生产出两种有害蛋白E6和E7，这两种有害蛋白会附着在两种重要的肿瘤抑制蛋白p53和pRb上，并关闭它们的功能。pRb可以防止过度地细胞生长，没有它便无法检测细胞的增殖。而p53则能够在细胞DNA受损时捕捉到细胞分裂的周期，要么促使该细胞的DNA自身修复，要么让该细胞彻底死亡，若p53无法发挥功能，即便细胞的DNA受损仍然能够疯狂地进行复制。

在HPV阳性癌症病例中，虽然病毒会关闭p53的功能，但不会影响到p53的基因，人体仍然能够不断地产生正常的p53。但HPV阴性癌症则不然，p53的基因会发生突变，并产生没有任何功能的蛋白，这也是为何HPV阳性口腔癌患者更易治疗的原因。

（四） HPV相关癌症的预防与治疗

研究者还将目光投向癌症的预防工作，希望在源头上遏制癌症。与HPV相关的口腔癌症中超过90%由HPV-16引发，这是一种特别危险的病毒，也是子宫颈癌的病因。目前共有两种疫苗用于防范HPV-16病毒，影响政府批准使用疫苗预防口腔癌的主要障碍在于目前没有方法可以证明疫苗能够起到作用。在治疗子宫颈癌时，医生会从患者的子宫颈中提取一部分细胞，观察癌细胞的扩散，但HPV阳性口腔癌症深植于患者扁桃体的内部，因此很难检测癌细胞的活动。

目前还没有有效的检查方法用来检测由HPV引发的头颈癌，而可用于商业用途的HPV疫苗仍然仅面向26岁以下的患者——尽管有证据证明该疫苗可以有效保护所有年龄段的成年人免受头颈癌的痛苦。此外，如果HPV可以渗入到口腔与喉咙的细胞黏膜中，那它的影响范围到底有多大？有证据显示HPV还是其他更普遍的癌症例如肺癌的风险因素之一。研究者与医生需要更进一步地了解HPV引发癌症的方式，并且找到预防和治疗相关癌症的方法。

（五）HPV与其他癌症

有国外的研究者还在研究HPV是否还会引发其他类型的癌症，比如肺癌。虽然过去数十年间吸烟是引发肺癌的主因，但15%~20%的男性肺癌患者与50%的女性肺癌患者从未吸烟。一份于2001年发表的论文显示：在141名癌症患者中，研究者从55%的患者体内检测到HPV的DNA，而在60名健康个体中，该比例仅有27%，医生推断HPV在其中起到重要作用。

三、艾滋病病毒（HIV）

HIV病毒（俗称艾滋病病毒）是一个直径只有0.12微米的小球，而一般人体细胞的大小是20微米——这大概相当于北京市海淀区与整个中国的比例。它像一个小小的鸡蛋，而蛋黄里是个小小的RNA片段，储存着病毒的遗传信息。HIV病毒会选择性地侵入人体免疫系统，比如淋巴细胞内部，把自己的RNA片段反转录成DNA，继而整合进人体细胞的基因组里，潜伏下来，这一潜伏期可以长达十数年之久。在合适的条件下，这段潜伏的病毒DNA片段就会被激活，利用寄主细胞来生产其需要的病毒蛋白及RNA，最终影响到人的免疫系统。在艾滋病晚期阶段，由于患者的免疫监视与清除能力下降，可能会发生多种肿瘤，最常见的是卡波肉瘤。

日、英、美等国科学家报告称，开发HIV疫苗可能比想象更加困难。因为HIV不仅会对抗病毒药产生抗药性，而且会进化产生规避人类免疫系统的方法。科学家曾在单个患者身上研究过HIV进化与人类免疫系统之间的交互作用，结果发现，携带人类白细胞抗原（HLA）某些突变的人能更有效地控制HIV的感染。美国国立癌症研究所从事病毒进化研究的Colm O'hUigin认为，过去的研究仅为揭示这些谜团开启了一小扇窗口。他说："此次的研究则不同凡响，因为它提出了一种长期的观点，即HLA正开始在人群中塑造病毒。"新研究在来自于9种人群、共2875名HIV感染者身上检查了HLA突变体与HIV之间的交互作用。研究人员最初聚焦的是已知能减轻患者感染的HLA-B51，但研究人员发现，在携带HLA-B51的患者身上，HIV发展了一种"逃避突变"，能够规避HLA-B51的保护效应。研究人员还发现，96%具有HLA-B51的HIV感染者体内都存在这种"逃避突变"。在HLA-B51常见的区域，逃避突变也很常见，表明HIV正在进化规避免疫系统，对另外13种逃避突变的研究也显示了相同的模式。

既然HIV能够设法规避人类免疫系统，那么很可能它也能规避相关疫苗。因此，Colm O'hUigin表示，针对HLA能够识别的病毒抗原位的疫苗"最初可能会收到效果，但病毒很快将会适应疫苗策略，并开始形成独特形态规避疫苗"。因此，避免病毒感染的最好方法是洁身自好，杜绝不洁性交、滥交、毒品注射等不健康行为，这样可以从根本上降低一些癌症的发生率。

四、EB病毒（EBV）

EB病毒是Epstein和Barr于1964年首次成功地将Burkitt非洲儿童淋巴瘤细胞通过体外悬浮培养而建株，并在建株细胞涂片中用电镜观察到的疱疹病毒颗粒，认为该病毒是多种恶性肿瘤（如鼻咽癌）的病因之一，它主要感染人类口咽部的上皮细胞和B淋巴细胞。在中国南方鼻咽癌患病人群中检测到有EB病毒基因组的存在，并且流行病学研究显示EB病毒感染与鼻咽癌发病有关。

EB病毒的形态与其他疱疹病毒相似，圆形，直径为180纳米，基本结构含核样物、衣壳和囊膜3部分。核样物为直径45纳米的致密物，主要含双股线性DNA，其长度随不同毒株而异，平均为17.5×104碱基对，分子量为108；衣壳为20面体立体对称，由162个壳微粒组成；囊膜由感染细胞的核膜组成，其上有病毒编码的膜糖蛋白，其有识别淋巴细胞上的EB病毒受体及与细胞融合等功能。此外，在囊膜与衣壳之间还有一层蛋白被膜。

EB病毒仅能在B淋巴细胞中增殖，可使其转化，并能长期传代。被病毒感染的细胞具有EBV的基因组，可产生各种抗原，已确定的有：EBV核抗原（EBNA）、早期抗原（EA）、膜抗原（MA）、衣壳抗原（VCA）、淋巴细胞识别膜抗原（LYDMA）。除LYDMA外，鼻咽癌患者EBNA、EA、MA、VCA均产生相应的IgG和IgA抗体。研究这些抗原及其抗体，对阐明EBV与鼻咽癌的关系及早期诊断均有重要意义。EB病毒长期潜伏在淋巴细胞内，以环状DNA形式游离在胞浆中，并整合于染色体内。

五、幽门螺杆菌（HP）

幽门螺杆菌（HP）是一种单极、多鞭毛、末端钝圆、螺旋形弯曲的细菌，长2.5~4.0微米，宽0.5~1.0微米。在胃黏膜上皮细胞表面常呈典型的螺旋状或弧形，在固体培养基上生长时，除典型的形态外，有时可出现杆状或圆球状。幽门螺杆菌是微需氧菌，环境氧要求5%~8%，在大气或绝对厌氧环境下不能生长。世界卫生组织和美国国立卫生研究院经过多年的分析研究，于2005年正式将幽门螺杆菌列为胃癌的首要致癌因子。研究人员通过大量的流行病学调查证明：幽门螺杆菌与胃癌有着密切的相关性。同时近年来也有大量的实验研究证实：幽门螺杆菌感染时，可以激活原癌基因，并使抑癌基因失活，出现癌基因的表达异常。

幽门螺杆菌感染的研究一直是胃肠道疾病研究的一个热点，有关幽门螺杆菌与上消化道疾病之间的关系研究，近年来受到了来自医学界和微生物学家的极大关注，研究人员认为幽门螺杆菌的出现将使慢性胃炎等消化疾病的病因学研究和治疗方法得到改进。研究人员发现，幽门螺杆菌能产生多种致病因子，其中产生的尿素酶能水解尿素，释放出氨，这种"毒素"能直接对胃黏膜造成损伤。幽门螺杆菌的毒素与幽门螺杆菌的其他致病因子，如脂多糖、蛋白酶、磷脂等共同作用，对胃黏膜产生局部的炎症反应和免疫反应，受到损害的胃黏膜则更容易受到胃酸、胃蛋白酶的侵袭，最终使胃黏膜屏障遭到破坏。研究人员认为，虽然对幽门螺杆菌的研究还有许多问题有待深入，但是已经有越来越多的人从分子水平和基因水平，开展了幽门螺杆菌与胃癌间的因果关系研究。

目前，关于幽门螺杆菌的致癌机制有3种假说：①幽门螺杆菌引起炎症反应，这是长期慢性炎症刺激的结果；②炎症过程中的中介产物，如氧自由基的基因毒直接转化胃黏膜；③类似病毒的致癌原理，即幽门螺杆菌的DNA片段整合入宿主的胃黏膜细胞表面而引起细胞癌变。更多的研究人员表示支持第1种假说，即长期慢性炎症可以刺激细胞增殖，而细胞增殖不仅增加了DNA自发复制错误的机会，同时也增加了DNA受外来突变因子损伤的可能性。研究人员分析认为，幽门螺杆菌在胃癌发生过程中作为一个始动因素，与其他因素共同作用而促使正常胃黏膜细胞向胃癌方向转化。

美国田纳西州纳什维尔市范德堡大学医学中心研究人员首次发现，沿海

防癌有「道」

城镇Tumaco的居民58%拥有祖先的血统，并且大部分的幽门螺杆菌菌株源自于非洲，主要缘于他们大多数人都是释放或逃脱的奴隶后代。形成对照的是，Tuquerres的山地居民67%为美洲印第安人，31%为欧洲人。他们的幽门螺杆菌菌株大部分为欧洲人一脉，这是由征服者输入的，并以某种方式取代了本地的美洲印第安人菌株。研究人员还发现，如果幽门螺杆菌菌株对于其宿主而言有不同的起源，它们似乎更容易导致癌性胃病变。例如，源自于非洲的幽门螺杆菌菌株看似在非洲人的后裔中大部分是良性的，但在主要为美洲印第安人背景的人群中则很容易导致致癌病变。

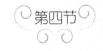

第四节

其他致癌因素

防癌有「道」

一、心理与肿瘤

一项最近公布的研究结果表明，严重的心理情绪压力会让乳腺癌的风险增加3倍。该研究共随访了100位出现乳腺肿瘤的女性，其中1/2的人在过去5年内曾经受生命中意外的打击，包括亲人去世、失业、家庭暴力等。情绪压力或心情不畅会严重损害消化、内分泌与免疫系统的功能和作用，导致体内产生大量的危险毒素。

心理专家指出，个性心理因素和癌症关系密切。在引发癌症的因素中，不良个性心理因素占到了15%~20%。抑郁、多疑、好生闷气、多虑等不良情绪是癌细胞产生和发展最有效的媒介。以城市里女性乳腺癌、卵巢癌患者为例，其中很多都是公认的"好女人"。所谓"好女人"，是指生活上没有什么坏习惯，工作上则是一丝不苟、认认真真，这些人往往工作压力相对比较重。长期繁琐的工作特点，又造就了她们较真而又比较追求完美的个性，因此极易产生身心问题。太过较真的个性注定了生活中万事不得放松，一切都要问个明明白白，人的精神、心理一定长期处于紧绷状态，得不到松弛。这从心身医学角度而言，不利于内环境稳定，可干扰神经、内分泌及免疫系统等的功能状态。

临床上的确有一些癌症患者，在工作上可以说是"拼命三郎"。比如，胰腺癌患者很多都是因为拼命工作，什么都想做得最好，什么都不想放弃，不断给自己施加压力，结果促使胰腺癌发作。研究发现，长期慢性的压力状态会使人体进入慢性应激状态，这是发生和导致癌症恶化的重要因素。身心医学专家何裕民曾说过："如果一个人老是希望世界是完美的，看不惯就会愤愤不平，心中的愤恨转换成一种压力，压力需要不断动员生理潜能去应对，身体始终处于应急状态，不是活得很累吗？当今社会在快速进步，我们每个人都生活在压力当中，我们要学会自我减压。"据不完全统计，抑郁、爱生闷气，并常常带气吃饭或酗酒的人易患胃癌；长期处于失望、自卑中的女性易患子宫颈癌；压力得不到释放、经常受抑郁情绪折磨的人易患淋巴癌；怒气难以自制，又常常压抑愤怒的人易患肝癌。

二、性格与肿瘤

致癌的因素十分复杂，而精神因素在癌症的发生和发展上起着重要作用。现代医学发现，癌症好发于一些受到挫折后，长期处于精神压抑、焦虑、沮丧、苦闷、恐惧、悲哀等情绪紧张的人。精神心理因素并不能直接致癌，但它却往往以一种慢性的持续性的刺激来影响和降低机体的免疫力，增加癌症的发生率，癌症性格就是一种慢性的持续性的不良刺激。

如果"纠结"是你常挂在嘴上的口头禅，完美主义是你一向的追求，那可要留意了，这都属于"癌症性格"。肿瘤专家表示，除遗传和生活方式外，性格与癌症也有密切关系。易患癌症的人性格特点大致有两类情况：一是过于较真的人，二是过于抑郁、焦虑的人。当今社会竞争激烈，人们的心理负荷加重，如果经常沉湎于负性心理中，无疑会使机体抵御疾病的能力下降，这对具有"癌症性格"特征的人来说，更是一种不断叠加的精神重负。

（一）"癌症性格"的10种表现

（1）茕茕独立，形影相吊，惯于自我压抑。

（2）缺乏自信心，对任何事情都感觉没希望，无能为力。

（3）经不住打击，在失去亲人时无法摆脱痛苦。

（4）害怕暴露感情，倾向防御和退缩。

（5）不相信别人，怕受别人约束，没有安全感。

（6）怕被抛弃，害怕无所依靠。

（7）长期精神紧张。

（8）机体长期超负荷地运转。

（9）无所事事。

（10）情绪低落，悲观失望。

（二）性格致癌的3条途径

（1）促进癌细胞生长：在临床上我们会发现这样的现象，同样患癌症的两个病人，心情开朗的人肿瘤生长速度慢，精神抑郁失去治疗信心的人肿瘤生长发展较快，说明不同的性格情绪会影响癌细胞的生长状态。

（2）损伤机体的免疫力：根据有关统计资料显示，和别人比较疏远以及容易招惹是非的人，与普通人相比更容易罹患消化系统和淋巴系统癌症；性格忧郁、感情不外露的人患癌症的危险性比性格开朗的人要高出15倍。因为精神抑郁（抑郁症并不仅仅是"心病"）等消极情绪长期作用于中枢神经系统，造成自主神经功能和内分泌功能的失调，使机体的免疫功能受到了抑制，癌细胞突破免疫系统的防御，形成癌症。

（3）改变机体细胞的信号传导活性，引发潜在的致癌细胞生长成肿瘤：上海复旦大学的专家发现，机体内发生致癌突变的细胞需要信号分子的引爆，一个传递焦虑信号的分子会在不同细胞间传递，癌症性格的人极易产生这种分子信号，并能导致肿瘤的产生。

（三）自测癌症性格，你离癌症性格究竟有多远

怎样辨别自己是不是癌症性格呢？心理学家开列了一个问题表，可以帮你查明对癌症的易患性是否增大。

（1）当你感到强烈的愤怒时，能否把它表达出来？

（2）你是否在任何情况下都尽可能把事做好，没有怨言？

（3）你认为自己是个可爱的人、很好的人吗？

（4）你是不是在很多时候都觉得自己没有价值？你常常感到孤独、被别人排斥和孤立吗？

（5）你是不是正在全力做你想做的事？你满意你的社交关系吗？你能常常发挥你的潜力吗？

（6）如果有人说，你的病已到晚期，你是否有某种解脱感？

（7）如果从现在开始，你只能再活半年，你会不会把正在做的事情继续下去？

理想的答案是：（1）是；（2）否；（3）是；（4）否；（5）是；（6）否；（7）是。

如果你的答案有两个以上与答案是不同的，就说明你具有癌症性格的特性。但这也无需惊慌，在癌症性格的后面，潜藏着你真实的自我，如果有条件，你可以去心理咨询，听听医生的指导和建议，从而改进自己的性格。

三、不良情绪与肿瘤

现代医学认为，癌症的发生、发展与人的心理因素有着密切的关系。我国传统医学也有类似的理论，人的喜、怒、忧、思、悲、恐、惊等七种情绪可导致阴阳失调、气血不和，使脏腑功能紊乱或正气耗损而生癌，是致病的重要因素。

现代生活中，工作和学习上的压力日益增大，使人们长期处于紧张状态，不协调的人际关系以及生活中的重大不幸事件都直接影响着人的情绪。殊不知，精神情绪与人体的免疫功能关系密切。人体免疫系统受神经和内分泌的双重调控，当精神抑郁等消极情绪作用于中枢神经系统时，就会引起自主神经功能和内分泌功能的失调，从而使机体的免疫功能受到抑制。由于机体间的平衡被打破，使细胞失去正常的状态和功能，并不断变异，就会产生癌细胞。另一方面，它还会减少体内抗体的产生，阻碍淋巴细胞对癌细胞的识别和消灭，使癌细胞突破免疫系统的防御及过度地增殖和无限制地生长，从而形成癌症。所以，一个人情绪的好坏对癌症的发生、发展、扩散都起着举足轻重的作用。

不良情绪对人体健康的损害，甚至比病菌、病毒更厉害。了解了情绪与癌症的关系后人们就要讲究心理卫生，注意控制自己的情绪，采取积极乐观的人生态度或设法改变外界环境，从而免受不良刺激，最终有利于预防癌症和增进健康。

研究发现，不良情绪可以使人处于慢性应激状态，这样的应激因素能刺激卵巢癌细胞生长，甚至加速癌细胞扩散速度，因此长期情绪不佳的女性更容易患卵巢癌。经过进一步研究发现，由不良情绪所产生的压力激素能与卵巢癌细胞的接收机制结合，继而增加癌细胞的血管新生，让癌细胞加速从患者身体吸收养分增长，再继续在患者体内扩散。所以，那些长期情绪不佳的女性就更容易患上卵巢癌。因此，女性朋友一定要学会释放和缓解压力，不要总是让身心处于高度重压之下。在平时的生活中，除了要注意精神情绪，还要养成生殖系统卫生习惯，1~2年进行一次妇科检查，以便在有病情时及早发现和及时治疗，这是保护女性身体健康的关键。

　　医学研究显示，良好的情绪是决定人体健康的重要因素。有稳定的家庭、美满的婚姻、和谐的人际关系以及具有真正可信赖亲友的人，其患癌率明显低于那些生活在孤独中及内心长期受压抑的人。人类疾病有一半与生活方式、行为方式有关，而生活方式与行为方式又多与不良情绪相关，有时不良情绪甚至起主导作用。

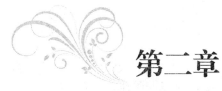

第二章
认识癌症　预防有道

　　癌症是一种古老的疾病，2000年前的中国医生发现癌症引发的肿瘤坚硬如岩，因此将这种疾病称为"嵒"，后世又加上了疒字旁，就成了现在的"癌"字。现代医学认识癌症从18世纪发明显微镜后，病理学家发现癌症组织在显微镜下失去了正常的组织结构，癌细胞核具有异型性，而且呈现浸润生长的态势，失去了正常分化的能力，短时间内会快速生长，并发生远处转移，最终影响人体正常脏器的生理功能，使重要脏器不能正常工作，进而危及生命。不同的癌症有着不同的病因与检查方法，我们应该了解其中的不同，从而有针对性地采取预防措施。

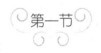

中医对癌症的认识

防癌有『道』

中医学对恶性肿瘤的认识源远流长，早在殷墟出土的甲骨文中就有"瘤"的病名记载。《灵枢·刺节真邪》篇认为瘤的病因是"邪气居其间，久而内着"，并初步将肿瘤分为筋瘤、肠瘤、脊瘤、肉瘤等；《山海经》始载有抗瘿瘤的药物；《晋书》已有手术治疗记载；直至《卫济宝书·上卷》方见"癌"字使用记载，其云"癌疾初发，却无头绪，只是肉热痛……"，这里"癌疾"主要指外科的痈疽，还包括一部分恶性肿瘤。在古代"癌""岩""喦"等字义相同且通用。元代以后，先贤对癌瘤的病因症状、辨证用药及鉴别诊断提出了有价值的认识。清代已认识到不可在局部切开、艾灸、针刺等，以免促使肿瘤扩散。如清代王洪绪在《外科证治全生集》中写道："大忌开刀，开则翻花最惨。"此在当时自然科学尚不发达的时代，对恶性肿瘤有这种细致而科学的认识，是难能可贵的。

中国医学对癌症的认识对于指导预防治疗有重要价值，现将中医药学的审病求因、审证求因和现代医学中的肿瘤流行病学、基础理论研究介绍如下。

一、气血不和

气血不和是指气血不调和。中医学认为，气血是构成人体的基本物质。气是人体一切生命活动的原动力，全身脏腑组织器官皆赖于气的温煦和血的营养，人体各种功能活动均赖于气血的运行而维持。气有两种含义，一是指气体的气，如自然界的清气、病见气喘或胀气的气等；另一种是指人体的各种正常生理功能。血液是水谷经脾胃之气的作用转化而成，为人体的精华物质。在病理状态下，由于各种内在和外在的原因，如情志抑郁不舒、宿食积聚、外感风寒湿邪等因素，可致气血运行失常，日久气血凝聚成块随瘀滞部位不同而形成各种癌瘤。《明医指掌》指出："若人之气循环周流，脉络清顺流通，焉有癌瘤之患也。"说明癌瘤的生成与脉络不通有关。《医学十二种》亦曰："噎之症，也有瘀血，顽痰逆气，阻隔胃气。"《外科医宗汇编》亦称："忧愁则气闭而不行，失荣等症成矣。"从以上记载可见，气滞血瘀在肿瘤患者中常累及肝、肺、胃肠和经络，常见于肺积、肝积、乳岩、噎膈、反胃、肠覃、女子带下病等。

现代医学对血瘀研究较多，已经证实绝大多数恶性肿瘤患者的血液处于高凝状态。郁仁存教授等对131例癌症患者的血液流变指标进行了观察，发现癌症患者血沉、纤维蛋白原、血浆比黏度、全血比黏度、血小板黏附等均显著高于正常对照组，从客观上验证了血瘀是形成肿瘤的主要病理机制之一。

二、痰湿不化

人体中的正常体液，如胸膜腔及腹腔中的少量液体，中医称之为津液。如脾、肺、肝、肾等脏腑功能障碍和不足，引起津液停蓄所产生的水湿内停、酿痰成饮，流注周身，留于脘腹，积为胸水、腹水；泛于体表而成浮肿难消；流注关节而成阴疽，肿胀疼痛，难以屈伸；流注肌肤而成痈疽溃烂、疮口难收等。痰湿长久不化也会凝结成块，形成肿物。《医学入门》曰："盖瘿瘤本共一种，皆痰气结成。"《订补明医指掌》论噎膈称："……忧郁则气结于胸，臆而生痰，久则痰结成块，胶于上焦，道路窄狭，……而病已成矣。"说明癌瘤的形成与痰湿不化有关。

药理研究结果也表明：许多祛湿药和化痰散结药均具有抗肿瘤活性，如猪苓多糖对小鼠肉瘤S_{180}的瘤体抑制率达50%~70%；薏苡仁中的薏苡仁酯，对艾氏腹水癌有明显抑制作用，对胃癌有延长存活期效果；山慈菇中提出的生物碱——秋水仙碱是较强的植物类抗癌药。

三、毒邪为患

肿瘤的发生与体内蓄有癌毒有关，若无癌毒，单有气滞血瘀、痰湿凝聚也难发为癌瘤，此早在华佗的《中藏经》就有论述，临床上一般单用理气活血、化痰软坚的中药治疗癌瘤效果并不显著，也说明了癌毒是癌瘤发生发展的重要原因。中医将子宫颈癌病人从阴道里流出的臭白带、晚期乳腺癌患处溃烂流脓流血、部分晚期食管癌病人从食管吐出脱落的癌块组织等称之为癌毒。

药理研究结果表明：以毒攻毒药物均具有较强的抗肿瘤活性，如华蟾素注射液对大鼠瓦克癌肉瘤的抑制率为44.0%~63.7%；对小鼠肉瘤S_{180}的抑制率为15.7%~39.2%；对小鼠肝癌Heap、小鼠网织细胞肉瘤L_2有一定抑制肿瘤生长的作用。

四、脏腑虚损

脏腑虚损由内因和外因所致，分述如下。

（一）内因

1. 七情不舒

七情是指喜、怒、忧、思、悲、恐、惊等情绪方面的变化。人的正常情志活动是以脏腑气血作为物质基础的，因此情志致病有二：一是直接造成某脏腑和与之密切相关脏腑的严重损害，如《素问·阴阳应象大论》曰："喜伤心，怒伤肝，思伤脾，悲伤肺，恐伤肾"；二是影响脏腑气机，如《素问·举痛论》曰："百病生于气也，怒则气上，喜则气缓，悲则气消，恐则气下……惊则气乱……思则气结矣。"情志因素通过影响脏腑功能日久可发为肿物。《外科正宗》指出"忧郁伤肝，思虑伤脾，积想在心，所愿不得达者，致经络痞涩，聚结成痰核。"又云："失荣者，或因六欲不遂，损伤中气，郁火相凝，隧痰失道，停结而成。"《素问·通评虚实论》曰："膈塞闭绝，上下不通，则暴忧之病也。"以上论述均说明七情不舒可致癌。

七情所伤是指精神和情绪方面的刺激，这种长期或过度地刺激可以引起神经系统的兴奋性增高或抑制、内分泌系统中某些激素增多或减少、体液平衡紊乱、代谢产物积聚，破坏内环境，从而使正常细胞癌变或使癌细胞增殖发展，此外情志异常又可抑制免疫功能，增强癌症易感性。实验用条件反射的方法使小鼠中枢神经过度紧张紊乱，能促进由甲基胆蒽诱发的肉瘤和皮下移植肉瘤的生长。美国西蒙特在对精神病患者的初步调查中发现，妄想型精神病人的癌症发病率高于正常人群，内向不稳定型个性的病人容易致癌。

2. 饮食不节

脾胃为后天之本，若纵情口腹，饥饱无常，必伤脾胃。《医门法律》曰："滚酒从喉而入，日将上脘饱灼，渐有热腐之象，而生气不存，窄隘有加，只能纳水，不能纳谷者有之，此所以多成膈症也。"《医学统旨》认为："酒米面炙焙，黏滑难化之物，滞于中宫，损伤脾胃，日久不治，渐成痞满吞酸，甚则为噎膈反胃。得斯疾患者，不可轻视，必须早治。"《外科正宗》则谓："茧唇……因食煎炒，过餐炙煿，又兼思虑暴急，痰随火行，留注于唇。"以上说明饮酒、嗜食生冷、炙煿、膏粱可损伤脾胃，蓄毒体内，郁热伤津凝痰，从而导致各种癌瘤的发生。

饮食因素包括食物本身存在的致癌物质，如亚硝胺类及细菌、真菌和病毒类物质，还包括一些慢性机械和炎性刺激以及消化功能紊乱所造成的诱癌条件。现代研究已经证实，腌制食品中的亚硝胺化合物及霉变物中的黄曲霉毒素等均有很强的致癌作用，并且认为长期饮酒或吃过度滚烫和煎烤、硬黏又难以消化的食物，不断刺激和损伤食管和胃的黏膜，易引起上皮炎性改变和增生，导致消化系统和饮食相关部位的各种癌前病变，甚至向癌转化。另一方面过食肥甘厚味、蛋白质、脂肪食物或营养失调，均与肿瘤的诱发有关。高脂肪饮食是诱发乳腺癌、大肠癌的因素之一，另外，某些不良饮食习惯，如进食过快、蹲食，使食管受刺激和食物潴留过久，容易发生炎症和上皮增生而致食管癌变。

3. 过度劳倦

过度劳倦可以耗损人体正气或使脏腑虚损，从而引发多种疾病。《内经》记载"劳者气耗"，说明过度劳累之后需适当休息，否则易于损伤精气，使脏腑虚损。此外，房事不节、妇女多胎多产等也与肿瘤的发病有一定关系。

4. 年老体衰、气血亏损

脏腑虚损与年龄、性别有一定联系。就年龄而言，年龄愈大，肾气愈衰，脏腑愈弱，癌瘤发生的可能性愈大。如申斗垣论癌发时说："癌发四十岁以上，血亏气衰，厚味过多所生，十痊一二……"张景岳亦云："少年少见此症（噎膈），而唯中年丧耗伤者多有之。"朱丹溪指出："噎膈属胃，名虽不同，病出一体，多由气血衰弱而成"。就性别而言，女子与男子在体质上有明显差异，故癌瘤的种类、发生部位也有所不同。如《灵枢·水肿》篇："岐伯曰：石瘕生于胞中……皆生于女子。"《仁斋直指方》曰："癌者……男则多发于腹，女则多发于乳。"

脏腑亏虚内因实际概括了西医中先天缺陷、遗传因素、免疫功能低下、年老体弱、年幼易感等"先天性"致癌因素。目前已经发现癌症患者一般免疫功能偏低下，许多肿瘤如多发性神经纤维瘤、视网膜母细胞瘤、肾母细胞瘤、多发性脂肪瘤、肝癌、乳腺癌、胃癌、大肠癌和子宫颈癌等都有不同程度的遗传倾向，并且观察到先天缺陷者较正常人更易发生肿瘤。通过流行病学调查也证实不同的种族、不同的个体确实对某种肿瘤存在遗传易感性。另外，统计数据还表明癌瘤的发病率与年龄增长有密切关系（幼童除外，因5岁以内的儿童发病率比其后的10年为高）。在不同年龄阶段，男性与女性发病率有明显差异。

（二）外因

外感六淫不正之气为发生肿瘤的主要外因。风、寒、暑、湿、燥、火本是自然界六种气候正常变化的现象，称之为"六气"。只有"六气"发生异常变化（太过或不及）和人体的抵抗力下降时，"六气"才成了人体的致病因素，变为"六淫"，进而损伤机体，致脏腑虚损。中医很早就认识到癌瘤的发生与外邪侵袭有关，认为人体为外邪所侵，即能积久成病。如《灵枢·九针论》篇曰："四时八风客于经络之中，为瘤病者也。"《灵枢·刺节真邪》篇说："虚邪入之于身也深，寒与热相搏，久留而肉着……邪气居其间而不反，发为筋瘤……肠瘤。"《诸病源候论》云："恶核者，内里忽有核累累如梅李，小如豆粒……此风邪挟毒所成。"以上论述均说明外感六淫是癌瘤形成不可忽视的主要原因。

外感六淫包括了现代医学中的生物、物理及化学等多方面的环境因素。其中生物因素主要是指一些病毒（约150余种）、霉菌和寄生虫等；物理因素指电离辐射、紫外线照射、热辐射、创伤及纤维性物质等；化学因素主要是指氮芥、苯并芘、亚硝胺、某些激素、农药等。外感六淫致病可直接作用于机体产生一系列病理变化；另一方面气候的异常变化，又是细菌、病毒等生物致病因子繁殖、传播、流行的条件之一。

常见癌症的病因、症状与筛查

一、为什么要进行肿瘤筛查

肿瘤筛查是指在健康状况下或没有任何症状的情况下进行的一系列有针对性的医学检查，这些检查方法有助于确保发现已存在于身体中的早期或可治愈期的肿瘤。

选择肿瘤的筛查方式和方法时，首先不但要考虑受检者自身的流行病学因素和其他相关因素，还要考虑筛查方法的特异性和准确性，同时又要考虑受检者的经济承受性。由于医学科技的迅速发展，肿瘤筛查方法在变得日益精确的同时，也变得越来越复杂、昂贵；另一方面，受检者由于受到经济等方面的制约，在选择筛查方法时，会受到一定程度的限制。所以，在选择筛查方式和方法时，受检者需要花一些时间和专业的肿瘤科医生面谈，经过对受检者各方面情况的评估后，肿瘤专科医生会给出针对性的筛查方式和方法。肿瘤专科医生也会告知这些检查方法的优势、局限性及可能的危害，从而帮您做出明智合理的决策。

二、常见癌症的病因、症状与筛查

（一）乳腺癌

乳腺癌是妇女最常见的恶性肿瘤之一，近年来，其发病率迅速上升，占女性恶性肿瘤的第1位。全世界每年约有120万妇女发生乳腺癌，50万妇女死于乳腺癌。世界上乳腺癌的发病率及死亡率有明显的地区差异。北美、北欧是乳腺癌的高发地区，其发病率约为亚洲地区的4倍。我国虽属乳腺癌低发地区，但近年来都市乳腺癌发病率不断升高，并且呈现年轻化趋势，与发达国家呈现出惊人的巧合。我国乳腺癌发病年龄高峰较西方国家早10年，约在40~49岁，但30岁以后就有明显增加。在国内的大城市中，京、津、沪及沿海一些大城市的发病率较高。已有研究证明，生活条件的改善与乳腺癌发病率的上升有关。另外，也可能与人均消化脂肪量增加、生育年龄推迟、哺乳减少等因素有关。

防癌有「道」

1. 发病原因

乳腺癌的病因尚不清楚，但通过基础与临床研究，大量流行病学调查、分析，已知许多因素能影响乳腺癌的发生发展。性激素紊乱可能与致癌相关，雌激素（尤其是雌二醇）、催乳素在动物实验中已证实有致癌作用。乳腺癌好发于绝经前、后及初潮早、绝经晚的妇女，当两侧卵巢不发育或已做手术切除者，乳腺癌的发病率明显下降。此外，与皮质激素代谢紊乱及外源性雌激素也有一定关系。受遗传因素影响，大约5%~10%的乳腺癌患者有家族遗传倾向，母系中有乳腺癌病史者，乳腺癌的危险性是正常人群的2~3倍。纤维囊性乳腺病，特别是伴有导管上皮增生者，乳腺癌发生率比一般妇女高4倍。乳腺癌切除的乳腺标本中，并存纤维囊性病者，占7%~27%。这些事实说明，纤维囊性病与乳腺癌的发生关系密切。生育与哺乳情况普查、肿瘤死亡登记的大量资料表明，不育、生育未哺乳或哺乳期短的妇女乳腺癌的发病率明显增高，可能与内分泌紊乱、乳腺的生理分泌功能失常、乳腺导管内滞留郁积的干涸乳汁有关。另外，放射线照射致癌已被公认。日本广岛和长崎原子弹爆炸后的幸存者，乳腺癌的发病率较其他地区明显增高。乳腺组织对放射线较敏感，长时间大剂量的放射线检查和治疗被认为是乳腺癌的诱发因素。接触放射线的年龄越小，剂量越大，发生乳腺癌的几率越高。此外，吸烟、高脂饮食、营养、肥胖以及环境等因素与乳腺癌发病也密切相关。

2. 症状表现

乳腺癌早期常无明显症状，或仅表现为轻微的乳房疼痛，性质多为钝痛或隐痛，少数为针刺样痛，常呈间歇性且局限于病变处，疼痛不随月经周期而变化，晚期癌症侵犯神经时则疼痛较剧烈。乳房肿块常是促使患者就诊的主要症状，80%以上为患者自己偶然发现，只有一小部分是查体时发现。肿块绝大多数位于乳房外上方，其次为内上方、上方及中央区，其他部位较少。单侧乳房的单发肿块较常见，偶见2~3个，肿块大小不一，往往因就诊较晚，肿块多较大。肿块形状多样，一般为不规则的球状肿物，表面呈结节感，边界不清。肥胖者或肿块位于乳房后方部位较深者，肿块常呈扁片状或局限性腺体增厚，表面不光滑或呈颗粒感，边界不清楚。大多为实性肿块，较硬，也可呈囊性。乳腺癌病期的早晚可出现不同的皮肤改变，一些部位浅在的早期癌症瘤与皮肤粘连，使皮肤外观凹陷，酷似酒窝。癌细胞堵塞皮下淋巴管，可出现皮肤淋巴水肿，呈"橘皮样变"。癌灶侵及乳头或乳晕时，因肿瘤侵犯而挛缩，牵拉乳头，使乳头偏向肿瘤一侧，病变进一步发展可使乳头扁平、回缩、凹陷，直至乳头完全回缩入乳晕下。乳头糜烂、结痂等湿疹样改变常是湿疹样乳腺癌的典型症状。乳腺癌的乳头溢液发生率较低，一般在10%以下，血性溢液中约有12%~25%为乳腺癌，但50岁以上患者的乳头血性溢液，半数以上为乳腺癌。但乳腺癌以乳头溢液为唯一症状者少见，多数伴有乳腺肿块，管内乳头状瘤恶变、乳头湿疹样癌亦可伴有乳头溢液。由于肿瘤浸润，可使乳腺弧度发生变化，出现轻微外凸或凹陷，亦可见乳房抬高，两侧乳头不在同一水平面。

3. 筛查方法

（1）所有妇女都应该了解自己乳腺的任何细微变化，最简单也是个人可以做到的是"自检"：即每天洗澡的时候，用手检查乳房，如果发现异常肿块，应及时就诊，并将这些变化和专业医师及时地沟通。

（2）对于20~29岁的妇女，建议您每1~3年请医生做一次物理检查（触诊），30岁以上应加做超声检查。

（3）对于40岁及以上的妇女，建议您在请医生做物理检查的同时，每年做一次超声及乳腺钼靶检查。

（4）对于那些有高危因素的妇女，如癌症家族史、既往乳腺癌病史等，建议您和肿瘤专业医生商量，讨论早期进行钼靶照相的利弊和开始的时间，并进行其他相关检查（如超声检查或MRI检查）或增加检查的频率。

（二）肺癌

肺癌是原发性支气管肺癌的简称，为起源于支气管黏膜或腺体的恶性肿瘤，是严重危害人类健康的疾病，无论是发病率还是死亡率，均居全球癌症首位。在我国，肺癌已成为癌症死亡的首要病因，且发病率及死亡率还在增长。英国肿瘤学家R.Peto预言，如果我国不及时控制吸烟及空气污染，到

2025年我国每年肺癌发病人数将超过100万，成为世界第一肺癌大国。肺癌的高死亡率主要由于早期诊断不足，因此有效提高生存率必须依赖于早期诊断和规范治疗。

1. 发病原因

和其他恶性肿瘤一样，目前尚不能用单一因素解释肺癌的发生原因，但通常认为与以下因素有关。

（1）化学性致癌物质是首要因素。化学性致癌物质通过个人污染（如吸烟）及环境污染（如职业性污染、空气污染等）引起肺癌的发生，这在流行病学、临床病理、动物实验中都已得到证实。吸烟是肺癌死亡率进行性增加的首要原因，烟雾中的尼古丁、苯丙芘、亚硝胺和少量放射性元素钋均有致癌作用。与不吸烟者比较，吸烟者发生肺癌的危险性平均高9~10倍，重度吸烟者至少可达10~25倍。吸烟开始的年龄越小，吸烟积累量越大，肺癌的发病率越高。令人鼓舞的是戒烟后2~15年间肺癌发生的危险性呈进行性减少，此后的发病率相当于终生不吸烟者。在工矿及职业性污染物质中，石棉、镍、煤焦油、镭族元素、氯甲醚、芥子气、砷、镍、铬等都和诱发肺癌有关。除此之外，空气污染的致癌作用不容忽视，包括室内小环境污染（如被动吸烟、烹调产生的油烟雾等），以及大环境污染（如大气污染等）。

（2）物理因素如电离辐射等。美国研究证明，一般人群中电离辐射部分来自于自然界，部分为医疗照射，部分为X线诊断。随着科学技术的进步，人们对于电离辐射危害性认识的提高，使人们对电离辐射危害的预防也会提高。

（3）饮食与营养。一些研究表明，食用含有较少 β-胡萝卜素的蔬菜和水果，肺癌发生的危险性升高。血清中 β-胡萝卜素低的人，肺癌发生的危险性也高。流行病学调查表明，食用较多含胡萝卜素的绿色、黄色、橘黄色蔬菜和水果可减少肺癌发生的危险性，这一保护作用对于正在吸烟或既往吸烟者特别明显。

（4）结核、病毒、真菌感染等生物因素。美国癌症学会将结核列为肺癌的发病因素之一，有结核病者患肺癌的危险性是正常人群的10倍。此外，病毒感染、真菌毒素等，对肺癌的发生也起到一定的作用。

（5）遗传和基因改变。经过长期的探索和研究，已经逐步认识到肺癌可能是一种外因通过内因发病的疾病，即外界物理化学因素诱发细胞恶性转化及不可逆的基因改变，从而导致肺癌的发生。

2. 症状表现

肺癌早期症状不明显，肺癌引起的症状与肿瘤大小、类型、发展阶段、所在部位、有无并发症或转移有密切关系。5%~15%的患者无症状，仅在常规体检、胸部影像学检查时发现，其余的患者可或多或少表现与肺癌有关的症状与体征，如由原发肿瘤引起的咳嗽，这种咳嗽一般为刺激性干咳，当肿瘤引起支气管狭窄后加重咳嗽，咳嗽多持续有高调金属音或刺激性咳嗽；肿瘤向腔内生长可有间歇性或持续性痰中带血，肿瘤表面溃烂严重侵犯大血管可能导致咯血；肿瘤向气管内生长或肿大淋巴结压迫主支气管时引起气管部分阻塞，可有气短或喘鸣；肿瘤坏死或肿瘤引起阻塞性肺炎可引起发热；肿瘤发展到晚期，由于肿瘤消耗以及感染、疼痛常导致食欲下降，可表现为消瘦，是恶性肿瘤的常见症状之一；肿瘤还可向肺外胸内扩展，引起胸痛、声音嘶哑、咽下困难、胸水等。因此，当中老年人较短时间内出现以上症状体征时，应及早就诊，以早期发现或排除肿瘤。

3. 筛查方法

肺癌的远期生存率与早期诊断密切相关，因此应该大力提倡早期诊断和对危险人群的筛查。早期肺癌的筛查方法在国际和国内一直不断变化。国际上大样本、多中心随机对照临床试验表明：使用胸片筛查肺癌，并不能降低肺癌的死亡率。20世纪90年代以来，国际上已经开始使用低剂量螺旋CT的方法来筛查早期肺癌，经过多年国际上的临床试验数据证明，该方法是目前发现早期肺癌的最佳手段。中国医学科学院肿瘤医院防癌科和诊断科，2006年开始使用该种方法筛查早期肺癌。目前，作为国际肺癌筛查计划（ELCAP）中的一员，我国已经拥有一套完整的肺癌筛查程序和方法。其中，肿瘤专科医生对肺癌筛查的建议如下。

重点筛查人群包括：40岁以上，或长期的吸烟史，吸烟指数在20包年以上（吸烟的年数 × 每日吸烟的包数），或长期工作在密闭的环境中，或长期工作在粉尘颗粒较多的环境中，或有家族史的人。

不推荐使用胸透对肺癌进行早期筛查。至于您适合何种检查，请联系专业医师。

（三）结直肠癌

结直肠癌即大肠癌，包括结肠癌与直肠癌，是常见的恶性肿瘤之一。我国结直肠癌发病年龄多在40~60岁，发病高峰在50岁左右，但30岁以下的青年亦不少见。结直肠癌的发病率在不同地区差异很大，我国南方特别是东南沿海地区明显高于北方。近20年来，尤其在大城市我国结直肠癌发病率明显上升，且有结肠癌多于直肠癌的趋势，老龄化趋势越来越明显。结直肠癌的发病可能与所属地区经济发展状况、生活习惯和膳食结构有关，其发生部位有向近段肠管转移的倾向，尤其以右半结肠癌的增加较为明显。

1. 发病原因

结直肠癌病因虽未明确，但其相关的高危因素已逐渐被认识，如过多的动物脂肪及动物蛋白饮食，缺乏新鲜蔬菜及纤维素食品；缺乏适度地体力活动；遗传易感性在结直肠癌的发病中也具有重要地位，如遗传性非息肉性结肠癌基因突变携带者的家族成员，应视为结肠癌的一组高危人群。结直肠癌的分子遗传模型则揭示，其发生、发展是遗传改变累积所致的多阶段过程。大肠息肉和息肉病与结直肠癌发生的关系极为密切，结直肠癌发病率愈高的国家和地区，大肠息肉的发生率也愈高。有些病如家族性肠息肉病，已被公认为癌前病变；结肠腺瘤、溃疡性结肠炎以及结肠血吸虫病肉芽肿等与结肠癌的发生有较密切的关系。流行病学资料已表明：高纤维膳食可显著降低结直肠癌的发病率，而高脂饮食导致结直肠癌的发病机制目前仍不明确。

2. 症状表现

结直肠癌起病隐匿，早期常仅见粪便隐血阳性，肉眼大便无改变，患者易忽略，随后可出现排便习惯与粪便性状改变，如排便不畅及排便不尽感、便前肛门下坠感、便意频繁、大便次数增多、腹泻、里急后重，部分患者可表现为腹泻与便秘交替出现的情况；当癌造成肠管部分梗阻后，有腹胀、陈旧性腹痛等症状及腹部肿块、直肠肿块等体征；后期出现全身症状，当癌发生在右侧结直肠癌以贫血、低热为主；发生在左侧结直肠癌以便血、腹泻、便秘及肠梗阻为主；晚期患者有进行性消瘦、恶病质、腹水等表现。

结直肠癌早期症状多不明显，易被忽视。凡40岁以上有以下任一表现者应列为高危人群：①一级亲属有结直肠癌史者；②有癌症史或肠道腺瘤或息肉史者；③大便隐血试验阳性者；④以下6种表现具有两项以上者：黏液血便；慢性腹泻；慢性便秘；慢性阑尾炎或阑尾切除史；慢性胆囊炎或胆囊切除史；长期精神压抑。符合以上条件者应提高警惕，以达到早期发现、早期治疗的效果。

3. 筛查方法

肿瘤专科医生建议结直肠癌的筛查年龄从50岁开始，受检者无论男女，应至少遵循以下几项筛查方法的1种。

（1）结肠镜——每5~8年做1次。（最好是由肿瘤医院的专业医师来操作执行。）

（2）大便隐血试验（FOBT）或免疫组化试验（FIT）——每年进行1次。

（3）乙状结肠镜检查——每5年进行1次。

（4）大便隐血试验或免疫组化试验（每年进行1次）及乙状结肠镜检查（每5年1次）——同时进行这两种检查的效果胜过只进行其中的一项检查。

（5）所有的试验（FOBT、FIT、乙状结肠镜）阳性结果都应进行后续的结肠镜检查。

（四）胃癌

胃癌是最常见的恶性肿瘤之一，在我国的消化道恶性肿瘤中居第2位，55~75岁为高发年龄。2008年全球诊断出胃癌近100万例，病死人数74万例。胃癌的发病情况在不同国家或同一国家的不同地区有明显差别，提示可能与地理环境、种族、遗传、饮食习惯等因素的影响有关。日本、智利、芬兰、奥地利、冰岛等是胃癌的高发区，而美国、澳大利亚、新西兰等是胃癌的低发区。中国也属于胃癌高发区，发病率北方高于南方，农村高于城市。一般认为高纬度、寒冷潮湿地区或泥炭土壤、煤矿、石棉矿区的居民胃癌发病率较高。胃癌患者亲属中胃癌发病率比对照组约高出4倍。经常食用各种熏制或腌制食物及嗜烟、饮酒可能引起胃癌。已知亚硝胺类化合物有很强的致癌性，许多腌制食物含亚硝胺的前质（仲胺及硝酸盐或亚硝酸盐），这些前质又可在适宜的胃酸催化作用下，形成亚硝胺；熏制鱼肉含有多环芳烃，也可致癌。

1. 发病原因

胃癌的病因复杂，发病机制尚不明确，但与以下因素相关。

（1）地理环境因素。已有研究表明，从高发区如日本移入低发区如北美的第2代、第3代移民，其胃癌发病率递减，第3代移民的发病危险性与当地美国居民相当。故环境因素在胃癌的发生中起重要作用。此外火山岩地带、高泥炭土壤、水土含硝酸盐过多、微量元素失调或化学污染可直接或间接经饮食途径参与胃癌的发生。

（2）饮食因素。经常食用霉变食品、咸菜、腌制食品、烟熏食品、油炸食品等均可增加胃癌发病的危险性。因为腌制、烟熏食品中广泛存在亚硝酸盐，还可能由于食品中富含的硝酸盐在胃内经硝酸盐还原菌转变而来。萎缩性胃炎时胃酸偏低，更有利于亚硝胺的合成。我国山东临朐地区是胃癌高发区，当地居民喜欢的酸煎饼和腌菜，就是发酵后的食物，且当地人喜欢饮酒，这些都增加了胃癌发生的危险性。流行病学研究提示：多吃新鲜水果蔬菜可降低胃癌的发生。新鲜蔬菜、水果、大豆及其制品、牛奶等均可降低胃癌的危险性，冰箱的应用及更好地保存食物也会降低胃癌的发病率。此外，其他一些不良的饮食习惯，如高盐饮食、饮酒、进餐不定时、进食过快、过饱、喜烫食也增加胃癌发病的危险性。高盐饮食、饮酒、过饱、过烫等破坏了胃黏膜的保护层，使致癌物与胃黏膜直接接触，或刺激胃黏膜增生导致胃癌的发生。

（3）高危因素。①幽门螺杆菌感染。1994年，世界卫生组织下属的国际肿瘤研究机构将幽门螺杆菌定为Ⅰ类致癌原。幽门螺杆菌感染与胃癌有共同的流行病学特点，胃癌高发区人群幽门螺杆菌感染率高。感染幽门螺杆菌者胃癌发生的危险是未感染幽门螺杆菌者的3~6倍。幽门螺杆菌导致胃癌的发生可能与细菌产生的毒素破坏胃黏膜及细菌代谢产生的硝酸盐、氧自由基等致癌因素有关。②胃部慢性疾患和癌前病变。易发生胃癌的胃部疾病包括胃息肉、慢性萎缩性胃炎及部分切除后的残胃，这些都可以增加胃癌发生的风险。③遗传因素。胃癌有明显的家族聚集倾向，家族发病率高于普通人群2~3倍。最著名的拿破仑家族的例子很好地说明了遗传因素在胃癌发病中的作用，拿破仑及其父亲和祖父都是死于胃癌。浸润性胃癌有更高的家族发病倾向，提示该型与遗传因素有关。一般认为遗传因素使致癌物质对易感者更

防癌有『道』

易致癌。

2. 症状表现

早期胃癌多无明显的特异性症状，常酷似慢性胃炎或胃溃疡表现，如上腹部隐痛、泛酸、嗳气、恶心、偶有呕吐、食欲减退等。40%~60%的患者早期无自觉症状，不能引起患者的注意。临床上偶可发现早期胃癌伴有卵巢、左锁骨上淋巴结、肝、肺等远处转移。胃癌患者早期常出现以下症状。

（1）梗阻。贲门部肿瘤常可出现进行性吞咽困难，严重梗阻者进食流质亦有哽噎感。胃窦幽门部肿瘤可出现幽门梗阻症状，表现为食后上腹部饱胀，呕吐宿食。肿瘤细胞累及胃壁全层时可致胃壁扩张受限，患者可感到食后饱胀不适。

（2）出血。多为小量持续出血，表现为大便呈柏油样黑色大便、呕吐咖啡样内容物。当肿瘤侵及较大血管时，可发生大量呕血或柏油样大便。因胃壁的黏膜下层具有丰富的血供，某些侵及黏膜下层的早期胃癌亦可出现消化道大出血，故此症状并不意味肿瘤已属晚期。

（3）全身症状。多数进展期胃癌伴有消瘦、乏力、食欲减退、体重减轻等症状，病情严重者常伴有贫血、下肢水肿、发热、恶病质等。当肿瘤累及周围脏器或发生远处转移时，可出现相应的症状，如侵及胰腺或后腹壁腹腔神经丛时，上腹部呈持续性剧痛，并放射至腰背部；当肿瘤浸润横结肠形成内瘘时，患者食后即排出不消化食物；肿瘤细胞脱落至腹腔引起卵巢种植转移（Krukenberg瘤）时，患者常有月经异常及阴道不规则流血等妇科病症状，常被误诊为卵巢肿瘤。

若患者出现以上症状应当引起重视，及早到医院进行早期胃癌的筛查，以达到早发现早治疗的目的。胃癌的早期发现、早期确诊和早期治疗是提高胃癌疗效、降低胃癌死亡率、改善胃癌患者预后和提高生活质量的关键。

3. 筛查方法

目前，普通内镜在诊断早期胃癌方面主要起筛查作用，结合色素胃镜、放大胃镜、超声胃镜的应用大大提高了早期胃癌的检出率。临床开展的内镜下黏膜切除术及剥离术，实现了早期胃癌的微创治疗。

对于50岁以上，有相关慢性胃病如胃溃疡、慢性胃炎、长期幽门螺杆菌感染者，以及有癌症家族史者应及早进行胃癌的筛查。主要的筛查方法为上消化道造影——每2年进行1次。对于已确诊经久不愈的胃溃疡患者、长期的慢性萎缩性胃炎患者及胃镜检查发现不典型增生的患者，建议实行每年1次胃镜检查。

（五）食管癌

在世界范围内，食管癌发病率和死亡率仅次于肺癌、结直肠癌、胃癌、肝癌，位居第5位，对人类健康造成严重危害。中国的食管癌发病率和死亡率在全球处于高水平，食管癌是我国河南、山西、山东、江苏、河北等省，以及闽南、广东潮汕地区等地的最为常见的癌症之一。全国2004~2005年第三次死因调查结果显示，食管癌在肿瘤死因中占11.19%，居癌症死因的第4位。食管癌以男性为多，男女之比在城市约为3：1，在高发区则约为1.6：1或更接近。随着社会经济的发展，我国居民生活习惯及饮食结构发生改变，我国食管癌的发病率和死亡率在城市地区呈现下降趋势。在食管癌高发地区，经过30多年的防治努力，食管癌发病率和死亡率已经呈现下降趋势，但食管癌发病率和死亡率仍处于相当高的水平。在河南林县，食管癌死亡人数约占全部死亡人数的1/5，占各种死因的首位，给社会经济造成了沉重的负担，严重地影响了当地社会经济的健康发展。

1. 发病原因

食管癌的病因至今尚未完全明确，一般认为它是综合性的，某一地区的主要病因可能与另一地区不同，同一地区的主要病因也可能因人而异。一般认为，食管癌是由环境、饮食以及生活方式与遗传因素协同作用的结果，由致癌物作用结合细胞遗传因素导致细胞遗传基因突变而逐渐发展为癌。国内外多项研究显示，高温饮品及食物能增加食管癌的发病风险；饮食习惯如高能量、高脂肪及新鲜水果和蔬菜的摄入不足也会增加食管癌的发生；长期饮酒也可能是病因之一。近年研究证明亚硝胺是食管癌的重要致癌物质，而高发区食物中亚硝胺的含量显著增高，因而认为这可能是食管癌的重要发病因素。粮食及其他食物的霉菌污染或霉变会产生亚硝胺化合物等致癌物，也可能是食管癌的发病因素之一。此外，在高发区的水、土中某些微量元素（如

防癌有「道」

钼）的缺乏能使粮食作物增加硝酸盐和铵盐的含量，可能为人体体内合成致癌物亚硝胺提供有利条件。据研究水、土中钼的缺乏可使农作物及蔬菜的维生素C含量明显降低，而后者已被证明在动物体内有抑制亚硝胺化合物的合成作用，因而食物中维生素C的缺乏可能有利于食管癌的发生。近年来在高发区的现场研究发现较多的食管霉菌感染或霉菌病，这也可能与食管癌的发病有关，其机制正在研究中。

2. 症状表现

目前食管癌作为我国恶性肿瘤发病率最高的癌症之一，已经越来越被人们重视，然而早期食管癌由于缺乏典型的临床症状，因此一旦发现已经是中晚期。食管癌患者早期症状不明显，其最常见症状是吞咽困难，而进行性吞咽困难却往往是食管癌的较晚期症状。食管癌的较早期症状一般是比较轻微的胸骨后不适感、烧灼感、停滞感或疼痛。这些症状只在吞咽食物时，特别是粗糙的食物时才出现，起初是间歇性的，时隐时现，逐渐加重并成为经常性和进行性。

（1）吞咽食物哽噎感。患者常能清楚地记忆第一次发生的时间和引起的原因。多因进食烙饼、饼干或其他不易咀嚼的食物而引起，第一次出现哽噎后，不经治疗会自行消失，隔数日或数月再次出现。患者对这种症状的形容为食管内有气体阻挡食物，常形容为"噎气"。当病变仅限于食管上皮内，而未累及食管壁的肌层时，因为食管具有高度弹性扩张能力，故仅有哽噎的感觉，且这种症状的发生常与病人情绪波动有关，故患者常把症状的发生与"生气"联系起来。

（2）进食疼痛。部分患者咽下食物时胸骨后有轻微疼痛，疼痛的性质，可为烧灼样痛、针刺样痛或牵拉摩擦样疼痛。疼痛的轻重与食物性质有关，在咽下粗糙、热食或有刺激性食物时，疼痛较重，流质、温食疼痛轻微。咽时疼痛，食后减轻或消失。个别病人疼痛较重，甚或呈持续性。用药物治疗可暂时缓解。数日或数月后，患者情绪波动或进食不当又发生，反复出现。

（3）异物感。患者常诉称某次因粗糙食物将食管擦伤，或疑为误咽下异物存留于食管内。常感觉有类似米粒或蔬菜碎片贴附于食管壁，吞咽不下，但不疼痛，与进食无关。即使不做吞咽动作，也有异物感觉。异物感的部位，多与食管病变部位相一致。

（4）其他症状。少数病人还有咽喉部干燥与紧缩感、胸骨后闷胀不适、背沉、嗳气和耳疼等症状。

早期食管癌病人，可有多种症状存在，也可以只有一种症状。有的持续时间很久，有的则间断发生。值得注意的是，一般在第一次发生某种症状，经治疗后虽暂时消失，但以后仍然出现这种症状，随着病情发展，症状可加重或再发生别的症状，可是很少有多种症状交错出现。当你出现了上述早期症状，一定要去医院接受检查，以早期诊治。

食管癌到了晚期阶段，病人常有明显的吞咽困难，有时甚至滴水不入，并有胸背隐痛、脱水、消瘦、恶病质等。吞咽困难有时可因食管癌组织的坏死脱落而减轻，但这不是病情的真正好转。食管癌所造成的食管梗阻常会引起肺的吸入性感染，病人有咳嗽、吐痰、发热等症状。此外，食管癌的穿孔可能引起食管气管或食管支气管瘘，也可能穿入肺组织或心包造成相应的严重并发症。如果食管癌穿透主动脉或其他大血管，则常引起致命的呕血。有时食管癌的转移淋巴结可能压迫气管而出现迅速加重的呼吸困难，甚至窒息。

3. 筛查方法

专家建议50岁以上的人群，有比较轻微的胸骨后不适感、烧灼感、停滞感或疼痛时应及时就诊。这些症状往往只在吞咽食物时，特别是粗糙的食物时才出现，起初是间歇性的，时隐时现，如果逐渐加重并成为经常性和进行性，那么就应该提高警惕，需要向专业医生咨询。

对于有高危因素者，建议进行内镜超声检查。现代科学技术将内镜与超声技术有机结合在一起，在内镜镜端加一超声探头，插入食管腔进行超声检查，成为食管疾病特别是食管癌诊断的重要方法。内镜超声能够精确测定病变在食管壁内浸润的深度，测量壁外肿大的淋巴结，区别病变在食管壁的位置。近年来，更可在超声导引下，进行食管旁淋巴结的穿刺针吸活检，对食管癌的早期诊断非常必要，使食管癌的早期诊断更为全面有力。

研究表明，食管疾病是一个多阶段、进行性演进的过程，自然病史可持续10年甚至更长时间，这期间病灶在形态学早期改变之前已经有许多分子生物学的改变。但迄今为止，人们还无法采用单一肿瘤标志物对食管癌作出正确的诊断，原因在于肿瘤细胞生物学特异性的复杂性和多样性。由于多种分子生物学标志可在同一肿瘤中同时出现，有助于提高食管癌高发区无症状人群食管癌和癌前病变的检出率，因此目前临床及普查研究常采用多种血清肿瘤相关生物学标志联合检测。我们建议50岁以上的人群，每两年进行一次肿瘤标志物检查，在筛查食管癌的同时，进行较全面地肿瘤筛查。

（六）子宫颈癌

子宫颈癌是最常见的女性生殖道恶性肿瘤之一，据WHO报道世界每年大约有50万子宫颈癌新发病例，其中80%的病例发生在发展中国家。我国每年新发病例13.15万，约占世界子宫颈癌新发病例的28.8%。在我国子宫颈癌的发生占女性生殖道恶性肿瘤的第1位。近50年来，国内外广泛开展了巴氏涂片和子宫颈癌普查、普治工作，使子宫颈癌发病率及死亡率明显下降。但近年来，随着一些地区人乳头瘤病毒（HPV）感染率的上升和社会生活的变化，子宫颈癌的发病率有明显上升趋势，且近20年发病明显呈年轻化趋势。

1. 发病原因

子宫颈癌的病因学研究成果显示，与很多其他恶性肿瘤不同，子宫颈癌有较明确的病因学资料和高危因素，而且与生活方式关系十分密切。因此，子宫颈癌是可防可治的，甚至可以说，子宫颈癌是目前唯一病因明确且可以预防的恶性肿瘤。避免高危因素和去除病因是防治子宫颈癌的关键，现将近年来国际上关于子宫颈癌的病因学研究进展详述如下。

（1）性因素。绝大部分子宫颈癌发生于已婚或有性经历的妇女，对性行为所持的态度是影响其发病的一个因素，早婚和过早有性行为的女性患子宫颈癌的危险性更高。16岁以前就开始有性生活的妇女其子宫颈癌发病率是20岁以后才开始有性行为者的两倍，其与这部分女性性生活开始时子宫颈局部发育尚不够成熟，性行为的频繁刺激、创伤与感染有关。性行为紊乱是子宫颈癌的另一个高危因素，子宫颈癌患病率与患者一生中的性伴侣数有关。性伴侣越多，其子宫颈癌发生的相对危险性越高。有调查显示，初次性交年龄小于15岁同时有两个以上性伙伴更是早发子宫颈癌的高危因素。另外，女性的性伴侣曾有或同时拥有多个性伴侣，或性伴侣的配偶患有子宫颈癌，也是女性本人患子宫颈癌的高危因素。随着社会模式的逐步变化，目前世界范围内女性初次性行为的年龄不断提前，而结婚年龄推后，即有婚前性行为的年限延长，而在此期间更换性伴侣的现象较婚后更为普遍，这与子宫颈癌发病年龄的提前和发病率的增加亦有关系。男性因素也可能在女性子宫颈癌的发病中起一定作用。研究显示，男性包皮垢与子宫颈癌的发生有关。包皮垢中的胆固醇经细菌作用后可转变为致癌物质，也是导致子宫颈癌的重要诱因。性行为紊乱女性的男性性伴侣同样可能存在性行为紊乱的问题，也可能有各种性病史如阴道滴虫感染、梅毒、淋病、生殖器湿疣、单纯疱疹病毒Ⅱ型感染等，这些在诱发子宫颈癌中也可能起一定的作用。

（2）月经及生育因素。经期、产褥期卫生不良以及经期延长的妇女，子宫颈癌的危险性明显升高，这可能是与多次分娩对子宫颈的创伤以及妊娠时性激素的增加及免疫功能的低下等有关。同时还发现妊娠妇女HPV检出率很高，病毒活性增高，这也使患子宫颈癌危险性增高。另外，流产次数多也增加患子宫颈癌的风险。

（3）社会因素。超过80%新诊断的子宫颈癌病例发生在经济情况比较差的妇女。子宫颈癌的流行病学调查也显示：教育程度低和收入低下的妇女容易发生这类疾病。这与性因素和生育因素是有联系的，而且这部分女性由于经济原因和受教育程度的影响，受到医疗干预和主动就医的机会较少。

（4）营养因素。一项研究显示叶酸缺乏与高危型HPV感染以及患者发生子宫颈上皮内瘤变和浸润性子宫颈癌有关。另一项研究显示，血清番茄红素（φ-胡萝卜素）浓度增加，子宫颈癌前病变和子宫颈癌的比例下降。血清维生素E增加及摄入深绿色、深黄色蔬菜或水果增加，则癌前病变的患病风险下降。流行病学研究显示，每日摄入100克水果的女性比每日摄入水果量少的女性发生子宫颈癌的几率要低。另外，微量元素也可能在子宫颈癌的发生中起一定的作用。

（5）生活习惯。吸烟可能与子宫颈癌有关，但并不是子宫颈癌的一个单独危险因素。吸烟者患子宫颈癌的概率比不吸烟者增加两倍，吸烟年限、每日吸烟量及初始吸烟年龄均与子宫颈癌有关，主要是因为吸烟妇女宫颈黏液中尼古丁、烟碱的浓度远较血清为高，子宫颈局部尼古丁聚集，降低子宫颈免疫力。虽然应考虑到吸烟对机体免疫的抑制作用，但也应考虑到其生物作用，尤其是吸烟加强了感染因素包括HPV的效应。吸烟会影响子宫颈病变的进程，即使童年有二手烟暴露史也会增加年轻女性子宫颈持续病变的风险。

（6）遗传易感性。子宫颈癌可能存在家族聚集现象，中国医学科学院肿瘤研究所的几项研究中未发现家族聚集现象，因此可以推测子宫颈癌家族聚集现象可能是共同的感染机会导致的。

（7）病原体因素。多种病原体与子宫颈癌关系密切，尤其是HPV和单纯疱疹病毒Ⅱ型（HSVⅡ）。近年来的研究确立了HPV高危型与子宫颈癌发病的关系，这一成果直接导致了子宫颈癌疫苗的问世。前面提到的初次性生活时间越早，可能感染HPV的时间越早。HPV感染是子宫颈癌的致病原因，但需要指出，在HPV的100多种亚型中，只有几种特定的HPV亚型可导致子宫颈癌。HPV感染已被视作子宫颈癌发病的首要因素，许多国家已将HPV检测列入筛查计划。清除女性生殖道HPV的持续感染，阻断癌前病变的形成，防止其向子宫颈癌演进，在子宫颈癌的预防中起重要作用。

2. 症状表现

子宫颈癌症状随病期不同而异，大多数早期无症状。早期浸润癌常无症状，仅是通过防癌检查才发现。有时因破坏基底膜及浸润间质，流出渗出液、黏液而出现白带增多，特别是宫颈黏液腺癌，患者常主诉大量阴道排液，黏性，白或略呈黄色，需用月经垫，间质毛细血管遭到破坏则有血性白带，甚至不规则子宫出血或接触性出血。接触性出血是子宫颈癌最突出的症状，子宫颈癌患者约70%~80%有阴道出血现象，多表现为性交后，或行妇科检查，或用力大便时，阴道分泌物混有鲜血，阴道不规则出血。老年妇女已绝经多年，突然无任何原因又来潮了，出血量常不多，而且不伴有腹痛、腰痛等症状，极易被忽视，其实这种阴道不规则出血常是子宫颈癌的早期征兆，许多老年患者就是以此症状而来就诊，因此应当引起老年人的高度警惕，及时治疗。随着病变的进展而出现晚期症状，持续性或间歇性不规则出血，出血量多少不等，偶有较大血管受到侵蚀而发生大出血。肿瘤溃烂可产生稀薄的浆液性血性分泌物，有臭味。当子宫颈旁组织已有明显浸润时，出现疼痛，首先为腰部钝痛，病变达盆壁侵袭骨盆神经时，出现神经分布区域的疼痛，如腰骶痛、下腹痛、下肢牵引痛。由于淋巴结转移，淋巴管阻塞可发生单侧下肢肿胀。晚期癌症压迫或侵犯膀胱，可有尿频、排尿困难，甚至形成膀胱阴道瘘。输尿管受压可引起肾盂积水、肾盂炎。癌侵犯直肠可引起里急后重、便血或血性黏液便、腹泻或便秘，甚至产生直肠阴道瘘。不过，即使出现上述任何症状，并不代表一定患子宫颈癌，也可能是其他病症原因造成的，但必须立即到医院检查以便确诊。

3. 筛查方法

肿瘤专家建议，保持健康的生活方式，提倡健康的性观念，避免过早进行性生活及多个性伴侣，降低HPV感染率并定期检测及时治疗。通过严格的早期筛查方法和密切的随访，子宫颈的中晚期癌是完全可以避免的。建议初次性交后的3年应该开始子宫颈癌的筛查——每年进行1次宫颈刮片检查（TCT）和盆腔检查。30岁以后依据风险因素——经过3次或多次连续的检查，结果阴性的受检者，可以选择减少受检次数。

（七）前列腺癌

前列腺癌是欧美发达国家中男性最常见恶性肿瘤之一，多发生在50岁以上，发病率随年龄增长而升高。我国属于前列腺癌低发地区，发病率远低于欧美各国，男性人群中50~75岁是前列腺癌的高发人群。我国目前已经提前进入老龄社会，60岁以上的老人以每年3%的速度增长。随着寿命的延长、生活水平的提高、饮食结构的改变以及环境污染的加重，前列腺癌在我国的发病率也有逐年增高的趋势。但公众和医师对前列腺癌意识水平的提高以及一些先进诊疗手段如前列腺特异性抗原（PSA）、经直肠B超（TRUS）和TRUS引导的前列腺穿刺的开展应用，也使得前列腺癌的检出率呈增高趋势。因此，前列腺癌正在更大程度地影响着我国50岁以上男性的生活质量和预期寿命，随着长寿、诊断技术的提高以及环境的改变，中国的前列腺癌已较多见。

1. 发病原因

前列腺癌的病因与其他肿瘤一样也是多因素的，既有环境的原因也有遗传的因素。

（1）年龄。年龄是前列腺癌最重要的危险因素，而且和年龄的密切关系是前列腺癌与其他肿瘤不同的最重要特征。前列腺上皮内瘤（PIN）可以在20多岁的男性中被发现，在50多岁时相当普遍，但50岁前临床型前列腺癌相当少见，潜伏型前列腺癌发生率随着年龄增长而增加，其增加幅度超过其他肿瘤和年龄的关系。除此之外，前列腺癌死亡率的上升与50岁以上的年龄增加相一致，并且很大部分死于75岁以前。随着长寿人群的增加，年龄作为危险因素使得前列腺癌成为更加令人关注的疾病。

（2）种族和地理因素。临床型前列腺癌在全世界有很大的差异。报道从最高的斯堪的那国家如挪威、瑞典等（年发病率60/100000）和美国（年发病率50/100000）到最低的远东国家尤其是中国和日本（年发病率4/100000），最高和最低的发病率相差数十倍到近百倍。进一步统计分析表明不同的人种有很大的差别，最高的为非洲裔美国人，最低的为中国人和日本人。居住在夏威夷的第2代日本人其发病率与美国白人相当，但仍低于非洲裔美国人。以上数据表明，在不同种族前列腺癌的发生既有内在的遗传易感性，同时也受环境因素的影响。

（3）家族史。有文献报道前列腺癌患者的男性亲属前列腺癌的发病率增高。早发前列腺癌可能是由一种少见的高危等位基因以常染色体显性遗传的方式遗传的，约占全部前列腺癌患者的9%，而在小于55岁的患者中则占45%。有家族史或遗传倾向的前列腺癌患者，发病年龄较小。近来有学者研究了北美及瑞士的91个有前列腺癌遗传倾向的家族，证实诱发前列腺癌的基因突变定位于1号染色体的长臂上，约30%~40%有遗传倾向的前列腺癌是由于此基因突变造成的。

（4）类固醇激素。性激素属于类固醇激素，包括雄激素和雌激素。雄激素在前列腺癌发生中的确切作用机制仍未完全明了，但是雄激素可以促进细胞的生长和分化，也是潜在危险因素。每个人血液中的睾酮水平不同，但睾酮水平与前列腺癌的发生却不是直接的相关，反而是随着年龄的增长雄/雌激素比例的逐渐下降，前列腺癌的发生率逐渐增加。这种与年龄有关的雄/雌激素比例失衡与前列腺癌的发生是密切相关的。雌激素对前列腺的发育和肿瘤发生方面都有广泛的作用，流行病学调查表明前列腺癌高发的非洲裔美国男性相比美国白人男性，其血清孕酮和17β-雌二醇明显增高。另外，联合使用睾酮和孕酮7~10个月可在大鼠体内诱导产生前列腺癌。

（5）饮食和其他危险因素。很久以来饮食中的脂肪被认为在前列腺癌的发生中起重要作用。一些研究表明饮食脂肪的摄入量与前列腺癌发生的危险性直接相关，最直接的是饱和脂肪酸。其可能的致病机制是：饮食中的饱和脂肪酸可直接增加睾酮的合成，这就会增加前列腺癌发生的可能性，而低脂肪素食能够减少血液循环中最多可达30%的睾酮水平，从而减少睾酮引起的前列腺癌。另外，也有研究表明食物中的脂肪影响肠道对维生素A的吸收，减少了血液循环中β–胡萝卜素的水平，而β–胡萝卜素具有明显的防癌作用。但是最近的一些流行病学研究认为饮食中的脂肪与前列腺癌的发生几乎没有关联，因此二者的关系还需要进一步的研究。Schwartz等在1990年就发现前列腺癌发生率与纬度、日照有一定的关系，并在此基础上对维生素D缺乏是否为潜在的病因进行研究，结果发现维生素D可以上调雄激素受体的表达，同时雄激素又可以上调维生素D受体（VDR）的表达。维生素D单独或联合雄激素对前列腺癌细胞有抗增殖作用。最近的流行病学调查表明服用维生素D对于前列腺癌具有预防作用。其他与环境有关的致癌因素（如镉等放射性物质的接触）、饮酒和吸烟也被认为是诱发前列腺癌的危险因素。

2. 症状表现

早期前列腺癌症状主要为排尿梗阻症状，如排尿发动慢、尿流细及夜尿多，不并发前列腺增生者可无排尿梗阻症状。约5%患者以转移癌为主诉症状，如骨转移引起局部疼痛，肝转移可查到上腹部肿块，晚期可有左锁骨上淋巴结肿大、咳嗽、胸痛等。

3. 筛查方法

局限性前列腺癌和转移性前列腺癌生存率的比较提示：早期发现前列腺癌并给予根治性治疗是改善预后的有效途径，减少晚期患者的比例比优化晚期患者的治疗更为有效。因此国内部分发达地区如北京、上海和广州等城市引入前列腺特异性抗原（PSA）筛查，以早期发现潜伏性前列腺癌，获取的筛查资料也有助于构建国人的筛查年龄、筛查界值等重要信息。为了提高前列腺癌的早期诊断率，西方国家特别是美国目前正在推行前列腺癌的筛查。具体做法是每年对50~75岁无症状的男性进行直肠指检（DRE）、PSA筛查，高危人群如黑人和有家族史者则提前5年开始接受筛查。研究显示该项筛查使美国自1995年起前列腺癌的发病率呈下降趋势，前列腺癌相关死亡率也下降。因此建议男性从50岁开始进行前列腺癌的筛查，具体筛查方法如下。

（1）每年请专业医师进行一次DRE和PSA筛查。

（2）MRI检查对前列腺癌分期的准确率总体上较CT略强，为69%左右，它对局部淋巴结转移诊断的特异性要高于CT检查。

（3）近年来研究开发的前列腺波谱（MRS）分析改善了其对前列腺癌诊断和分期的准确性。

（4）骨扫描主要用来检查患者是否发生骨转移，通常并不推荐应用于无症状患者的检查。

（5）对于有前列腺癌家族史的受检者，建议从45岁开始上述检查。

（八）肝癌

原发性肝癌是我国常见的恶性肿瘤之一。据世界卫生组织统计，目前每年新患肝癌749000人，死亡664000人，新患者中53.5%为中国人。在我国各种恶性肿瘤的死亡顺位中，肝癌仅次于肺癌居第2位。肝癌的治疗近年取得了长足进步，但总体而言，预后仍较差，故重视肝癌的病因与预防仍甚为重要。中国的原发性肝癌发病率比欧美高5~10倍。流行病学调查表现，中国肝癌发病率以东南沿海最高，其中江苏启东为高发区。广西扶绥、广东顺德、湖南、四川等地也是肝癌高发区。本病可发生于2个月婴儿至80岁老人，高发年龄为40~49岁，男性多发。

1. 发病原因

肝癌的真实病因迄今尚未完全明了，但目前研究表明，肝癌与下述因素有关。

（1）乙型肝炎病毒感染。观察表明乙型肝炎病毒感染与肝癌发病率密切相关。如江苏启东为肝癌高发区，其自然人群中血清乙型肝炎表面抗原（HBsAg）远高于一般地区。肝炎患者HBsAg阳性者发生肝癌的比例高，而HBsAg阴性者比例较低，仅为1.39%。在乙型肝炎及肝硬化患者中肝癌发病率较一般人群高9~10倍，免疫组织化学和电镜研究中均显示肝癌周围的肝硬化组织中有HBsAg存在（70%~88%）。肝癌组织中也可发现HBsAg及乙型肝炎核心抗原（HBcAg）。分子杂交技术表明乙肝病毒DNA与人肝细胞及肝癌细胞的DNA相整合，但DNA整合对肝癌的发生意义还有待进一步研究。

（2）黄曲霉毒素。黄曲霉毒素动物实验证明黄曲霉毒素为很强的致癌物质。广西扶绥的调查表明，食物（玉米、花生等）霉变污染产生的黄曲霉毒素与肝癌的发生呈正相关。在江苏启东以含有黄曲霉毒素B_1的玉米喂饲麻鸭，可诱发肝癌。

（3）酒精。过去多认为酒精在肝癌的发病中起促进作用，曾有研究指出患肝炎后继续饮酒者发生肝癌的相对危险度增加两倍。但近年的研究发现无肝炎病毒感染的酒精性肝硬化亦有一定的癌变率，故直指酒精亦为致肝癌物质。一项针对中国人群的Meta分析结果提示：酒精致肝癌的相对危险度为1.56。如今酒精性肝硬化在我国日渐增加，西南地区某省级医院报道：酒精性肝硬化在所有各种原因造成的肝硬化中的比例，1999年为10.8%，到2003年已上升为24.0%，已占所有住院治疗肝病患者的23.1%。2006年世界卫生组织"西太平洋地区减少酒精危害计划"中，已将我国列为酒精危害的"重灾区"，遗憾的是至今我国酒精的消费量仍是有增无减，令人担忧。

（4）肥胖。早些年丹麦等国报道称肥胖亦为肝癌的独立危险因素。肥胖者发生肝癌的相对危险度为1.9，而美国报告则称其在女性为1.60，而在男性高达4.52。在肥胖与肝癌关系的研究中，发现非酒精性脂肪性肝炎为其先决条件。非酒精性脂肪性肝病被认为是代谢综合征在肝脏的表现。在非酒精性脂肪性肝炎与非酒精性脂肪性肝硬化患者中，有可能并发肝癌。有人随访129例非酒精性脂肪性肝病患者近14年，肝细胞癌发生率为2.3%，而257例属于重度的非酒精性脂肪性肝硬化患者中，肝癌5年累计发生率高达20%。非酒精性脂肪性肝病在意大利甚至是肝癌的重要病因，其中37%因非酒精性脂肪性肝病引起。

（5）糖尿病。糖尿病亦是肝癌的重要促发因素，有报道称，在376例肝癌患者中，2型糖尿病患者47例，占12.5%，而对照组只占7.98%，以此估计人群中的肝癌约8%与糖尿病有关。研究分析结果表明糖尿病者患肝癌的相对危险度为2.01。糖尿病患者免疫功能下降，容易引发感染也容易引发癌症，而且血糖浓度升高，可促成肝细胞的过度增殖。糖尿病患者胰岛素样生长因子（IGF）-1能促进肝细胞的分裂，亦与肝癌的发生有关。

（6）其他因素。亚硝胺、有机氯杀虫剂、饮水污染等均为值得重视的致癌因素。研究显示，中华分支睾吸虫刺激胆管上皮，也可产生胆管细胞癌。

2. 症状表现

本病起病隐匿，早期缺乏典型症状。有些早期病例，仅甲胎蛋白检测阳性而无症状和体征，称亚临床肝癌。大部分患者都会出现下列一些症状。

（1）肝区疼痛。呈钝痛或锐痛，间歇性或持续性，可放射至右肩或右背。若继发包膜下出血或破裂，则可有剧烈腹痛，重者伴发休克。

（2）消化道症状。食欲减退、恶心、呕吐、腹泻。这些症状往往与肝炎活动或肝硬化的症状不易区别。

（3）全身症状。乏力、消瘦、全身衰弱。有些肝癌患者伴随发热，其与肿瘤组织坏死有关。

3. 筛查方法

对于有以下高危因素者，建议每年进行一次超声检查，必要时进行肝增强CT的检查。

具有高危因素者包括：长期大量饮酒者、慢性乙肝患者、肝硬化患者、长期从事化学药剂等工作者。

（九）尿路上皮癌（膀胱癌、输尿管癌、肾盂癌）

尿路上皮癌包括膀胱癌、输尿管癌、肾盂癌。膀胱癌是大家比较熟悉的疾病，但对于输尿管癌和肾盂癌的了解可能不多，其实这3种疾病在医学上都属于泌尿系统肿瘤，这类癌症大部分起源于尿路的上皮细胞或移行细胞，因此统称为尿路上皮癌。尿路上皮癌都有着相同的病因与预后结局，在此一并向大家介绍。

肾盂、肾盏、输尿管、膀胱及近端尿道的黏膜层都是移行性上皮，简称为尿路上皮。由于这种上皮发生的肿瘤在发病、病理及分类上都基本相同，统一归类为尿路上皮肿瘤。这些肿瘤的发生是尿液内致癌物质长期作用于尿路上皮所致，所以当某一处尿路上皮出现肿瘤时，其他部位的尿路上皮都有潜在发生肿瘤的可能。肿瘤病灶常是多中心的，临床上肿瘤也常是多发性的，在同一器官或尿路其他器官同时或先后发生肿瘤。尿路上皮癌最多发生在膀胱，肾盂次之，输尿管及尿道较少。男女发病率之比为3~4：1，在工业发达国家的发病率较高，城市又高于农村。近年来发病率明显增加，尤其是膀胱肿瘤，据我国天津市统计，膀胱肿瘤占男性全身恶性肿瘤的第9位，约97%的病人年龄在40岁以上。据最近资料显示，我国肾盂移行上皮肿瘤的发病率亦有提高，占肾脏肿瘤的35%。

1. 发病原因

尿路上皮癌病因目前尚未完全阐明，可能与以下几种因素有关。

（1）化学因素。1895年，Rehn观察到苯胺染料工人中患膀胱肿瘤的较多，这种职业性肿瘤的潜伏期较长，一般需有两年以上的接触史。苯胺染料的中间物2-萘胺可使动物产生膀胱肿瘤，以后又发现4-氨基联苯、4-硝基联苯、联苯胺等也都可引起膀胱肿瘤，这一氨酚类化合物如羟基在邻位就有致癌能力。除染料工业外，橡胶、制革、纺织、印刷、塑料、电缆等工人发生膀胱癌的可能性亦较高。

（2）饮食因素。罐头或腌鱼、肉类食品中的亚硝酸盐与食品中的胺结合形成亚硝胺，后者在实验中可使大鼠引起膀胱肿瘤。实验证明仙客来苷作为人工甜味品在肠道内转变为环己胺后可致膀胱癌。

（3）药物因素。长期服用大量非那西丁可增加尿路发生肿瘤的机会，肿瘤多发生在上尿路，女性多见。用以治疗血液病的2-萘胺芥亦有引起膀胱癌的可能。环磷酰胺是否能引起尿路肿瘤尚需更多的观察。近年来也有马兜铃酸诱发泌尿系肿瘤的报道。

（4）代谢紊乱。某些膀胱肿瘤患者尿内色氨酸的代谢物排出较多。以色氨酸代谢物制成小块，种植在膀胱黏膜，可使小鼠发生膀胱癌。这些有致癌能力的代谢物，都属于邻羟基氨酚类。因此有些学者认为色氨酸代谢的紊乱以及几种邻羟基酚类中间物的积聚是引起膀胱癌的原因，并以此解释非职业性膀胱癌的发生。

（5）吸烟。每天将烟叶焦油涂在小鼠口腔黏膜，经140天后半数以上的动物生长膀胱癌。在吸烟人群中膀胱癌的发病率及死亡率较不吸烟者为高，有人报道吸烟者尿内色氨酸的代谢物也增多，烟卷燃烧时烟内有少量2-萘胺形成，但这些观察均尚待证实。

（6）病毒。研究人员曾经从尿路肿瘤分离出类似RNA病毒的可滤过物质，同时也观察到这些病人的血清有阻止病毒产生细胞病理的作用。从移行上皮肿瘤的组织培养基中所提取的无细胞液体，能使多种细胞如牛胚胎的尿路上皮细胞及成人睾丸细胞变形，变形细胞具有移行上皮肿瘤相似的抗原。但目前病毒作为尿路上皮肿瘤的一种病因尚未得到肯定。

2. 症状表现

尿路上皮肿瘤最主要及唯一的早期症状是血尿，可为镜下血尿或肉眼血尿。肾盂或输尿管肿瘤可因梗阻而引起腰部隐痛或胀痛，血块自肾盂沿输尿管排出时有绞痛。若有膀胱刺激症状，常提示膀胱肿瘤为浸润性，肿瘤较大、为数较多或有继发感染。位于膀胱出口附近的肿瘤可引起排尿不畅甚至尿潴留。腹部检查一般不能触及肿瘤，只有在晚期才能摸到肿块。

3. 筛查方法

建议中年以上有血尿病史或无明确血尿原因的患者，皆应考虑进行尿路肿瘤的筛查及系统的泌尿系检查。早晨第2次尿标本的脱落细胞学检查，对尿路上皮肿瘤而言是很重要的诊断及随访检查方法，但应避免用晨起第1次尿标本。因为尿潴留一夜后，癌细胞会有变形或破坏，故应采用新鲜尿标本。这项检查宜安排在膀胱镜或逆行肾盂造影之前，否则可使脱落细胞异常变化增多。近来采用小刷子通过输尿管插管直接采取肾盂病变上的脱落细胞，提高了肾盂肿瘤的诊断率。

若疑有膀胱肿瘤，应做膀胱镜检查。如发现肿瘤可行活体组织检查，疑有肾盂或输尿管肿瘤，则应行逆行肾盂造影或静脉尿路造影，并应使两侧输尿管全长显影，双对比膀胱或肾盂造影也是有价值的诊断方法。超声波扫描以及CT检查能发现早期体积小的病变，这种检查的优点是无损伤性，但尚不能代替膀胱镜检查。由于复发率高，尿路上皮肿瘤患者于治疗后应作定期的随访检查。

（十）淋巴癌（瘤）

淋巴癌进入广大群众视线是因为中央电视台著名主持人罗京，其于2009年因淋巴癌去世。淋巴癌是俗称，学名为淋巴瘤，是起源于淋巴结及淋巴组织的免疫系统恶性肿瘤，其发生大多与免疫应答过程中淋巴细胞增殖分化产生的某种免疫细胞恶变有关。淋巴瘤是最早发现的血液系统恶性肿瘤之一。我国淋巴瘤发病率明显低于欧美各国及日本，发病以男性偏多。目前发现发病年龄最小为3个月，最大为82岁，以20~40岁为多见，城市发病率高于农村。淋巴瘤可分为霍奇金淋巴瘤和非霍奇金淋巴瘤两大类。我国霍奇金淋巴瘤占淋巴瘤的8%~11%，与国外的25%不同。霍奇金淋巴瘤发病率无上升，但1950~1990年全世界非霍奇金淋巴瘤死亡率增加1.5倍，可能与环境恶化、寿命延长以及组织病理学进步有关。

1. 发病原因

淋巴瘤的病因现在尚不完全清楚，一般认为感染及免疫因素起重要作用，物理化学因素及遗传因素也有不可忽视的作用。

另外病毒学说颇受重视，好发于非洲儿童的Burkitt淋巴瘤常可查到抗人类疱疹病毒（EB）抗体，80%以上的患者血清中的EB病毒抗体滴定度明显升高，非Burkitt淋巴瘤患者的滴定度较低，普通人群中滴定度高者发生Burkitt淋巴瘤的机会也会增高，提示EB病毒可能是Burkitt淋巴瘤的病因。日本研究发现，日本成人淋巴瘤有明显家族集中趋势，呈地区流行性。20世纪70年代后期，人们发现一种病毒，被证明与成人T细胞白血病有关。一些特殊淋巴瘤合并丙肝病毒感染时，经过抗病毒治疗，淋巴瘤可获得完全缓解。

幽门螺杆菌抗原与胃淋巴瘤发病有密切关系，抗幽门螺杆菌治疗可改善其病情，有专家推测幽门螺杆菌可能是该淋巴瘤的病因。

此外，免疫功能低下也与淋巴瘤的发病有关。遗传或获得性免疫缺陷病如艾滋病患者伴发淋巴瘤较常人为多，器官移植后长期应用免疫抑制剂发生恶性肿瘤者，其中1/3为淋巴瘤。干燥综合征患者中淋巴瘤发病率比一般人高。

2．症状表现

淋巴瘤的临床表现多种多样，均可表现不同程度的贫血，偶有血小板减少性紫癜及轻度或中度白细胞、嗜酸粒细胞增多。以多克隆性免疫球蛋白增高多见，晚期出现低球蛋白血症，淋巴结细胞活性降低，常合并其他继发感染，神经系统、心、肾、骨髓均可受累而出现相应的症状和体征。

无痛性淋巴结肿大及局部肿块是淋巴瘤的共同临床表现。主要的局部表现包括浅表及深部淋巴结肿大，多为无痛性、表面光滑、活动，扪之质韧、饱满、均匀，早期活动，孤立或散在于颈部、腋下、腹股沟等处。晚期则互相融合，与皮肤粘连，不活动，或形成溃疡，可因压迫神经或邻近器官而引起相应的症状和体征，如咳嗽、胸闷、呼吸困难、腹泻、腹痛、腹部肿块。当淋巴瘤浸润血液时，可形成淋巴细胞白血病，可有白细胞计数、血小板增多，血沉增快，浸润皮肤时可有一系列非特异性皮肤表现，皮肤损害呈多形性、红斑、水疱、糜烂等，晚期恶性淋巴瘤患者免疫状况低下，皮肤感染常经久破溃、渗液，形成全身性散在的皮肤增厚、脱屑。

淋巴瘤是具有相当异质性的一大类肿瘤，虽然好发于淋巴结，但是由于淋巴系统的分布特点，使得淋巴瘤属于全身性疾病，几乎可以侵犯到全身任何组织和器官。因此，恶性淋巴瘤的临床表现既具有一定的共同特点，同时按照不同的病理类型、受侵部位和范围又存在着很大的差异。按照病理学改变，淋巴瘤可分为霍奇金淋巴瘤和非霍奇金淋巴瘤两大类。

非霍奇金淋巴瘤的主要特点是随着年龄的增长发病增多，男性较女性多，一般发展迅速；有远处扩散及淋巴结以外侵犯。无痛性颈部及锁骨上淋巴结肿大为首发症状较霍奇金淋巴瘤少。口咽、舌根、扁桃体和鼻咽部的黏膜和黏膜下具有丰富的淋巴组织，组成咽淋巴环是恶性淋巴瘤的好发部位，其病变常引起吞咽困难、鼻塞、鼻出血等症状。非霍奇金淋巴瘤侵犯胸部会出现胸腔积液、肺不张及上腔静脉压迫综合征，常出现有咳嗽、咳痰、气短、呼吸困难及头面水肿，继发感染可有发热等症状。当累及胃肠道时，会出现腹痛、腹泻和腹部肿块症状，可类似消化性溃疡，脂肪泻等。当腹膜后淋巴结肿大时可压迫输尿管，引起肾盂积水，如果压迫肾动脉或肾脏时还会出现高血压、肾肿大、肾功能不全，从而产生相应的症状。甚至可以侵犯脑膜及脊髓，产生神经系统症状。

霍奇金淋巴瘤的首发症状常是无痛性颈部或锁骨上淋巴结进行性肿大，其次是腋下淋巴结肿大。肿大淋巴结可以活动，也可以粘连，融合成块，触摸有软骨样感觉。大约5%~16%霍奇金淋巴瘤患者会出现带状疱疹，饮酒后引起淋巴结疼痛也是其所特有，发热、盗汗、瘙痒及消瘦等全身症状较多见，大概有30%的患者会以不明原因的持续性发热为起病症状。此类患者一般年龄稍大，男性较多。周期性发热可见于1/6的患者，可以有局部及全身皮肤瘙痒，多为年轻女性，瘙痒可以是霍奇金淋巴瘤唯一的全身症状。

淋巴癌早期症状最明显的就是颈部、腋窝或腹股沟出现淋巴结无痛性肿胀，而且莫名出现发热问题，淋巴结肿大和发热在治疗后总是反复发作。另外，淋巴癌早期症状还表现为皮肤瘙痒、夜间过量出汗、体重急剧下降。

3. 筛查方法

建议如果出现淋巴无痛性、无明显诱因的肿大，不明原因的发热问题，总是反复出现的话，一定要尽早到正规医院进行淋巴瘤的筛查工作。相对于其他的肿瘤，淋巴瘤的早期症状还是容易发现的，如果在颈部、腋窝、腹股沟的淋巴结摸到直径两厘米大的无痛性肿块，就必须进一步检查，筛查淋巴瘤问题。

有相应症状，但未触及明显肿大淋巴结的患者可以进行B超、放射性核素显像、CT及PET-CT，以排除或诊断。

活检是确诊淋巴瘤的最可靠方法，对于初步检查怀疑是淋巴瘤早期症状者，要对病变部位进行全部或部分切除进行病理检查。

（十一）白血病

白血病是国内十大高发恶性肿瘤之一，是35岁以下发病率及死亡率最高的恶性肿瘤。白血病是一类发生在造血干细胞的恶性克隆性疾病，因白血病细胞自我更新增强、增值失控、分化障碍、凋亡受阻而停止在细胞发育的不同阶段。在骨髓和其他造血功能组织中，白血病细胞大量增生积累，使正常的造血功能受抑制，并浸润其他器官和组织。

白血病按起病的缓急可分为急性白血病和慢性白血病。急性白血病细胞分化停滞在早期阶段，以原始及早幼细胞为主，疾病发展迅速，病程数月。慢性白血病细胞分化较好，以幼稚或成熟细胞为主，发展缓慢，病程数年。按病变细胞系列分类，包括髓系的粒、单、红、巨核系及淋巴系的T细胞和B细胞系。临床上常将白血病分为急性淋巴细胞白血病、急性髓细胞白血病（以往称为急性非淋巴细胞白血病）、慢性粒细胞白血病、慢性淋巴细胞白血病等，其中急性髓细胞白血病包括急性粒细胞白血病和急性单核细胞白血病等亚型。急性淋巴细胞白血病多见于10岁以下儿童，急性粒细胞白血病在各年龄组均占相当大的比例（31.54%~46%），尤其在小于20岁组；急性单核细胞白血病在小于10岁及大于40岁组略高，慢性粒细胞白血病多见于20岁以上的成人，慢性淋巴细胞白血病主要在40岁以上组。

根据一些国家关于白血病死亡率的历年变化，白血病的发病率有逐年增加的趋势，其中增加的主要是急性白血病。但近年来，发病率趋向稳定，死亡率变化不大，甚至有所下降，可能与急性淋巴细胞白血病患者的生存改善有关。国内虽然有些地区各年有波动，有的略有增加，但基本上是稳定的。

1. 发病原因

白血病病因比较复杂，包括外因、内因，并且很可能是多种因素互相作用的结果。

（1）放射因素。电离辐射能诱发白血病，原子弹爆炸后2~3年就发现急性粒细胞白血病，爆炸后5年发生率最高，而后下降，但26年后仍未恢复至对照水平。诱发白血病的类型，除慢性淋巴细胞白血病外，其他类型都有增加，其中慢性淋巴细胞白血病占相当大的比例。原子弹爆炸幸存者中，年龄小的白血病出现早，年龄大的出现晚，而其第2代未见白血病增加的现象。

（2）化学因素。一些化学物质有致白血病的作用，接触苯及其衍生物的人群白血病发生率高于一般人群。亦有亚硝胺类物质、保泰松及其衍生物、氯霉素等诱发白血病的报道。某些抗肿瘤细胞毒药物，如氮芥、环磷酰胺、甲基苄肼、VP16、VM26等都有致白血病作用，多为急性粒细胞白血病，且治疗较难奏效。

（3）病毒因素。目前有较多证据说明，特别是C型RNA肿瘤病毒（或称oncorna病毒），可能是人类白血病的病因之一。人类白血病病毒病因的主要根据是oncorna病毒可从动物白血病细胞分离，包括鱼、蛇、禽鸟、鼠、猫、牛及非人灵长类。

（4）遗传及其他因素。种族在白血病发病情况上有所差异。某些遗传性疾病（特别有染色体异常者），同卵孪生，若一子患急性白血病，另一子患急性白血病的几率则高达25%。较少见的家族性白血病，以急性白血病及慢性淋巴细胞白血病较多，其中慢性淋巴细胞白血病患者及其家属可有免疫缺陷。多种免疫缺陷病，包括肾移植后或其他疾病长期应用免疫抑制剂治疗者，较易发生淋巴瘤及白血病。急性淋巴细胞白血病患者有HLA-A9抗原者，生存时间较长。某些血液疾病，如淋巴瘤、骨髓异常增生综合征、多发性骨髓瘤等最终均可发展为白血病。

综观上述病因，电离辐射、化学物质以及病毒都被证明有致白血病作用，遗传因素和免疫、体液等内在因素在白血病的发病中也很重要。这些因素在白血病发生中的确切作用机制及相互之间的关系，是很复杂且尚未完全阐明的。根据不同病因所致白血病类型的差别来看，可能各型白血病的病因发病学有其特异性。例如，化学品、电离辐射、烷化剂、继发于其他疾病等与急性粒细胞白血病有关；而慢性粒细胞白血病则似乎与遗传、免疫异常有关。在小鼠白血病中，遗传因素、病毒、电离辐射等因素的作用可以叠加，当超过一个阈值时即发生白血病。在人类，也有可能如此。

2. 症状表现

白血病的主要症状因其分类不同，而发病时的症状不尽相同。急性白血病多见于儿童及青少年，多起病急骤，常见的首发症状包括发热、进行性贫血、显著的出血倾向或骨关节疼痛等。起病缓慢者以老年及部分青年患者居多，病情逐渐进展。此外，少数患者可以抽搐、失明、牙痛、牙龈肿胀、心包积液、双下肢截瘫等为首发症状。

（1）发热。白血病的最常见症状之一，表现为不同程度的发热和热型。发热的主要原因是感染，其中以咽峡炎、口腔炎、肛周感染最常见，肺炎、扁桃体炎、齿龈炎、肛周脓肿等也较常见；耳部发炎、肠炎、痈、肾盂肾炎等也可见到；严重者可发生败血症、脓毒血症等。发热也可以是急性白血病本身的症状，而不伴有任何感染迹象。

（2）感染。病原体以细菌多见，疾病后期，由于长期粒细胞低于正常和广谱抗生素的使用，真菌感染的可能性逐渐增加。病毒感染虽少见但凶险，须加以注意。

（3）出血。出血部位可遍及全身，以皮肤、牙龈、鼻腔出血最常见，也可有视网膜、耳内出血和颅内、消化道、呼吸道等内脏大出血。女性月经过多也较常见，可以是首发症状。

（4）贫血。早期即可出现，少数病例可在确诊前数月或数年先出现骨髓增生异常综合征（MDS），以后再发展成白血病。病人往往伴有乏力、面色苍白、心悸、气短、下肢水肿等症状。贫血可见于各类型的白血病，老年病人更多见。

（5）骨和关节疼痛。骨和骨膜的白血病浸润引起骨痛，可为肢体或背部弥漫性疼痛，亦可局限于关节痛，常导致行动困难。逾1/3患者有胸骨压痛，有助于本病诊断。

（6）肝脾和淋巴结肿大。以轻、中度肝脾肿大为多见。急性淋巴细胞白血病比急性粒细胞白血病肝脾肿大的发生率高，慢性白血病比急性白血病脾脏肿大更为常见，程度也更明显。急性淋巴细胞白血病也比急性粒细胞白血病多见淋巴结肿大，可累及浅表或深部如纵隔、肠系膜、腹膜后等淋巴结。

（7）中枢神经系统白血病。中枢神经系统白血病系急性白血病严重并发症，常见于急性淋巴细胞白血病和急性粒细胞白血病，但其他类型也可见到。浸润部位多发生在蛛网膜、硬脑膜，其次为脑实质、脉络膜或颅神经。重者有头痛、呕吐、项强、视神经乳头水肿，甚至抽搐、昏迷等颅内压增高的典型表现，可类似颅内出血，轻者仅诉轻微头痛、头晕。若颅神经（第Ⅵ、Ⅶ对颅神经为主）受累还可出现视力障碍和面瘫等症状。

（8）其他组织和器官浸润。急性淋巴细胞白血病皮肤浸润比急性粒细胞白血病少见，但睾丸浸润较多见。睾丸白血病也常出现在急性淋巴细胞白血病缓解期，表现为单侧或双侧睾丸的无痛性肿大，质地坚硬无触痛，是仅次于中枢神经系统白血病（CNSL）的白血病髓外复发根源。白血病浸润还可累及肺、胸膜、肾、消化道、心、脑、子宫、卵巢、乳房、腮腺和眼部等各种组织和器官，并表现出相应脏器的功能障碍。

慢性粒细胞白血病起病缓慢，早期常无自觉症状，多因健康检查或因其他疾病就医时才发现血象异常或脾肿大而确诊。随着病情发展，可出现乏力、低热、多汗或盗汗、体重减轻等代谢亢进的表现，由于脾肿大而感左上腹坠胀、食后饱胀等症状。检查时最为突出的是脾肿大，往往就医时已达脐平面。病情可稳定1~4年，之后进入加速期，迅速出现贫血及更多症状，然后很快进入急变期，可以急变为急性髓细胞白血病或急性淋巴细胞白血病，临床表现与急性白血病完全一样，治疗效果和预后则比原发性急性白血病更差，通常迅速死亡。

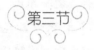

癌症风险评估与防癌指导

一、为什么要进行癌症风险评估

癌症的预防可以分3级：1级是病因预防，前面的章节已详细介绍；2级预防就是要早期发现并诊断癌症，相对比较困难；3级预防是治疗癌症，在此不作过多介绍。对正常生活的个体来说，评价癌症高危因素的暴露情况和变化趋势对实现1级预防与2级预防有重要意义。

癌症风险评估是针对个体发生癌症的风险进行科学评定，界定癌症高危人群，定期安排特异性癌症筛查手段，提高筛查效费比，对节约有限的医疗资源有着重要意义。肿瘤科医生或防癌科医生具备癌症风险评估的能力，他们可以为前来就诊的人群制定个性化筛查方案和健康改善指南。作为一个善于养生的人，更应学习癌症风险评估的相关知识，了解进行癌症风险评估的好处，掌握防癌健康知识。只有这样才能减小患癌的可能性，同时在不可避免患上癌症时，也能早期发现，早期治疗，最大限度地获得长期生存的机会。通过及时进行癌症风险评估，可以了解癌症患病风险，制定个性化防癌体检方案，提供健康改善建议，将癌症消灭在萌芽之中。我们任何一个人都可以采取某些步骤减轻自己患癌的风险。在这里要强调的是风险评估不等于疾病诊断，而是制定一些切实可行的策略，减轻患癌风险。

二、防癌从四个步骤做起

（一）了解癌症早期症状

注意您身体的任何异常变化，如果出现下述症状，请及时和专业医师联系。

（1）持续性咳嗽。提起咳嗽，大多数人首先想到的就是感冒、流感和过敏反应，但有些持续性地久咳（3~4周）很可能是一些癌症的信号，如肺癌、胸膜间皮瘤、胸腺瘤等，医生通过询问病史、进行咽喉及肺功能检查即可作出判断。如果是吸烟患者，还需要定期做CT检查以及早确诊。近年来，我国不吸烟女性的肺癌发病率明显增加，因此，如果是女性特别是年龄大于50岁，出现持续咳嗽，更应该警惕肺癌。

（2）疼痛。随着年龄的增长，人们的身体经常会发生疼痛症状，不明原因的疼痛有可能是一些癌症的早期信号。美国癌症协会指出，任何持续性的疼痛都需要让医生及时检查，医生通过询问病史和其他一些细节，确定是否需要做进一步检查以排除癌症。即使不是癌症，常规检查也可以分析出引起疼痛的原因，并进行必要的处理。普通大众要记住：长期腹痛可能是大肠癌的症状；胸部疼痛可能是肺癌引起的；骨头酸痛则可能是癌症转移的症状；胰腺癌会表现在上腹区，如脐周或右上腹出现顽固性钝痛或绞痛，可阵发也可呈持续性，通常会逐渐加重，向腰背部放射。

（3）睾丸的改变。睾丸癌易发生于20~39岁的男性。美国癌症协会提议男性睾丸部检查应该作为常规癌症相关检查的一部分，有的医生建议每月自查1次。睾丸大小的改变，包括变大或缩小都要引起注意。另外，睾丸肿胀或肿块以及坠胀感尤其不要忽视。有些睾丸癌的发展速度很快，因此，早期检查显得尤为重要。如果怀疑是睾丸癌，需要做血液和超声检查，如有必要，还需做活组织检查。

（4）淋巴结增大或变硬。如果腋窝或颈部等处淋巴结发生肿块或肿胀，需要检查相关组织以确定原因（如感染），如果没有感染就需要做活组织检查以排除癌症。胃癌、食管癌可以引起锁骨上淋巴结肿大，乳腺癌可以引起腋窝淋巴结肿大。

（5）发热。不明原因的发热可能是癌症的暗示。许多癌症都可引起发热，其发热的原因往往是由于癌症发生扩散，浸润到其他部位所致，也有可能是由于淋巴瘤或者白血病引起。

（6）消瘦（体重急剧下降）。如果在短期内不明原因的体重下降，且下降重量达到总重量的10%，就需要及时查明原因了，这有可能是癌症的一个信号。有些人对这种不用费劲就能减肥的方法感到高兴，但是肿瘤科专家提醒：如果一个月内既没增加运动量，又没减少饮食，体重却莫名其妙下降及身体消瘦，那就应该及时就医。体重急剧下降、厌食、反复腹泻和便秘是最常见的肺癌、胃癌、肾癌及结直肠癌症状，对女性而言也可能是甲亢。

（7）腹痛和抑郁。腹部疼痛同时伴随抑郁者需要进行及时的检查，因为研究发现，抑郁和胰腺癌的发生关系密切。另外，腹痛伴有黄疸、大便颜色改变（经常是灰色便）也需要注意观察，如有必要，可进行X线检查、CT扫描、核磁共振成像（MRI）和其他检查。预防癌症首先要留意身上发出的一些疾病信号，这些信号往往就是癌症的早期症状，只要早期发现，早期治疗，癌症其实并不可怕。

（8）疲劳。长期疲劳也可能是发生癌症的又一信号，与癌症时的发热症状类似，可能是癌细胞不断生长扩大而引起的现象。对于白血病、肠癌和胃癌患者来说，可能发病初期就会感到疲劳。那么癌症的疲劳和普通疲劳有什么区别呢？专家表示，普通疲劳休息一下就会消失，而癌症的疲劳不论怎么休息，都会觉得很难改善。

（9）乳房硬块。乳腺癌不是女人的专利，男女都应该积极预防。女性如果发现乳房皮肤发红、有肿块，就要分外当心。尤其是乳房出现皮疹，并且持续数周不退，必须去检查。此外，非哺乳期的女性，乳头凹陷，并且常常流出液体，也是不好的信号。有些乳腺癌早期的乳房肿块一般不疼，但会逐渐变大，应及时到肿瘤专科医院就诊。男性也可患乳腺癌，如果男性发生乳房硬块，需要及时请医生检查。美国癌症协会指出，如果男性乳房部出现类似女性的下列信号时，需要引起注意，包括：①皮肤凹陷或者褶皱；②乳头凹陷；③乳头或乳房部皮肤红肿或者鳞片状；④乳头溢液。男性如果由于以上原因看医生，需要向医生详细说明自己的病史，并进行必要的检查，以使疾病得到正确的诊断。

（10）吞咽困难。有时候吞咽困难可能是消化道癌症（如食管癌）的一个信号。如男性出现吞咽困难症状，应尽早求医，必要时进行胸部X线或内窥镜对食管和胃部进行检查，以便找出病因。医学专家表示，长期的吞咽困难，可能是喉癌、食管癌和胃癌的征兆，应该尽早接受X光胸透或胃镜检查。所谓吞咽困难，一般指进食时出现胸骨后疼痛、食管内有异物感，有人即使不进食，也会感到食管壁像有菜叶、碎片或米粒样物贴附，吞咽下食物后会感到食物下行缓慢，甚至停留在食管内。

（11）皮肤改变。对于皮肤的改变也应该引起警惕，如出现可导致皮肤癌的痣、皮肤色素沉着以及皮肤的突然异常出血等都需要立即求医，通过询问病史、身体检查以及活组织检查可以确诊病因。

（12）异常出血。如果身体的某一部位发生从未有过的出血，如咯血、便血以及尿血，需要尽快看医生。因为除了痔疮可能引起便血外，结肠癌也会导致便血。通过询问病史和症状以及结肠镜检查，可对癌症或者癌前病变进行确诊。专家提醒，40岁以上的中老年人，除女性经期之外，如出现无痛尿血或排尿困难，应警惕膀胱癌或肾癌。肠癌除了便血以外，如果肿瘤生长在靠近肛门处，还可能出现大便变细、次数增多等症状，甚至引起大便困难。

（13）口腔异常。吸烟者需要对口腔或者舌头白斑提高警惕，这些情况可能是黏膜白斑病，容易诱发口腔癌。一旦出现白斑，应立即就医，以获得明确诊断和排除癌症。对于有牙齿缺损的人也应引起注意，应及时修补牙齿，或佩戴合适的假牙，以免由慢性口腔炎症发展为口腔癌。

（14）小便异常。随着年龄增加，男性会出现尿频、尿急现象。如果症状日益严重，就需要注意。前列腺会随着年龄增加而出现良性增生，可以通过血液中前列腺特异性抗原检测来排除前列腺癌的可能。如果前列腺发生异常，而且前列腺特异性抗原水平升高，就需要进行活组织检查。

（15）消化不良。许多老年人，尤其是老年男性，当发生严重消化不良时只会考虑到"心脏疾病"，其实持续性消化不良还可能是食管、咽喉、胃部等发生癌症的信号，需要通过询问病史以及必要的检查来确诊或排除癌症。

（二）遵从专业的筛查计划

不少人在进行体检时往往由于对肿瘤知识了解不多，既没有选择合适的能够诊断肿瘤的指标，也没有对已发现肿瘤的蛛丝马迹产生足够重视，这时就需要借助专业的力量。肿瘤专科医师具备肿瘤期诊断的能力与知识，对于超过40岁以上的人群推荐每年进行肿瘤专业体检。

（三）减少引发癌症特定相关因素

结合外国专家的研究结果，我们提出与特定肿瘤相关的10个因素，作为我们改变生活方式的基础。

（1）每天摄入酒精量大于3个单位（大约相当于2瓶啤酒，或300毫升11度红酒，或2两50度白酒）：大多数的鳞癌，尤其是食管癌、口腔癌，喉癌、膀胱癌、乳腺癌。

（2）体重指数（身高厘米数除以体重千克数的平方）大于25，如果大于30则肯定相关：大多数的实体瘤，如肠癌、胰腺癌、胃癌等。

（3）任何程度地吸烟，包括二手烟等被动吸烟：肺癌、头颈癌、食管癌、膀胱癌。

（4）饮食，尤其是高脂饮食：所有的实体瘤如结直肠癌、肝癌、胃癌、胰腺癌、胆囊癌、子宫颈癌、卵巢癌、乳腺癌、前列腺癌。

（5）每天锻炼时间少于30分钟：增加所有恶性肿瘤发生风险。

（6）生殖健康（如未生育与未哺乳）与性传播疾病：乳腺癌、子宫颈癌。

（7）滥用药物如更年期激素替代或长期服用其他不安全药物：乳腺癌及泌尿系癌如肾盂癌、膀胱癌、输尿管癌。

（8）强烈的日光照射：黑色素瘤。

（9）与工作有关的因素：放射线暴露与白血病、石棉及粉尘污染与肺癌、砷接触与皮肤癌。

（10）与肿瘤相关的慢性病：乙型肝炎与肝癌、慢性胰腺炎或糖尿病与胰腺癌、结肠腺瘤或结肠炎与结肠癌、反流性食管炎与胃癌。

（四）了解自己的肿瘤家族史情况

癌症家族史是指至少有1个直系亲属和至少3个两代或两代以上的亲属患有癌症，医学称为遗传性癌症综合征。只要较近的亲属中有人被诊断为恶性肿瘤，就可能具有较高肿瘤家族风险，请和肿瘤医师联系，判断是否需要进一步检查。最常见家族性肿瘤有乳腺癌、结直肠癌、弥漫性胃癌、卵巢癌、前列腺癌与子宫颈癌。

三、防癌生活指导

世上并不存在单一的可以完全预防癌症的手段，预防性器官切除还不能被大多数人所接受，其中的花费与个体创伤都是巨大的，在生活中预防才是最有效的措施，可以从以下方面着手。

（一）改善便秘

严重的便秘本身就是一种疾病，对于女性来说，由于生理的原因，长期的便秘的确会导致身体其他部位的病变，尤其是可能增加结直肠癌和子宫颈癌的发病率。所以，当女性出现便秘超过3周，就应该引起重视，最好是去医院检查。并且积极改变自己的饮食习惯，避免便秘继续存在。便秘是现代人常见的疾病之一，一般来说便秘症状轻微的是解便量减少、解不干净，若是到了需要通过灌肠等药物介入方式解便，就是便秘的表征了。医学观点认为，一个人1周解便的次数不到3次即是便秘。虽然短暂的便秘并不代表肠道异常，但是若是便秘现象持续超过3周以上，则应该及早就医。因为大肠下段的直肠及乙状结肠都位于骨盆腔，当女性患子宫颈癌时，有1/6的患者容易因子宫颈癌影响大肠蠕动，进而导致便秘。尤其当发现个人解便习惯改变，如经常便秘变成经常腹泻，或经常腹泻转变成经常便秘时，就需去医院治疗，寻找便秘的原因。千万不要置之不理，忽略身体发出的警讯。日常摄取蔬菜或水果的纤维素和水分不足、缺少运动的生活方式或环境改变等，是常见的便秘原因，旅行、怀孕或饮食改变也会造成便秘。但一般大家容易忽略的是，便秘也可能代表身体发生了严重的问题，除前列腺癌及子宫颈癌，因大肠肿瘤造成肠道狭窄也常导致便秘，对于女性朋友来说应该引起相当的重视。因为很多人一直有便秘的毛病，这与当前的工作形式和运动量少有必然关系。预防便秘，日常要多吃新鲜蔬果，补充足够的水分和适当地运动。

（二）多吃不同种类的蔬菜水果、全谷物和豆类食物

新鲜的蔬菜、水果不仅能给人体提供营养，还有助于人体抵御大部分肿瘤的侵害。特别是胡萝卜、西红柿、十字花科蔬菜、大蒜、洋葱、土豆、柠檬、葡萄、大豆、浆果类等，都是著名的抗癌蔬菜和水果，其中含有丰富的维生素抗氧化剂、矿物质、抗癌物质。蔬菜还能补充人体所需的多种无机盐和大量纤维素，纤维能促进肠的蠕动，帮助及时排出粪便及大量有毒物质。有人调查对比了中外不同人种的体质差异，认为中国人的饮食应以植物性食物为主，每餐应有2/3是植物性食物，提倡进食全谷物和豆类食物，在家庭收入允许的情况下，每天应进食最少5份蔬菜水果。

营养学家对1份蔬菜水果的定义是这样的：1碗未经烹调的蔬菜，如生菜；半碗煮熟的蔬菜，如菜心、芥蓝、茄子、胡萝卜；两个小型水果，如李子；1个中型水果，如橙、苹果；半个大型水果，如香蕉、西柚；3/4杯（180毫升）没有添加糖的鲜果汁；葡萄、龙眼等小水果以13颗为1份；草莓以6颗为1份。《中国居民膳食指南》也指出：各种颜色的蔬菜水果都应吃点，深色的蔬菜水果更好，每天吃的量不能太少，长期坚持最重要。

（三）减少进食红肉（如牛肉、猪肉和羊肉）、避免食用加工的肉类

红肉是指牛肉、猪肉、羊肉等，而红肉加工的肉类是指香肠、汉堡牛肉饼和烟熏、盐制肉食以及罐头等。一项为期10年、涉及54.5万美国人的研究发现，每天吃4盎司（约113克）左右牛肉或猪肉的人，早亡危险率高达30%。营养学家研究发现，红肉里含有较多雌激素，会增加女性患乳腺癌的风险，红肉消化后产生的食物残渣较少，会使肠蠕动减弱，有害物质在肠道内停留时间更长，增加直肠癌的风险。健康的年轻人、活动量比较大的人可适当增加红肉的摄入；但老年人、消化能力差的人则要相应减少；心脏病、高血压等高危人群，更要少吃红肉。

从世界范围来看，红肉消耗多的国家，前列腺癌的发生率也高。红肉消耗少的国家，前列腺癌的发生率较低。国内外医学研究证实，红肉中的一些物质与致结肠癌作用有密切关系。近年来，随着我国人民饮食结构的变化，这种饮食应引起人们的高度重视。

我们提倡每星期应食用少于500克（煮熟的重量）的红肉。进食红肉时应选择最瘦的部分，并把可见的脂肪除去。尽量不吃加工肉类，如烟熏、盐腌或添加了防腐剂来保存的肉类。鱼肉、低脂肪家禽和植物性蛋白质（如豆类）都是很好的代替品，科学家研究指出，白肉确有着抗癌作用，每周吃2~4次鱼肉可使患结肠癌风险下降50%。

（四）限制食用高盐分的食物和经盐（钠）加工的食物

我国是一个高盐饮食国家，用盐量居世界之首。提到盐，人们过去只想到口味问题，却没有和疾病联系在一起。我国高血压患者超过1亿，专家研究发现食盐过多是导致高血压多发的重要原因之一。世界卫生组织

推荐，健康成年人每天盐的摄入量不宜超过 5 克，其中包括通过各种途径（酱油、咸菜、味精等调味品）摄入盐的量。要想长寿，少吃盐是饮食中最值得注意的事。

一般人认为高盐食品的危害是易患高血压，因为盐可增加血液容量，升高血压，且盐可直接破坏血管壁，加速动脉硬化。实际上盐最大的危害还在于促癌作用，研究发现盐过高可促进胃酸分泌，破坏胃黏膜，是导致胃癌的一个重要因素，所以常去饭店吃饭的人胃癌的比例也较高。

我们提倡多吃蔬菜水果来代替高盐分的加工食品，尽量选择在家烹调及以新鲜蔬菜水果做原料，食物原本的味道是最好的味道。此外，在购买包装食品时，要阅读食物标签，选择盐分较少的食品。对于以往吃盐较多的人应逐渐减量，选用香料、香草、蒜头和柠檬来代替盐，直至在烹调或进食时不再使用过多的盐。

（五）不要使用营养补充剂来预防癌症

在社会上各种营养补充剂的广告很多，有夸大疗效的嫌疑。多数的营养补充剂是以维生素、矿物质及构效关系相对明确的提取物为主要原料，通过口服补充人体必需的营养素和生物活性物质，达到提高机体健康水平和降低疾病风险的目的。营养补充剂一般以片剂或胶囊剂等浓缩形态呈现，也有厂家以某种自然原料为宣传点，宣传其抗癌防癌的作用。

营养学家研究发现，最佳的营养来源是食物和饮料，而不是营养补充剂。对于一些需要补充营养素的特殊人群，可以有针对性地服用营养补充剂，如女性在怀孕早期服用小剂量叶酸补充剂可以预防遗传性缺陷；孕妇和母乳喂养的妇女服用维生素 D 和铁剂可以增强婴儿健康；身体虚弱者或老人由于饮食减少，服用多种维生素和矿物质有助于维持身体功能的正常；对于因体质原因而不能进行户外活动的人群，营养学家推荐补充维生素 D。

除了特殊人群需要服用营养补充剂外，如果是健康人群长期高剂量服用营养补充剂会干扰体内平衡，引起代谢紊乱，甚至患上癌症。世界癌症研究基金会曾发布报告"强调通过膳食本身满足营养需要"，特别提出"不推荐使用膳食补充剂预防癌症"。一些研究还认为，补充高剂量维生素 A 会提高吸烟者肺癌的发病风险。专家提醒，关于营养补充剂的利弊尚无定论，考虑到通过补充剂预防癌症的不可预知的副作用，更提倡通过日常膳食增加营养素摄取。除特殊人群需服用营养补充剂外，健康人通过正常饮食即可达到每日或每周营养素摄入平衡，即使摄入不足，也最好通过日常膳食补充。

（六）限制进食热量密度高的食物，避免饮用含糖饮料

限制摄入高热量密度的食物，即高脂肪、高糖及低纤维素的食物，如汉堡包、巧克力、薯片、饼干、薯条、炸鸡和大部分的比萨饼等。大量进食高热量密度的食物，会令你难以控制所吸收到的热量，导致体重增加。特别是含糖饮料，提供了很高的热量，却难以让人产生饱腹感，并可能刺激人的味觉中枢，诱发食欲。应避免饮用含糖饮料如汽水、浓缩果汁等。研究证实，超重和肥胖与多种类型的癌症相关，如食管癌、结直肠癌、乳腺癌、子宫内膜癌和肾癌。饮食中水果和蔬菜含量高可能对抵抗多种癌症起到保护作用。另外，好的健康饮食习惯还能降低患心血管疾病的风险。相反，过量食用红肉和腌制肉类可能会增加患结直肠癌的风险。偶尔进食高热量密度的食物是可以的，但营养学家推荐平时多吃低热量密度的食物，如蔬菜、水果、豆类食物、糙米饭、全麦面粉和燕麦等。

（七）食不过烫

流行病学调查发现，一些地区的食管癌、贲门癌、口腔癌又可能和热饮热食有关，就是说可能有些黏膜上皮的肿瘤是"烫"出来的。中国新疆哈萨克族居住地区喜欢饮用热奶茶，一日数遍已成为生活习惯。东南沿海潮汕地区喝"工夫茶"也要趁热饮用。移居到新加坡的福建人后裔仍有喝热饮的习惯，其食管癌的发病率高于不喝热饮的广东人。太行山区的大碗热粥也是趁热才吃，这些地区都是我国著名的食管癌高发区。当然，肿瘤的发生原因复杂，绝非单一因素。流行病学调查显示，太行山区的食管癌高发区除热食外，饮食还有粗、快、硬等特点。日本奈良等食管癌高发区还有吃热茶煮米粥的习惯，并且爱吃蕨菜，这也是相关因素之一。

有人关注，人体在37摄氏度左右的情况下，口腔和食管的温度多在36.5~37.2摄氏度，最适宜的进食温度在10~50摄氏度左右，一般耐受的温度最高为50~60摄氏度，当感到很热时，温度多在70摄氏度左右。经常热食的人在温度很高的情况下也不觉得烫，但是在接触75摄氏度左右的热食热饮

时，娇嫩的口腔、食管黏膜会有轻度灼伤，灼伤的黏膜表层会及时脱落、更新，基底的细胞会迅速增生、更新、补充，久而久之，增生的细胞速度如异常加快或在不良刺激下发生变异，则会发生不良倾向，因此物理刺激和高温是世界探讨癌症病因倍受关注的项目。另外，由于黏膜在热刺激不断增生的情况下会增厚，增厚的黏膜对热刺激反应会越来越不敏感，加之食管黏膜的神经反射本来就很迟钝，这样会越来越不怕热，越不怕热会越敢吃烫的东西，越烫口腔黏膜会越增厚，如此恶性循环，人会不由自主地接受越来越严重的灼伤刺激。这种刺激带来的损伤还有可能引起经久不愈的食管炎，这种食管炎有时伴有间变细胞，有人提示这有可能是癌前病变之一。尸检中，食管癌往往和食管炎同在，而食管炎往往比食管癌早10年。

热饮热食不但与肿瘤发生有一定的联系，而且对食物的消化吸收也不利。食物太烫，在口腔存在时间偏短，细细咀嚼、刺激唾液分泌及与之混合过程都不充分，这不利于饮食的消化吸收。温热刺激往往掩盖了味觉的充分体验，往往难以细细品味各种食物的美味，大多只剩下自身习惯的、在高温中形成的单一品味，久而久之，往往对其他食品食之不香，饮食会越发单一。

因此，饮食过烫，不论从防癌或一般饮食卫生角度分析，都属于不良的生活习惯，青少年的口腔黏膜更加脆弱，应从小养成食不过烫的生活习惯。有食管贲门癌家族史者更应早日纠正这种不良的饮食习惯，并应及时到医院检查。食管黏膜神经反射不敏感，往往发生进食哽噎时才到医院检查，多已是进入晚期，失去了早期手术的机会。对于已有其他不良饮食习惯的人，如吸烟、酗酒、喜食霉变食物等，为减少致癌因素的积累，应尽早改变不良生活习惯，清淡温凉吃美味，食不过烫保平安。

（八）预防感染

据统计，传染性病原体导致的癌症死亡在发展中国家占将近22%，而在工业化国家则占6%。乙型和丙型病毒性肝炎引起肝癌；人乳头瘤病毒感染导致子宫颈癌；幽门螺杆菌会增加患胃癌的风险。在某些国家，血吸虫等寄生虫感染增加了患膀胱癌的风险，而在其他一些国家，肝吸虫则增加了患胆管癌的风险。

预防措施包括疫苗接种及传染和感染的预防。接种疫苗，可以做到有备无患。部分癌症与某些病毒的关联已经得到证实，针对这些癌症，注射疫苗是有效的预防措施。除已经感染乙肝病毒的人外，每个人都有必要接种乙肝疫苗，特别是可能接触受感染血液或体液的医疗工作者等。此外，26岁及以下、以前没有注射过人乳头瘤病毒疫苗的青年男女，都可以注射该疫苗，有助于预防子宫颈癌和其他生殖器癌症，以及头颈部鳞状细胞癌的发生。

在日常生活时能够想到感染的预防，可以降低癌症的风险。杜绝可能导致癌症的感染，尽量避免输血和使用血液制品，包括注射、输血时千万不能重复使用一次性针头，最大程度降低感染乙肝、丙肝等的风险；使用血液制品时务必要谨慎；保证安全的性生活，限制性伴侣数量，性生活时带上安全套；洁身自好，远离毒品；聚会时尽可能实行"分餐制"。

第三章
防癌饮食

　　俗话说，民以食为天。在食物缺乏年代，大家关心的是如何填饱肚子，在满足基本温饱后，大家关心的是食品卫生，在食品供应极其丰富的时代，营养过剩则成为需要关注的问题。营养过剩可引起多种疾病，其中对人类影响最大的是癌症。在癌症发病率不断升高的年代，人们最关心的是吃什么可以防癌。目前的科学研究还难以给出特别满意的答复，饮食中的营养素是机体能量的来源，也是癌症发生的相关因素，会养生的人要了解不同的营养素与癌症的关系，做到合理营养、各取所需。植物化学家发现食材中有超过10万种化合物，其中不少化合物对人体有防癌作用。普通人不可能了解那么多的化学知识，只要能科学选用食物，也可以起到防癌抗癌的作用。中国有名俗语"水能载舟，亦能覆舟"，可以用来描述饮食与癌症的关系，不恰当的饮食可以致癌，良好的饮食因素则可以防癌。随着生活水平的提高，饮食防癌越来越受到重视。

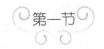

第一节

营养与癌症

防癌有『道』

　　国内外流行病学调查研究发现，在所有的癌症病人中有35%~50%是由于饮食的构成、饮食的不卫生习惯和不科学的烹调加工所引起的，因此合理的膳食可能使人类癌症减少1/3。在1991年4月召开的第一届国际营养与肿瘤学术会议上，著名英国肿瘤流行病专家R.Doll发言："合理膳食可减少90%胃癌和结肠癌、20%子宫内膜癌、胆囊癌、胰腺癌、子宫颈癌、口腔癌、咽癌和食管癌的死亡率，并可降低10%的癌症总死亡率。"我国有句成语"病从口入"，此话对许多疾病来说是正确的，包括某些癌症的发生。人类为了生长发育，维持健康与预防疾病，必须从饮食中获取各种营养素，包括碳水化合物、蛋白质、脂肪、维生素和矿物质5大类。此外，膳食中的纤维素与预防疾病关系密切，也是饮食中的要素。

　　我们日常生活中主要从粮食和蔬菜获取碳水化合物；从豆类、蛋类、瘦肉、禽类、鱼类、奶类获取蛋白质；从肉类尤其是肥肉和荤油、禽类、奶油、黄油，及各种植物油如花生油、豆油、菜籽油、椰子油、芝麻油中获取脂肪，此外如花生、核桃、瓜子、杏仁、栗子等也富含脂肪；从各种食物中获取不同的维生素与矿物质；从粗粮、蔬菜和水果中获取纤维素。每克脂肪经代谢能提供9千卡的热量，每克蛋白质或碳水化合物能提供4千卡热量。一般成年人按劳动轻重不同，每天需要2000~3500千卡热量。国内外营养学家认为居民膳食提供的热量中，按以下比例分配较合理：碳水化合物占60%~65%，脂肪占20%~30%，蛋白质占10%~15%。了解不同的营养素与癌症的关系，做到合理营养，是防止"病从口入"的关键因素之一。

一、蛋白质与癌症

　　蛋白质与癌症的关系表现为多方面，已有资料提示：膳食中蛋白质含量过高或过低均可促进癌症发生，但对不同组织肿瘤的发生有不同影响。流行病学调查结果表明：膳食蛋白质过低可增加食管癌、胃癌及肝癌的危险性。病例对照研究发现，上述癌症患者发病前蛋白质摄入量较对照组为低，而动物蛋白及总蛋白摄入量与乳腺癌、结直肠癌、胰腺癌及子宫内膜癌呈正相关。另一方面，有关资料证实，饮食蛋白质含量下降时，可促进人和动物发生癌症，在提高蛋白质的量或补充氨基酸后，则可抑制癌症生长。用甲基亚硝胺诱发大鼠食管癌时，高蛋白饮食可使潜伏期延长，发病率降低。摄入蛋白质达到最低需要量时，可阻止癌症生长，而达到正常需要量的2~3倍时，则又出现加强致癌作用的现象，但在更高时，又会表现出抑癌的作用。因此，蛋白质与癌症的发生关系如何，目前还很难得出确切结论。有学者认为，可能与蛋白质的数量与质量有关，如红色肉类使男性结肠癌发病危险增高，而白色肉类可能与男性结肠癌发病呈负相关。经常食用豆制品者胃癌相对危险度显著降低，服用豆浆者则更低。

考虑蛋白质对癌症的影响，往往很难将其与脂肪分开，因多数高蛋白饮食中也同时有相当数量的脂肪。由于脂肪与各类癌症发生有明显的关系，故很难确定蛋白质含量本身与癌症的发生是否有某种联系，而与脂肪无关。在诸多因素中，总蛋白质和动物蛋白质与总脂肪的相关系数分别为0.70和0.93，这说明蛋白质与脂肪的关系密切，即高蛋白饮食同时也会含有相当量的脂肪。已有资料表明，蛋白质对癌症发生有一定的影响，但可能比脂肪的作用要小。

例如：一个60千克的成年人，每天需要70克优质蛋白。若从食物营养成分来推算，每天吃面或大米500克可提供50克蛋白质，吃1~2个鸡蛋可提供6~12克蛋白质，再加上蔬菜提供少量蛋白质，则基本上可满足蛋白质的需要。妊娠和哺乳者、婴儿需要量多些，老年人及轻劳动者，则应适当减少蛋白质的摄入。谷类食物中含蛋白质约10%，豆类含20%~40%，牛奶、蛋类、鱼类蛋白的质量最好。人们吃肉类食物时，往往摄入过多的脂肪，因此，在考虑蛋白质时，不妨增加一些豆类蛋白。为了防癌，我们要避免高脂肪、高蛋白、高热量的饮食，蛋白质摄入量不宜过多，以每天摄入70~80克为宜。

二、脂肪与癌症

脂肪也是人类的必需营养素，但欧美国家的膳食结构，脂肪的成分太多，脂肪摄入约占总热量的40％~45％，而他们国家的居民大肠癌、乳腺癌、前列腺癌等发病率极高，比低脂肪膳食的国家高5~10倍。我国在解放初期，居民膳食结构中，脂肪约占总热量的10%~15%，当时居民中的大肠癌、乳腺癌、前列腺癌、卵巢癌等发病很少。近30年来，我国人民生活水平明显提高，肉类、禽类等消费增长很快。据调查，一些大城市居民的膳食结构中，脂肪已超过总热量的30%，因而近10年来，大城市居民中的大肠癌、乳腺癌、前列腺癌、子宫内膜癌、卵巢癌等发病率上升很快。从全国来说，大肠癌的发病仅次于胃癌、肝癌、肺癌和食管癌，居第5位，而乳腺癌的发病在城市女性恶性肿瘤的发病中已名列前茅。

1949年，有人将雌激素喂养大鼠，结果使75％的大鼠得了乳腺肿瘤。如果在饲料中增加大量脂肪（棉籽油），则相同剂量的雌激素可使92%~100%的大鼠得乳腺肿瘤。后来经实验发现，即使不给致癌物，脂肪含量高的食物也可以使小鼠发生自发性乳腺癌。另一个实验，1977年，美国波士顿大学对3组大白鼠都给以相同剂量的致癌物OMH，一组饲料中给大量植物油，另一组给大量动物性脂肪，第3组给以低脂肪饮食。喂养一定时间后，摄取大量植物油的大白鼠100%得了肠癌，摄取大量动物脂肪的大白鼠85%发生肠癌，而低脂肪饮食的大白鼠发生肠癌的只有50%。

流行病学调查和动物实验结果表明，脂肪的摄入量与结直肠癌、乳腺癌及前列腺癌的发生呈高度相关。欧美国家结肠癌、乳腺癌及前列腺癌的发病率和死亡率均显著高于亚非国家，与上述两地区居民的膳食结构差异有关。据1975年统计资料显示，丹麦、加拿大、美国、瑞士及新西兰等国家的人均摄入量在140克/天以上，而日本、泰国等则低于70克/天。美国居民脂肪供能占总热能的40%以上，而东方国家一般占20%左右。跨越40个国家的国际研究，证明了饮食中脂肪含量低的地区，乳腺癌、大肠癌、前列腺癌、卵巢癌等是很少见的。研究还发现，一旦中止了低脂肪饮食，而转向高脂肪饮食，这些癌症的发生率便上升了。1975年卡罗尔等研究发现，直肠癌、卵巢癌、白血病等的发病与饮食中的脂肪有明显关系。1980年雷弟等人研究表明，不论男女，结肠癌的发生均与饮食中脂肪摄入有关，吃进脂肪越多发病率越高。后来的研究表明，北美洲较高的前列腺癌死亡率与饮食中脂肪的摄入量有关。在传统上日本人吃脂肪极少，她们原来的乳腺癌发病率很低；

当迁移到美国以后这些癌症的发病率便逐渐升高，出生在美国的美籍日本人乳腺癌的发病率便和当地美国人一样偏高了，说明了环境饮食因素的重大作用。

吃了过多的脂肪何以会促进某些癌的发生？以乳腺癌为例，乳腺癌的病因比较复杂，原因之一是乳腺癌的发生与女性内分泌的不平衡有关。乳腺的生长发育和分泌乳汁的功能受雌激素、孕激素等影响，尤其以雌激素中的雌酮及雌二醇与乳腺癌的发病有直接关系。人吃了过多脂肪能促进体内形成较多的雌激素，加强雌激素对乳腺的刺激，刺激乳腺增生或癌变，增加乳腺癌的危险性。再以大肠癌为例，人体为了消化过多的脂肪，不得不产生和分泌更多的胆汁酸以助消化，这影响了肠道内细菌群落的组成，导致肠腔内厌氧细菌数量的增加，而且胆汁酸的代谢产物能促进大肠癌的发生，所以摄入过多的脂肪可能促进某些癌症的发生。因此，我们应注意摄入的脂肪不要超过总热量的25% ~30%。

三、碳水化合物与癌症

碳水化合物与癌症的关系向来不太会引起人们的重视，食物中的碳水化合物，主要有单糖、淀粉和食物纤维。流行病学调查结果表明，在经济状况较差的地区，居民饮食主要是含淀粉类食品，而该地区的胃癌发生率很高。这种现象的可信度曾被人们怀疑过，但把年龄、民族、居住及移居等因素标准化后，仍能证明胃癌病人吃的淀粉类食物较多，故有人推测淀粉的消耗量与胃癌的关系是食物对胃的生理作用所致。胃分泌的酸性产物对致癌剂有较强的拮抗作用。动物实验表明，碳水化合物刺激胃酸分泌的作用比蛋白质要小得多。所以，长期以淀粉类食物为主会影响胃酸的分泌机制，使胃黏膜对外源性致癌物更敏感。而单糖与癌症的发生存在密切关系，进食大量的食用含糖制品就会使热能超负荷，便可导致肥胖，而乳腺癌等疾病已证实与肥胖相关。有实验证明，在用明确致癌物诱发大鼠乳腺癌后，喂以含有精制糖或合成淀粉的饲料，摄入精制糖的大鼠发生乳腺癌比摄入淀粉的大鼠高得多。实际上，这也与糖类的过分摄入，产生过多的热能有关。因此，营养学家们呼吁，要把食用单糖的量减少到总热能的10%以下，提倡多食用水果和蔬菜，做到高纤维、低糖和低脂肪饮食，是免除与肥胖相关的某些疾病的一个方法。

　　碳水化合物中的食物纤维，则有利于预防癌症。食物纤维属于复合碳水化合物，包括纤维素、木质素、半纤维素、树脂和果胶等，是在人肠道内不能被消化酶作用的多糖类。食物纤维主要来自各种蔬菜、水果及各类食物，此外，也有人工合成的纤维素。纤维素在大豆外壳、大豆、豌豆、胡萝卜中含量丰富。半纤维素主要存在于各种谷类的外皮之中，如玉米皮、大麦壳、谷糠等。木质素、果胶、角质、树胶等广泛地存在于各种水果和蔬菜之中。纤维素实际是葡萄糖聚合的大分子物质，可以减少结肠腔内的压力，影响微量营养素的吸收，减少食物通过肠腔的时间。半纤维素使粪便膨胀，增加粪便体积，并与胆汁酸结合，降低结肠腔内的压力，减少肠道内的排空时间。果胶、角质可减少胃排空。树脂和糖胶，可以与胆汁酸结合，影响微量营养素的代谢。木质素可抗氧化，与微量元素结合，影响类固醇的代谢。研究指出，许多癌症和慢性疾病与食物纤维摄入量低甚至缺乏有关，如肠痉挛、结肠肿瘤、便秘、憩室，以及肠外某些疾病，如高脂血症、冠心病、胆石症、肥胖、糖尿病、下肢静脉曲张等。

　　目前，研究较多的是食物纤维与肠癌的关系。流行病学调查结果支持食物纤维对减少肠癌的发生有保护作用。在对美国黑人进行的病例对照研究发现，肠癌病例摄入的食物纤维比经过多方面临床检查认为是健康的人要少得多，并且有剂量效应关系。在美国的明尼苏达和挪威均观察到食物纤维的消耗量在肠癌病人中比对照组要低。在印度的南、北部人群中，肠癌发病差距很大，北方人群饮食中含有较多的粗粮、纤维素和蔬菜纤维，当地癌症发生就很少，而南方人饮食中食物纤维很低，故癌症的发病也较高。对丹麦的肠癌高危组与芬兰的低危组进行成人的饮食结构比较，研究结果与前述相似，丹麦人摄入的纤维和粪便中的纤维量均比芬兰人少。其他国家所进行的研究也支持食物纤维有抗癌的保护作用。有资料报道，当食物纤维为15%~28%时，肠癌发病不增多；但降到5%时，肠癌发病显著增加。食物纤维预防肠癌的机制，可能在于它能稀释大肠中存在的致癌性物质。纤维能促进其排出，减少其在肠道内停留的时间，缩短致癌物和肠组织接触的过程。纤维可影响致癌物或前致癌物在肠道内形成胆汁酸，或影响肠道内菌群组成及致癌物的代谢活化，改变这类化学致突变剂或致癌物的活性。

我们从事体力劳动和脑力劳动时，需要消耗大量的热能，其能量来源主要依赖碳水化合物，而身体所需碳水化合物主要由淀粉食物提供，如谷类、薯类、豆类等。中国营养学会制作的"中国居民平衡膳食宝塔"提倡食物多样化，但将以淀粉为主的谷物类食物作为宝塔的最底层，建议成年人每人每天的消费底线是300克，如饮食中的碳水化合物不足会造成代谢紊乱。2003年3月31日的健康报介绍，美国马里兰大学与美国国家癌症研究所的研究人员发现，六磷酸肌醇（IP6）具有预防和治疗多种疾病的功效。IP6存在于天然的全谷食物中，如大米、燕麦、玉米、小麦、青豆等。它的化学结构与葡萄糖相似，有的学者将其归于糖类。IP6能抑制癌细胞生长、缩小肿瘤体积、保护细胞免受自由基的伤害，它还能降低血脂、保护心肌细胞、防治动脉硬化、减少心脏病猝死。IP6防癌功效很显著，许多研究说明，其对抑制肝癌、皮肤癌、前列腺癌、肺癌、乳腺癌、大肠癌等有一定效果。

四、维生素与癌症

维生素是维持机体生理功能所必需的营养素。一般情况下，人类从食物中获得各种维生素，只要很小量便可满足日常生理的需要。维生素的缺乏或不足，常可导致生理功能的紊乱，易于引起肿瘤。近年来，随着对癌症防治研究的深入，人们越来越注意到，某些维生素与癌症的发生和发展有着密切的关系。有关维生素预防癌症的研究，已成为肿瘤化学预防中的一个重要内容，以下按照维生素的分类进行简单介绍。

（一）维生素A

维生素A在体内为视黄醇，经氧化变为视黄醛，再经氧化后变成维生素甲酸。视黄醛与正常暗适应视觉有关，维生素甲酸与动物上皮正常生长有关。关于维生素A与癌症的关系研究较多，1925年人们开始注意到维生素A与肿瘤的关系，发现饲料中维生素A不足可导致大鼠消化道、呼吸道及泌尿道上皮发生间变，而补充维生素A后可使间变上皮恢复正常；1941年有人报道了消化道癌症病人血清中的维生素A含量较低；1955年其他学者又证明给予维生素甲醋酸酯，可使3–甲基胆蒽诱发的小鼠前列腺癌癌前病变趋向正常；1967年另一学者报道维生素甲棕榈酸酯能抑制苯并芘诱发大鼠的肺癌，此后大量的流行病学、动物实验及实验室研究均表明维生素A与肿瘤有着密切的关系。维生素A对维持正常视觉、上皮的完整性、生长发育等均有重要作用，其可以β-胡萝卜素转化而来。β-胡萝卜素主要存在于黄绿色蔬菜食物中，近年来认为β-胡萝卜素的防癌作用，不但使其在人体内可以转化成维生素A，而且它本身是一种能清除自由基的抗氧化剂，且为脂溶性，能被胃肠道快速吸收并容易进入组织和细胞，是一种细胞内的抗氧化剂，较大剂量服用也不会发生中毒。流行病学病例对照研究及前瞻性研究表明，血浆或血清中维生素A的含量低，可使肺癌、支气管癌、食管癌、胃癌、乳腺癌、子宫颈癌的相对危险度增加。β-胡萝卜素在血浆或血清中的水平低，亦可使肺癌、喉癌、支气管癌、食管癌、胃癌、肠癌、乳腺癌及子宫颈癌的相对危险度增加。实验研究表明，维生素A和β-胡萝卜素对甲基硝基亚硝基胍（MNNG）诱变性的抑制作用，有剂量效应的关系，对胃癌、人肺腺癌细胞株、乳腺癌细胞的抑制作用，也都存在剂量效应的关系。肝癌组织中也呈维生素A缺乏状态，视黄酸对人肝癌细胞株SMMC-7721的增殖有抑制作用，并可见到对DNA的合成有抑制作用，还可有诱导分化人早幼粒细胞白血病的作用。维生素A类化合物的预防作用机制，可能与基因表达的调控作用、提高机体的免疫功能、保护细胞膜和线粒体膜的作用等有关。

维生素A类化合物是一大类天然的或合成的具有维生素A结构或活性的化合物，已用于防治多种人体肿瘤。由于这类化合物主要在皮肤中蓄积，对鳞状细胞增殖的良性病变及癌前病变有效，无论局部应用或口服给药，维生素A类化合物皆对光化性角化病及角质棘皮瘤有很好效果。维生素A类化合物对预防及减少着色性干皮症、痣状基底细胞综合征及疣状表皮发育障碍病人的继发性皮肤癌有效。发育不良性痣综合征与恶性黑色素瘤的高发有关，外用全反式维生素甲酸效果良好，但对黑色素瘤只有轻度疗效。对皮肤T细胞淋巴瘤（蕈样霉菌病）的治疗非常敏感，对人早幼粒细胞白血病也有突出疗效。维生素A类化合物对上呼吸道及上消化道肿瘤也有一定的预防作用，如治疗口腔白斑效果良好，治疗喉乳头状瘤、消化道癌前病变等有效。对于子宫颈的癌前病变、膀胱的癌前病变等，均获得较好的疗效。

传统上维生素A只被看成是重要的营养素，与视觉有密切关系。近年来的研究表明维生素A及其衍生物还与上皮细胞结构与功能的维持、分化诱导、黏液分泌等有密切关系。维生素A缺乏时不只出现夜盲，各种上皮的基底细胞分化降低、增殖加强，DNA合成也增加。给予维生素A或其衍生物可逆转呼吸道、乳腺、膀胱上皮及皮肤的上述变化，并防止癌症的发生。此外，维生素A及其衍生物还有多种生化功能，如干扰素产生的转录调控，在含甘露糖及半乳糖的糖蛋白及糖脂质的合成、黏多糖及胆固醇的合成、药物的羟化及去甲基化等过程中都有重要作用，其治疗人早幼粒细胞白血病的突出疗效被认为是白血病分化治疗的重大突破。随着研究的深入，维生素A的作用机制被进一步阐明，将最大限度地合理用于恶性肿瘤的预防及治疗。

维生素A对于上皮细胞的分化、成熟和维持其结构完整性具有重要作用，所以维生素A有利于预防所有起源于上皮组织的癌症。儿童和婴儿每天需要3000国际单位，成人每天需要10000国际单位。维生素A主要存在于动物性食品中，如羊肝、牛肝、鸡肝、蛋黄及牛奶中。蔬菜和水果中含有数量不等的胡萝卜素和类胡萝卜素，在深绿色和黄色的蔬菜、水果中含量较多，其在人体内可转化成维生素A。

（二）维生素C

维生素C即抗坏血酸，新鲜的黄绿蔬菜和水果中含有丰富的维生素C，大量的流行病学研究、动物实验研究和实验室基础研究均证明，维生素C具有良好的防癌和抗癌效果。流行病学研究结果提示，饮食中的维生素C摄入量与多种癌症的死亡率呈负相关。我国学者报道，水果的消耗量和血浆维生素C的水平与食管癌的死亡率呈负相关。国外的研究也提示，萎缩性胃炎病人胃液中的维生素C较正常人为低，pH高，幽门螺杆菌感染率高；萎缩性胃炎伴有肠腺化生者较无肠腺化生者维生素C更低，pH更高。蔬菜水果摄入量高、维生素C摄入量高，结直肠癌的危险度降低。前瞻性观察研究发现，维生素C的补充与膀胱癌的危险性呈负相关。蔬菜和水果的摄入，或水果的单独摄入，膳食中维生素C的摄入量增加能降低妇女总癌和结肠癌的危险度。胰腺癌的发生也与维生素C的摄入量呈负相关。人们发现在日本胃癌高发区，维生素C能有效地防止腌制咸鱼在体内形成亚硝胺。冰岛居民胃癌发生率高，除与居民喜食烟熏食品外，也与维生素C的摄入量过低有关。

动物实验表明，维生素C可以抑制动物的诱癌率。如抑制二乙基亚硝胺（NDEA）诱发Wistar大鼠肝癌；抑制二甲基肼（DMH）诱发的大鼠结肠癌；抑制苯并芘诱发的大鼠肉瘤；抑制3-羟基-2-氨基苯甲酸（3-HOA）诱发的膀胱癌等。用含亚硝胺或酰胺的饲料喂养，饮水中加入亚硝酸盐，结果可使小鼠发生肝癌或肺癌，在饲料或饮水中加入维生素C后，则可明显地降低癌症的发生率。实验研究证明，维生素C能阻断亚硝胺的合成，能抑制致癌剂的致突变作用，对SGC－7901胃癌细胞株增殖有抑制作用，还能阻止正常胚胎细胞接触3-甲基胆蒽引起的突变性。

维生素C的防癌和抗癌作用已经得到了多方面的证实。一般认为，这与它的抗氧化作用有关，可以防止致癌性亚硝胺的形成，保护细胞免受致癌物的侵害。维生素C在水果和蔬菜完好的细胞内是相当稳定的，但当水果、蔬菜组织经剥皮、碾压或其他方式损害时，细胞保护环境遭到破坏，便会影响维生素C氧化的速率和程度。一般来说，以酸碱度影响最大，在pH9.6时达到最快破坏速率，在酸性环境里则较为稳定。因此，保存水果、蔬菜时，宜控制环境中的氧量，有利于保护维生素C，减少其破坏。

维生素C还具有间接抗病毒作用，能抑制多种病毒的活性，包括引起癌症的病毒。维生素C是一种还原剂，起抗氧化作用，与维生素E协同抗癌。它能提高机体免疫力，大量维生素C可以帮助人体产生更多干扰素。维生素C广泛存在于蔬菜、水果中，成人男性每日需要摄入75毫克，女性70毫克，孕妇100毫克，乳母150毫克。

（三）维生素E

维生素E是天然的脂溶性抗氧化剂，具有广泛的生物活性，其定位于细胞内，尤其在细胞膜上，使细胞膜能应对羟自由基的侵袭。它亦是细胞内抗氧自由基的物质，维生素E与微量元素硒有协同作用，相互配合清除氧自由基的效果更好，硒能加强维生素E的防癌作用。

流行病学研究表明，血清低水平维生素E的妇女其乳腺癌的危险性明显增高，结直肠癌患者血清中维生素E水平显著低于对照组，子宫颈癌和不典型增生的病人血浆中维生素E的水平也是明显较低。动物实验研究证明，对甲基苄基亚硝胺（NMBZA）诱发食管癌的小鼠补充饲以维生素E，可提高肝内维生素E和维生素A的浓度；降低血清中谷丙转氨酶及谷草转氨酶的活性；降低脂质过氧化物；降低食管癌的发病率。维生素E与硒合用对二甲基苯并蒽（DMBA）诱发的SD大鼠乳腺癌有抑制作用，因其可抑制脂质过氧化作用而达到预防乳腺癌发生的效应。

实验研究表明，维生素E能抑制甲基硝基亚硝基胍（MNNG）对鼠伤寒沙门氏菌TA100的致突变作用。维生素E对肿瘤细胞也有直接抑制作用，还有诱导分化的作用。维生素E能增强机体的免疫功能，使雏鸡的被动免疫增强，小鼠脾重增加，T辅助细胞活性明显增强，提高对绵羊红细胞的免疫反应，对老年人能明显提高Ea花环形成率、淋巴细胞转化率及淋巴细胞总数。说明维生素E具有调节免疫功能的作用，但对IgA、IgG、IgM无明显变化，对NK细胞介导的细胞反应亦无明显作用。维生素E也能阻断胃肠道中亚硝胺的产生，有抗氧化的作用，能提高机体免疫力，有防癌抗癌的能力。总之，维生素E的防癌作用为：清除自由基致癌因子，保护正常细胞；抑制癌细胞的增殖；诱导癌细胞向正常细胞分化；提高机体的免疫功能。

维生素E主要存在于植物油中，其次是蛋类及谷物中。成人每天补充300国际单位可满足需求。

（四）其他维生素

实验表明：维生素B缺乏对致癌物诱发大鼠食管癌、肝癌等有促进作用；维生素D及其代谢物与结直肠癌、乳腺癌及前列腺癌的发生发展有关；维生素K（尤其是维生素K_3）对某些肿瘤细胞株如乳腺癌、卵巢癌、结肠癌、胃癌、肾癌和肺鳞状细胞癌等有不同程度的抑制作用。

综上所述，维生素对肿瘤的影响是多方面的，并且维生素作为营养素是人体所必需的。因此，了解某种维生素在防癌治癌中所起的作用，在日常生活中注意养成良好的饮食习惯，多进食新鲜的蔬菜和水果，可避免或减少癌症的发生。

五、微量元素与癌症

世界卫生组织推荐的14种人体必需微量元素，包括锌、铜、铁、锰、钴、钼、碘、硒、铬、镍、锡、硅、氟、钒，因其每天供给量以毫克或微克计算，只占人体总重量0.1%以下，故称微量元素。微量元素含量虽少，但生理功能非常重要，不可或缺。有关微量元素与癌症发生的关系，研究最多的当数硒，其他的如锌、铜等微量元素也有不少研究报道，以下具体介绍这些微量元素与癌症的关系。

（一）硒与癌

关于硒与癌的成因或控制的研究已有近百年历史，早在20世纪初，在英国及美国，已发现硒对人体肿瘤的生长具有抑制作用并被用于肿瘤化疗。关于硒与癌关系的可能性问题，许多流行病学研究结果趋向支持人体硒状态（以血硒浓度为指标）至少与人的某些癌症危险性有关的假说。病因学调查研究表明，人群硒状态与癌死亡率呈负相关。美国中硒地区及高硒地区的男女居民，其淋巴肉瘤、胃肠道癌、腹膜癌、肺癌和乳腺癌的死亡率均较低。在27个以上的发达国家调查的结果也提示，其总癌死亡率以及白血病、结肠癌、直肠癌、乳腺癌、卵巢癌和肺癌的年龄校正死亡率与这些国家每人硒摄入量的粗估计值呈负相关，根据血库血样本硒平均值以估计全血硒浓度，发现美国的乳腺癌、结直肠癌和肺癌的年龄校正死亡率与全血硒浓度呈负相关。我国学者对国内8个省24个地区进行了研究，发现癌症年龄校正死亡率与全血硒浓度呈显著的负相关。在我国肝癌高发区江苏省启东市，发现肝癌发病率的地理分布与居民血硒水平和地区谷物硒含量均呈负相关。在我国65个县进行了多种营养素与癌症死亡率的相关性研究，结果也表明，在人口流动小、膳食组成简单和食品供应地区性强的广大农村，血硒水平与食管癌和胃癌的死亡率呈显著负相关。在病例对照研究方面，已有大量研究验证硒状态与人癌症危险性之间的关系，其结果似乎也支持低硒状态可能增加癌症危险性。动物实验结果的结论与人流行病学研究的推断是一致的，已发现硒化合物能抑制和/或阻止许多实验动物模型中的致癌作用，低硒状态能增加癌症危险性。硒抗癌作用的机制目前尚不清楚，据推测可能与癌变相关过程有一定的作用。

实验表明，硒具有抗突变、抗氧化、促进致癌物在体内灭活、抗细胞增殖等作用。但是，迄今尚不清楚各类癌症病人血硒状态有所降低是癌症的结果，还是可能与其病因有关。就许多癌症病人，特别是那些晚期阶段、极其衰弱的病人来说，其所吃的食品可能不同于健康对照组，从而影响他们的硒状态指标。因此，从预防的观点出发，对有明显硒缺乏的人至少提高其血硒（还有视黄醇和维生素B）的浓度到某一程度，可以降低居民总癌的发生率，这一推导显然是合理的。

硒在体内代谢产生的一种甲基化产物，具有明确的抗癌作用。硒能消除食物或环境中污染的汞、镉、砷引起的毒性，使之排出体外，阻断有毒金属的致癌过程。膳食硒供应量为每日50~250微克，预防量为每日50~200微克，硒主要存在于动物内脏、海产品、肉类、蛋类、麦片、麦芽、大麦、荞麦、大米、大豆、蘑菇、大蒜、芦笋、奶和奶制品等食品中。

（二）钙与癌

研究表明，钙和维生素D可降低结直肠癌的危险性。流行病学调查发现，在远离赤道阳光少的地区，结直肠癌的发病率最高。从美国大部分大城市居民和大部分非大城市居民的分析可见：阳光与结肠癌的年龄校正死亡率呈负相关。日本的地理位置阳光强度虽也与世界其他结直肠癌高发区的相似，但其发病率却很低，因此有人提出这与日本人经常食用大量的海鱼有关。浮游于海面的鱼接受相当量的阳光，使鱼肉内形成维生素D，食鱼者即由此吸收了维生素D。前瞻性的研究结果也证明，钙在抗结直肠癌过程中的作用，膳食钙摄入量与降低结直肠癌危险性呈剂量–反应梯度关系。在对结直肠癌高危人群的干扰性实验研究中发现，每天增加1250毫克的钙约2.5个月后，用结肠黏膜活检和氚标记胸苷培养检测，可看到实验前后结肠隐窝上皮细胞增生活性的变化，补钙后氚标记的结肠上皮细胞的比例减少40%，标记指数和细胞数均反映出增生反应降低，表明了口服钙对人结肠黏膜的有益作用。动物实验也表明，在大鼠饲料中增加膳食钙，可降低致癌物对动物结直肠癌的诱导。目前认为，钙的防止结直肠癌的作用可能与钙影响胆汁酸对结肠上皮的作用有关。在结肠癌高发人群，结直肠腺瘤或癌的患者，其粪胆汁酸浓度均增加。有学者提出，胆汁酸可能有直接损伤DNA并促进结肠上皮细胞增殖的作用。

食用钙质丰富的食品或补充钙质，可减少患结直肠癌的风险。人体内脂肪酸和胆汁酸及其代谢产物能诱发结直肠癌，而钙能和脂肪酸、胆汁酸结合，形成不溶性化合物排出体外。奶和奶制品中含有丰富的钙，贝类食物、沙丁鱼、鲑鱼、鸡蛋、骨粉、绿色蔬菜、芝麻酱、豆类及豆制品也含有丰富的钙。成年人每日需摄取800毫克钙，对绝经期妇女和结直肠癌家族史者每天宜补充更多的钙。

然而，迄今尚未见到令人信服的有关钙的干预实验报告。膳食中的钙受到许多其他膳食因素的影响，如维生素D就是加速钙转运的关键性因子，而其本身及其代谢产物抑制肿瘤的作用可能也是很显著的。就我国目前钙的实际营养状况而言，钙的摄入量普遍不足，有必要设法补充钙的摄入量以达到我国推荐的日摄食量的要求，即每人每日800毫克。

（三）镍与癌

研究表明，镍具有一定的致癌性，在英国、挪威、德国、加拿大、日本等国家，炼镍工人中鼻咽癌及肺癌的死亡率比其他作业工人明显增高，发病率比正常人高出5~10倍。我国广东中山市是鼻咽癌高发区，流行病学调查研究发现，居民主食大米和饮用水中的含镍量比低发区含量高，男性鼻咽癌患者头发中的含镍量比健康人明显增高。研究发现，难溶的镍尘、羰基镍有致癌性，而易溶的氯化镍、硫酸镍则无致癌性。致癌机制被认为是羰基镍能使核酸活性受阻，发生突变，影响其复制、翻译和转录过程，并抑制苯并芘羟化酶，造成苯并芘含量增多和持续存在，而苯并芘本身具有较强的致癌性。

（四）铁与癌

美国、英国的研究发现，铁矿工人中肺癌的发病率比其他行业的发病率高70%。南冰岛胃癌高发区的土壤中含铁量较高，我国江苏启东肝癌高发区的土壤中含铁量也较高。铁具有强烈催化自由基及氧化反应的能力，正常情况下人体能将全部铁限制在特定的大分子结构包围的隔室封闭状态中，使之只能参加严格和特定的作用。而癌细胞则可能使铁离子逃逸或解脱封闭，催化自由基和过氧化反应，影响细胞的代谢和使分裂生长失去控制，进而过度增殖。

（五）锌与癌

锌缺乏或过多均与癌症的发生相关。英国北威尔士等地土壤中含锌量太多，锌/铜比值升高，胃及消化系统癌症发病率增高，乳腺组织中含锌量大于正常人5~7倍。工业锌中毒可使肿瘤的发病率增多，我国也发现胃癌病人的血锌增多。研究表明，由于锌缺乏或过多均有利于癌症的发生，补充锌可能有抑癌作用，其作用机制被认为是维持隔室封闭，

锌是一种重要的微量元素，可防止自由基对细胞的攻击，保护细胞的分

防癌有『道』

裂。另外，锌参与核酸合成，有增强免疫功能的作用。锌与细胞分裂有关，锌缺乏时机体免疫力下降，若锌太高可阻碍硒的吸收。成人每天摄入锌量以15毫克为宜，孕妇、哺乳者可增至20毫克。食管癌高发区饮水与作物中普遍缺锌，成人每天供应量为0.5毫克。肉类、肝、肾含量较多，其次是豆类。

（六）铜与癌

有迹象表明，铜能影响癌症的发生和发展。南非研究证实，土壤中缺铜是当地食管癌流行的原因。铜是植物硝酸还原酶的成分，环境中缺铜将使植物中的硝酸还原酶活性降低，硝酸盐不能还原成氨，使环境中的亚硝酸盐等物质含量增多，导致人体摄入增多，从而致癌。另外，铜还影响细胞的代谢分裂。

（七）锰与癌

研究表明，缺锰地区癌症的发病率增高。阿拉木图及芬兰土壤中含锰量高的地区，肿瘤的发病率较低，因而认为锰有抗癌作用。而我国四川盐亭、山西太行山、河南林县等食管癌发病率高的地区，饮水和食物中，除含铜量低外，含锰量也低。但是肝癌发病率较高的江苏启东地区，其土壤和水中含锰、铜、锌、钴、镍较多，并与肝癌的发病率呈正相关。其机制可能是锰与铜有拮抗作用，锰干扰了农作物及人体对铜的吸收和利用。

（八）铬与癌

流行病学研究表明，长期接触铬化合物，肺癌及其他肿瘤的发病率均增高。有报道称使用铬酸盐的皮毛加工厂的工人其食管癌、胃癌和肺癌的发病率均增高。三价铬和六价铬化合物均能引起白细胞突变和癌症，以六价铬更为明显。

（九）砷与癌

接触砷化合物可引起皮肤癌和肺癌，饮用含砷量高的水，可致皮肤癌。我国台湾省西部沿海地区，由于饮用水含砷量过高而使皮肤癌的发病率升高。接触含砷农药可引起白血病、肝癌；有报道称用砷制剂治疗梅毒、牛皮癣，同时可伴发皮肤癌。砷能破坏染色体结构和功能，干扰细胞分裂，最近报道用砷剂治疗慢性粒细胞性白血病已获成功。

（十）碘与癌

摄入适量的碘有利于预防甲状腺癌、乳腺癌、子宫内膜癌和卵巢癌，这些癌都与激素水平有关。碘主要存在于海产品中，如海带、紫菜等。我国成人每日碘的供应量为150微克，孕妇为每日175微克，乳母为每日200微克。

综上所述，微量元素与肿瘤的关系比较复杂，在不同条件下可以对肿瘤产生不同的影响。微量元素在人体的浓度及其存在形式的差异，对肿瘤的作用也不同。如锌是人体必需的微量元素，锌的缺乏或过多均有可能促进癌症的发生。六价铬较三价铬更容易引起白细胞突变和癌症，同时三价铬又是人体必需的微量元素。又如砷剂既能致癌，但亚砷酸（三氧化二砷）又能治癌。有关微量元素与癌症发生的关系，目前的研究还缺乏令人信服的实验或流行病学报告。在研究微量元素与肿瘤的关系时，需重视微量元素在人体内含量及其存在形式的差别从而产生迥异的结果。在日常生活中，我们要注意避免饮食偏嗜，适当补充必需的微量元素，避免重金属的污染，或许可减少肿瘤的发生。

六、热能摄入与癌症的关系

在对荷兰绝经后妇女的身高、体重对特定年龄组的乳腺癌发病影响的流行病学调查研究中发现，乳腺癌发病与身高、体重有关。在巴西、中国、圣保罗、日本等地的研究也表明乳腺癌与这两个因素密切相关。其中，绝经后体重超重的女性，其乳腺癌发生率最高，而体重超重常与摄入过多的热能有直接关系。在对32个国家的癌症死亡率和23个国家的癌症发生率与每人总热能摄入量进行的相关分析中发现，总热能与男性的结直肠癌、白血病及女性乳腺癌的发病和死亡均密切相关，即摄入的热能越多，这些癌症的发生和死亡率就越高。对香港3个不同经济状况的人群进行结直肠癌死亡率的研究发现，经济条件低者每天摄入热能为11681千焦，生活富裕者为16329千焦，各种营养素的比例类似，而生活富裕者结直肠癌死亡率为经济状况欠佳人群的两倍。动物实验表明，减少食物摄入量或限制总热能可以减少癌症的发生。限制热能摄入组动物的肿瘤发生率、肿瘤数以及肿瘤大小均显著低于非限制热能组。目前限制热能抑制肿瘤生长的机制仍在进一步研究中，初步结果认为，可能与机体细胞活力减弱和机体处于低代谢的"麻痹"状态有关。种种迹象表明，热能摄入过高可能是某些癌瘤发生的危险因素。

身边抗癌好食材

一、补气扶正能抗癌

补益类食品是以补助虚弱为主要功能的一大组食品，也是食疗药膳的主要内容。从某种意义讲，补益食品能够补充人体的物质缺乏、增强机体的新陈代谢功能，从而可提高抗病能力和环境适应能力，消除因虚弱而引起的临床症状。平时所说的"补养"食品、"补虚"食品也是这个范畴。

补益食品细分起来可有多种，也有各种分类方法，如：补气、补血、补阴、补阳等，按中医脏腑分类也有补肾、养肝、强心等诸多食品，其中补气是滋补食品中的重要方面。中医所说的"气"，比平时所说呼吸相关的"气"范围更广，它源于古人对大自然现象的一种朴素认识，是构成人体和维持人体生命活动最基本的物质。《难经·八难》称："气者，人之本也。"由于气的温煦推动作用，才使血液的运行、血液的输布、胃肠的蠕动产生动力，从而产生护卫肌表、抵御外邪的作用。中医所称之"气"，有元气、宗气、营气、卫气等多种分类。医学古籍《灵枢》中说："人受气于谷，故谷不入半日则衰，一日则气少矣。"人体之气的来源离不开饮食中的营养物质，人体必须吸收水谷之精气才能维持自身的正气。

培补元气是生命过程中重要的保健措施，也是食疗药膳的最常用的摄食目的，其作用主要有两个方面：一是延缓衰老，益寿延年；二是祛病强身，早日康复。衰老是生命发展的必然规律，任何人也无法抗拒这一生命过程的必然法则。但是，衰老的到来可早可晚，衰老的过程可长可短，古人已注意通过饮食保健来推迟和延缓衰老的过程，如利用核桃、黑芝麻、枸杞子等益气食品来达到补气目的。现代医学也发现一些含有维生素E的食品对延缓衰老有作用。

古人曾有"正气存内，邪不可干"一说，说明在正气不足的情况下，可出现阴阳失调、脏腑功能紊乱，从而出现疾病过程，其中正气虚损可以是发病的原因，也可以是患病的结果。以肿瘤疾病为例，中医辨证多属于"虚实夹杂""正虚邪实"，先有正气不足，而后发生病邪，出现肿物。肿瘤治疗中，使用手术、放疗、化疗、介入等诸多方法又可加重正气虚损，出现面色㿠白、气短乏力、厌食、脱发及血象、免疫功能下降等现象，在扶正支持治疗的同时以食疗药膳培补元气，则可在病原上通过"扶正"以达到"祛邪"的目的，既能达到"治本"，又可缓解诸多气虚症状，从而配合各种治疗以助其一臂之力，这样可以减少放化疗的毒副作用，提高生活质量。

补气的时机以冬季最为受到关注。冬季天冷，人体生理功能相对减弱，"阳气内藏"，一些气虚的症状也容易显露出来，加之年老体弱，病后体虚者也容易发病，故注重补气以扶助正气，对预防旧病复发也有好处。补气的食品有多种，家庭常用补气食品有山药、扁豆、大枣、蜂蜜等。卫生部确定的药食同用品种共69种，包括诸多有补气作用的食品如莲子、黑芝麻、桑椹、甘草等。卫生部批准的作为食品新资源使用物质共分9大类，其中包括人参、党参、西洋参、黄芪、灵芝、冬虫夏草等也为食疗药膳中常见的补气品种。

平时常用的补气食品多为偏温热的食品，人参、黄芪、灵芝等本身就是常用于大补的中药，故要防止"温补生热"，产生口苦咽干、口舌生疮、大便燥结等症，有外感发热时不宜应用。补气食品的应用不适合实热型的体质，素来发热、烦渴、口干口臭、小便短赤、大便秘结等有燥热症状者不宜温补。补气的食品适合气虚者食用，气虚者多表现为机体活动能力不足，如常感到"气不够用"，其中肺气虚者表现为少气懒言、动则气促、容易疲乏、虚汗涔涔等。在食疗膳食中应关注辨证摄食、对症进补。

补气食品的应用应循序渐进，从小量开始。也不宜连续久用，最好有阶段间歇，灵活应用。可几种同类食品配合，一般不应大量应用人参、黄芪、灵芝等药性较强之品以期迅速达到"大补"。补气食品中主食有糯米、小麦等作用温和，可与同用。补之不当会产生胸闷、腹胀、厌食等"气滞"现象，应酌情加用理气之品，配合应用。如大补不慎产生"热象"，也可酌情用菊花、竹叶代茶饮。多吃苦瓜、黄瓜等清热解毒之品，以缓解温热亢盛引起的不适。

二、冬虫夏草益肺肾

（一）冬虫夏草的功效

冬虫夏草简称虫草，是麦角菌科植物冬虫夏草菌的子座及其寄主蝙蝠蛾科昆虫绿蝙蝠蛾幼虫的尸体，也算得上是动植物的复合体。虫草产于山区，是四川、青海、西藏、云南的特产，性味甘、温，以补肺、肾著称，治疗因肾虚、肺气不足引起的虚喘劳咳、痰中带血、腰酸腿困、阳痿遗精等症。《药性考》称"秘精益气，专补命门。"《本草纲目》称："填骨髓，长肌肉，生精血，补五脏。"《本草纲目拾遗》称："保肺气，实腠理。"虫草是中药，也广泛用于食疗药膳，作为食品的补剂广泛用于民间，去市场自购的数量远远大于医生的处方用量，对其医疗保健的信赖也往往高于其实际的药用价值，故对虫草的医疗保健也不能盲目相信百病全治。

冬虫夏草1/4的重量是蛋白质，含有丰富的游离氨基酸、多糖、微量元素、维生素B_{12}、冬虫夏草素等。经药理实验研究发现，虫草具有良好的免疫调节功能，如虫草及其虫草菌浸剂可拮抗化疗药环磷酰胺引起的小鼠脾脏重量下降，增强巨噬细胞的吞噬功能，对自然杀伤细胞——NK细胞有增强功能的作用。虫草还对小鼠S_{180}瘤株有一定抑制作用，实验还表明，天然虫草和人工虫草菌丝水提取物对小鼠皮下移植的路易斯肺癌瘤株有抑制作用。也有研究发现，虫草对小鼠骨髓造血功能及血小板的生成有促进作用，这有利于减轻放化疗的毒副反应。有实验提示，虫草有抗心肌缺血和抗心律失常功能，并可松弛支气管平滑肌，达到祛痰平喘的作用。虫草对急性药物性肾毒性及慢性肾功能衰竭、缺血性肾损害有一定保护作用。由于虫草对免疫有双向调节作用，其对肾移植的抗排异反应也受到广泛关注，故一些慢性肝炎、肾炎、呼吸系统疾病患者也注重用虫草养护。

（二）虫草的食用方法

虫草有多种吃法，作为煎剂每日可用3~9克，可与其他中药同煎，也可单独浸泡后蒸煮。可入丸散，也可泡酒。虫草腹部有足8对，应选肥满亮泽者，其断面为黄白色，味微香微酸者为佳，选购时需认真辨别真伪。补益肺气时可与百合、沙参同用，配合五味子、枸杞子、杜仲可加强补肾作用。虫草用于食疗药膳方举例如下。

（1）补肾壮骨方：用于因肾阳虚损引起的腰膝酸软，下肢无力，头晕目眩，手足不温等症。猪或羊腔骨500克，文火炖熟，虫草20克去灰渣，清水漂洗干净后加入，桂圆50克加入，文火共炖，酌加调料即可。

（2）益肺平喘方：用于因肾不纳气、肺气虚损引起的久咳不愈，气短喘息，腰酸腿软等症。老鸭1只慢火炖熟，虫草30克，百合100克，黑木耳50克，先泡1小时后加入，文火慢炖半小时，酌加调料，吃肉喝汤。

（3）养血补气方：用于气血双亏引起的面色萎黄、气短乏力、头晕目眩，或放化疗引起的血象偏低。柴鸡1只慢火炖熟，大枣50克、花生100克、虫草30克，先泡2小时后加入，再炖至花生熟软，酌加调料，吃肉喝汤。

由于冬虫夏草资源有限，且采药中对保护环境不利，已研究成功应用虫草菌丝发酵制成百令胶囊等成品药。经研究证实这种人工发酵产品对人及动物的免疫功能有良好的调解功能，经国家批准，已成为肿瘤临床辅助用药，用于免疫功能障碍、抗排异、脏器衰竭及肺纤维化。

（三）注意事项

冬虫夏草价格昂贵，故肺肾不虚者、年轻力壮者不必应用。外感表邪高热不退者忌用。

三、补气健脾吃香菇

（一）香菇的功效

菇类食品家族成员很多，如草菇、蘑菇、金针菇、平菇、猴头菇等品种300多种。论药用价值，则香菇可谓首屈一指。香菇又称香菰、香蕈、冬菇，为侧耳科植物香蕈的子实体，有"植物皇后""素中之肉""美味山珍"等诸多爱称，是药膳中重要而颇受称赞的成员。香菇性味甘、平，归肝、胃经，可益气滋阴、养胃润肺、治风化痰，用于气血亏虚、食欲不振、脘腹胀满等症。《本草求真》称："香菇，食中佳品……能益胃助食。"《本草纲目》称："蘑菇可以益胃肠，化痰理气。"

香菇有野生也有栽培，以个大肉厚，菇面整齐，香气浓厚者为佳。现代研究证明，香菇含有纤维素、钙、碘、铁、B族维生素、硒及多种氨基酸，其中人体18种必需氨基酸，香菇中就含有8种，且多为L型氨基酸，活性高，易吸收。实验研究和临床报告认为香菇可降低胆固醇、预防动脉硬化、维护血管功能。有人统计多种香菇都可杀死有害细菌，有些香菇还含有多种酶及诱导干扰素的产生，对乙肝患者的恢复及预防感冒有益。香菇中提取的香菇多糖以及香菇的发酵液可提高小鼠T淋巴细胞的免疫功能，促进白细胞介素Ⅱ和肿瘤坏死因子的生成，提高动物体内超氧化物歧化酶活性，这些作用对保肝降脂、延缓衰老甚至对抗肿瘤是有用的。

香菇还是高纤维素食品，纤维素的摄入不足正是目前"富贵病"的病因之一，大肠癌的发病与饮食过细、纤维素的摄入量不足相关。资料显示，芬兰人纤维素的摄入量是纽约人的两倍，则结肠癌的发病是纽约人的1/4。非洲人、印度人以玉米蔬菜为主食，喜好高纤维素饮食，结肠癌明显低于欧美国家。有人推荐成人每天从蔬菜、水果中摄入20~30克纤维素已足够。香菇是高纤维素含量的食品，每100克香菇中含纤维素约30克左右，已达到成人全天的需要量。可见香菇不但味美，更应珍惜其药用价值，特别是近年来国外科学家新发现香菇中含有一种"β-葡萄糖苷酶"，这种物质可促进机体的抗癌作用，因此可以把香菇看成抗癌食品。

（二）香菇的食用方法

香菇有多种吃法，香菇配菜花可利肠胃、开胸膈、降血脂；香菇配冬瓜可利水降压、健脾益气；香菇配豆腐可增强胃气、提高食欲；香菇配羊肉可益气健脾、养肝益肾。香菇用于食疗药膳方举例如下。

（1）益气补血方：用于久病体弱、气血不足或肿瘤病人放化疗后血象及免疫功能下降者。香菇50克，冷水洗净后浸泡发开，捞出香菇切块，将浸泡香菇的冷水滤去沉淀及漂浮物，放入香菇和党参20克、大枣30克、羊肉500克切块，酌加调料煮熟，吃肉喝汤。

（2）健脾养胃方：用于脾虚胃弱，食欲不振或肿瘤患者放化疗引起的恶心、呃逆、厌食。香菇50克处理同上，仔鸡1只约500克，白萝卜200克切块，生薏苡仁50克，酌加调料，砂锅煨熟，吃肉喝汤。

（3）滋阴润燥方：用于虚烦燥渴，口干胃热，大便燥结以及阴虚火旺引起的咽喉溃疡。香菇50克处理同上，甲鱼1只约500克，去头尾内脏，切块炖熟，加入百合100克，冬瓜200克，调料适量，文火慢煮约20分钟即可。

（三）注意事项

香菇每次摄入量不可过多，腹胀胸闷者不宜多食。香菇含钾较多，故服强心药洋地黄期间及高钾血症者应忌。采集和购买香菇时都应严防混入毒菇导致中毒。中毒表现各有不同，可表现为剧烈腹痛、呕吐及泄泻，或为多汗、流涎、瞳孔缩小、谵妄、呼吸抑制，也可为溶血性贫血及肝脾肿大，均为凶险症状，不可不防。

四、灵芝益气增体力

（一）灵芝的功效

灵芝属于食品新资源使用的品种，它是多孔菌科植物紫芝或赤芝的全草，味甘性平，可滋养五脏、壮筋骨、疗虚劳。民间传闻多具神秘色彩，如《白蛇传》中白娘子盗仙草救了许仙一命，描述灵芝具有起死回生的效果。现今的灵芝多已是人工栽培以供药用。《神农本草经》称："益精气、坚筋骨。"中医药用强调灵芝具有补气养血、健脑益肾、止咳安神等强壮作用，用于虚劳喘咳、宗气不足、失眠心悸等症。

灵芝在我国中原大地、江浙及江南各地均有栽培，且产量很高，因而近年对灵芝的研究颇多报道，认为灵芝含有多糖、有机酸、麦角甾醇、多种酶和生物碱。动物实验证明其有增强体力、延长寿命、增强心肌收缩力、止咳化痰、抑菌等诸多作用。临床用药认为灵芝具有镇静、安眠、益肺平喘、抗心律失常及保肝效果，具有一定的强壮作用。

灵芝对肿瘤的抑制作用研究较多，灵芝子实体多糖对多种移植性小鼠肿瘤有抑制作用。对某些致癌物诱发的小鼠食管癌也可使肿物缩小。灵芝含有丰富的有机锗，每100克含量约为80~200毫克，比人参高数倍。有机锗对预防肿瘤有效，也是良好的免疫增强剂。放化疗的肿瘤患者服用灵芝，可以增强骨髓细胞蛋白质及核酸的合成，保护骨髓功能，减少化疗药物及射线对骨髓的损害，从而可提高细胞免疫功能及外周血中白细胞的数量。灵芝可纠

防癌有「道」

正中晚期肿瘤患者正气不足、气血亏虚的症状，从而增强体力，提高生活质量，达到扶正与祛邪的效果。但是不论灵芝或灵芝孢子粉均为肿瘤治疗的辅助品，肿瘤治疗仍主要靠专科手段的正规治疗。

（二）灵芝的食用方法

目前社会上应用的灵芝制剂很多，如灵芝糖浆、灵芝菌丝片、灵芝注射液及灵芝多糖注射液、孢子粉。现在也能用固体培养灵芝菌丝体，可进一步研究新剂型。近年人工栽培灵芝技术成熟，产量很高，已不存在神秘面纱，以灵芝入药和做药膳已是轻而易举的事情。单味灵芝煮水，研末冲服或泡酒均可，都具有较好的补益效果。以灵芝入药膳，一般先将灵芝掰成小块，纱布包裹，冷水浸泡2~3小时，过滤所泡之水可与灵芝一起入膳。灵芝用于食疗药膳方举例如下。

（1）益气养血方：用于放疗化疗引起的气血不足、血象及细胞免疫功能低下。灵芝20克，枸杞子15克，大枣10克，先泡2~3小时后，过滤去渣及沉淀，再加入大米煮稀饭。

（2）安神养心方：用于心血不足引起的失眠、心慌、气短、健忘、面色萎黄等症。灵芝30克，莲子30克，核桃仁20克，栗子去皮20克，调料适量与猪或羊心2个同煮，分次吃肉喝汤。

（3）滋阴补肾方：用于因肾阴亏虚引起的腰膝酸软、头晕耳鸣、遗精盗汗等症。灵芝100克，炙龟甲100克，乌梢蛇50克，熟地100克，枸杞子100克，沙苑子100克，玫瑰花20克，装入广口瓶内或坛内，低度酒浸泡应高于中药3厘米左右，定时搅动，半月后酌加蜂蜜，睡前饮用。

（三）注意事项

灵芝性味偏温，适于体质虚寒者。实热患者，口苦咽干、体温升高者当慎。外感风寒，表邪未解而发热者也不宜服用。

五、大补元气说人参

（一）人参的功效

人参为五加科植物人参的根，野生者极少，主要为人工栽培，6~7年后成熟采挖。人参根据炮制方法分为多种：洗净晒干，称生晒参；蒸熟再晒干为红参；经沸水和白糖处理再晒干者为白糖参。人参、党参、西洋参、黄芪等均是经卫生部批准作为食品新资源使用的中药。

人参性味甘、微苦、微温，归脾、肺经。可大补元气、健脾益肺、复脉固脱、益智安神、生津止渴。《本草经疏》称："人参能回阳气于垂绝，却虚邪于俄倾……益真气，则五脏皆补矣……真气充实，则邪不能容。"人参在药膳中应用广泛，具有举足轻重的地位，但应注意剂量，辨证配膳，不可百病皆用人参，更不能人人都吃人参。

现代研究证实，人参皂苷、人参多糖及人参含有的多种氨基酸、多肽等可明显提高细胞免疫功能，调解机体免疫失衡状态，提高大脑、心脏、血管的抗病能力，对中枢神经系统和内分泌系统均有良好的保健作用，并对增强智力、体力和延缓衰老具有一定功能。

肿瘤患者应用人参的益处大致可分为3部分：①人参皂苷、人参多糖、人参烯醇类及人参挥发油实验证实的抑瘤作用；②人参三醇及人参二醇对X线照射引起的损伤及骨髓抑制有一定保护作用；③人参对增强体质及中晚期肿瘤患者的扶正支持作用，对维护和提高生活质量、延长寿命是有好处的。

（二）人参的食用方法

人参的类似品种有多种，应注意分辨。党参为桔梗科植物，所含成分及性味与人参相似，但功能弱于人参，一般常用量为10~30克。西洋参偏苦、寒，重在养阴生津。太子参也称孩儿参，为石竹科植物，也有补气生津功能，但功能较弱，性味甘平微苦，常用量每次10~30克。而人参常用量为5~10克，一般先浸泡，文火单煎，参汁兑入其他中药内服。如研末冲服，则每次1~2克，每日2~3次。应注意剂量，防止过量引起的不适。人参用于食疗药膳方举例如下。

（1）健脾养胃汤：用于因脾胃虚寒引起的胃脘胀痛、完谷不化、恶心呕吐、形寒肢冷、大便溏薄。取羊肚（胃）或猪肚1具约1000克，翻洗干净切块，文火煲烂，加人参100克或党参200克、山药200克、生姜50克、大枣50克及花椒、盐等调料，继续煲40分钟即可。具有温中补虚、散寒健胃功效。

（2）益气养血方：用于元气受损、身体羸弱，动则心悸气促、萎黄汗出，体虚胃寒或晚期肿瘤患者及放疗化疗引起的气血双亏。猪或羊腔骨1000克剁块，炖约1小时，加入人参50克，大枣、花生各50克及调料，再炖1小时即可，分4~5天食用。

（3）补肺益肾酒：蛤蚧1对去头足，人参100克、枸杞子100克、知母100克、杏仁100克，置坛内或广口瓶内，加低度酒至高出中药3厘米，定期搅动及添酒，半月后酌加蜂蜜饮酒，每日两次，每次10~20毫升。用于肺肾两虚，肾不纳气引起的久咳气短、喘促痰涎、腰酸肢冷、萎黄面肿等症。

（三）注意事项

人参不可滥用、久用、过量用，实症、热症、正气不虚者不用。误用人参可致胸膈胀闷、厌食、出血、头痛、烦躁，人参与茶、萝卜及中药藜芦、五灵脂、皂荚不可同用。

祖国医学有"少不用人参"之说。现代医学也证明，人参具有促进性腺激素分泌的作用，可致儿童性早熟。儿童服用人参还会引起兴奋、易怒等亢奋表现，影响儿童情绪的稳定，故儿童应慎用含人参的滋补品。

有报道称人参含有抗脂肪分解的肽类物质，它能抑制体内脂肪分解，使内脏脂肪沉积增加，这对动脉硬化、脂肪肝、高血压者不利，这些人实热体质较多，从中医角度来说，也不宜用人参。

六、防癌美容松花粉

（一）松花粉的功效

松花粉是松树开花时雄蕊散发的带有精细胞的花粉，俗称"黄雨"。唐代《妆楼记》曾记载"美人井"的传说，称晋代白州双角山下有口美人井，井水养育了附近诸多美女，究其原因是周围苍松林立，花粉落入水中，松花粉起了美容作用。美国画家卡尔在给69岁的慈禧太后画像时称："平心揣之，当为一四十岁之美女。"慈禧终日忧于国事坎坷，据说喜食含松花粉的食品和珍珠粉，这可能和延缓衰老有关。晋代医家葛洪《抱朴子》也说："南阳郦县山中有甘谷，水所以甘者，因谷上左右皆生苍松、甘菊、花粉堕入其中历世弥久，……食者无不长寿。"在强调绿色食品的今天，花粉又重新被人们青睐。

用松花粉保健由来已久，宋代诗人苏东坡曾有诗云："一斤松花不可少……红白容颜直到老。"古人曾把松花粉称"松黄"，《神农本草经》把松黄列为上品，认为可强身、益气、延年。《本草纲目》称："松黄润心肺、益气、除风、止血。"祖国医学也认为松花粉为食疗佳品，可滋补肝肾、健脾益气、调和营卫、燥湿养颜、收敛止血。

以养生为例，松花粉的养颜美容作用可能有如下环节，中医称"肺主皮毛"，松花粉润肺燥湿，调和营卫，从而可以滋润肌肤。现代医学认为有害自由基是细胞衰老的原因之一，超氧化物歧化酶可以及时清除有害自由基。松花粉则可明显提高超氧化物歧化酶的活性，延缓细胞衰老，达到护肤养颜的目的。松花粉含有大量的微量元素，这些微量元素是形成多种酶和维持正常生理代谢的必要条件。并且微量元素锌又是治疗皮肤痤疮的重要成分，已有多种锌制剂用于防治面部痤疮，可以想象，那些常饮"美人井"水的人是不会满脸青春痘的，也不会因缺锌而发生身材矮小、智力低下、头发枯黄。松花粉能够养颜还和具有激素样作用有关，青春期的性激素紊乱可产生皮肤黑斑、痤疮等，中年以后的性激素紊乱可发生早衰而皮肤过早老化、晦暗。松花粉是植物雄性器官花药散发的粉状物，含有繁衍后代的精细胞，其作用与生物界的性激素平衡调节相关，这对养颜美容可能有利。

松花粉对肿瘤患者的保健作用途径之一是含有丰富的微量元素硒，这是用于防治恶性肿瘤的不可缺少的成分，大蒜和大豆是富含硒的食品，但仍发现有人存在硒摄入不足的现象，这对细胞膜的保护、抗细胞衰老及抗氧化十分不利。中晚期肿瘤患者常存在面色萎黄，是"正气不足，气血双亏"的症状，放化疗的毒性又可引起骨髓抑制现象，发生白细胞、血小板、血色素及细胞免疫功能下降，放化疗的毒性也可引起肝肾功能的异常，带来一系列自觉不适症状和化验指标异常。松花粉的益气健脾扶正作用可有效地保护骨髓功能，预防骨髓造血功能的下降及免疫功能的紊乱，防止细胞免疫功能低下，并且可以保护肝肾免受放化疗毒性的损害，使患者顺利完成放化疗，减少中晚期患者诸多并发症，对提高患者生活质量可具有一定的"强壮""扶正"等"保驾"效果。

此外，松花粉对某些临床症状及亚健康状态也有一定调解作用，如更年期妇女的失眠、烦躁，老年人的习惯性便秘或胃肠功能紊乱、慢性肝病、前列腺肥大导致的尿频尿急等，具有一定康复保健效果。

（二）注意事项

花粉的破壁技术加大了有效成分的吸收，亚林松花粉破壁率已达99%，解决了花粉壁影响吸收的问题，尚未见到对松花粉明显过敏的报道，过敏体质的或有对花粉过敏史的人服用松花粉可由小剂量开始逐渐增加。松花粉具有平和的调理作用，不像某些治疗药物那样猛烈，其保健作用缓慢，还应注意精神、体力综合调理，不可急躁，贵在持之以恒。

七、鸡蛋保健多情趣

（一）鸡蛋的功效

鸡蛋带给人类的不只是营养，它带来的情趣及故事遍及世界各地，尽管"先有鸡还是先有蛋"的问题引来不少争论，但这也说明了鸡蛋带给人的绝不只是"吃"的概念，它已具有相当的社会内涵，引发诸多联想和议论，对人类社会有着巨大贡献。

古往今来，钱是流通领域的货币，这是自然的事，但在"紧缩银根"的不发达时代，百姓手中没钱，以鸡蛋充当货币古已有之。解放初期，偏僻山区农村用鸡蛋换油盐酱醋相当普遍，这种鸡蛋的"货币"尽管银行不受理，但农村供销社却认可，大大方便了群众。每当婚丧嫁娶或节日祭祀，鸡蛋是赠品也是祭品，真是"一卵多用"。据说在山西有的地区，每逢农贸集市热闹场所，小伙子求婚则拿鸡蛋去碰姑娘的鸡蛋，如果相碰成功则婚事有望，日后相亲，也以鸡蛋款待。生孩子喜庆更以鸡蛋相赠，产妇补养又吃鸡蛋，生儿育女自始至终与鸡蛋相关联。不过在西部边陲，也有用熟鸡蛋相碰，比其硬度赌博的，真有损于鸡蛋的完美形象。

鸡蛋是能用于百病的理想补品。祖国医学认为，鸡蛋乃血肉有情之品，性味甘、平，归脾、胃经，可补肺养血、滋阴润燥，用于气血不足、热病烦渴、胎动不安等，是扶助正气的常用食品。对于免疫功能低下、营养不良者可发挥食疗作用。蛋白还具有清热解毒、利咽润肺、滋养肌肤的功能，可用于咽喉肿痛、中耳炎、外感风热所致音哑声嘶、某些药物中毒等。鸡蛋营养丰富，以其蛋白、卵磷脂含量高而著称，据说人体利用率高达95%左右。肿瘤患者手术后或放化疗后体质虚弱，可用鸡蛋相补。据说从鸡蛋中分离出一种抗胃癌细胞的IgY抗体，在动物实验中显示良好效果。鸡蛋清有清肺利咽功能，外敷病处可治烫伤、烧伤、流行性腮腺炎等。古代医生张仲景创立"苦酒汤"，以蛋清、半夏、苦酒组成，治疗语言不利。以蛋清和黄连水滴眼，可治疗结膜炎，在眼药水大量上市的现代，这种方法已不多用，但鸡蛋的药用价值却不会被人忘却。

整个鸡蛋处处是宝，鸡蛋壳能制酸、止痛，研末外用可用于外伤止血、固涩收敛。研末内服可用于胃溃疡反酸、胃炎疼痛，并对补钙有益。蛋壳内衬的薄皮有滋阴润燥、润肺止咳作用，适合风燥干咳。蛋黄在民间应用颇多，如乳头皲裂、下肢皮肤溃疡的外用。中医认为鸡蛋黄有养血滋阴益智功能，用于心血不足、失眠烦热。《重订通俗伤寒论》中，有治热邪伤阴、肝风内动的阿胶鸡子黄汤，方中鸡蛋两个为君药，用以养血熄风、滋阴益气。

（二）鸡蛋的食用方法

对蛋黄的研究在逐渐深入，目前高胆固醇血症的患者日渐增多，许多人怕吃蛋黄，其实蛋黄中诸多成分对身体有益，故虽不能多吃，但也不必不吃。例如对预防老年痴呆的研究发现，蛋黄中卵磷脂是胆碱的主要原料，乙酰胆碱是大脑和神经元间传递的主要介质，保证必要的乙酰胆碱产生，可增强记忆，改善人的精神状态，对预防老年痴呆有好处。蛋黄中尚存在一定的"好胆固醇"，对防治心脑血管病有益，故对鸡蛋黄的评价要权衡利弊，只是不可多食过量罢了。

（三）注意事项

尿毒症等严重肾病患者不可多吃蛋白，以免增加肾脏负担。严重肝病患者，肝昏迷初期也不宜多吃鸡蛋，以防止高蛋白增加血氨浓度，加重病情。鸡蛋不宜生吃，难吸收，也不卫生。煎鸡蛋应使蛋黄凝固为度，不可过嫩，也不应煎炸到过度焦黄的程度，以免对预防肿瘤没有好处。

茶鸡蛋是民间通俗食品，但浓茶中含大量的单宁酸，它可以使蛋白质形成不易消化的凝固物，影响人体吸收，故有文献称不宜提倡茶鸡蛋。有人为了增加营养，有糖水煮荷包蛋，蛋白质中的氨基酸易与糖结合成果糖赖氨酸复合物，这对人体的健康不利，又影响氨基酸的吸收，如若加糖也应等到鸡蛋煮熟时再加也可。

八、卧冰求鱼说鲤鱼

（一）鲤鱼的功效

多少年来，鲤鱼被看成是吉祥的象征，鲤鱼跳龙门会带来大吉大利。相传晋代王祥为了母亲的健康卧冰求鱼，有了"王祥卧冰"的典故，这里有孝道，也有医道。《孟子》一书中有"熊鱼难兼"的高论，可见鱼的珍贵程度可与熊掌媲美，后人又把鲤鱼当作吉祥富贵的象征，说明古代已高度重视鱼类的价值。难怪有人说北方的爱斯基摩人冠心病发病率低，日本人寿命长也和爱吃鱼有关。北极地区阳光差，但佝偻病少，也可能是多吃鱼的缘故，足见吃鱼和健康的紧密关系。中国河南的黄河大鲤鱼肉质细嫩，别具风味，驰名中外。

鲤鱼是最常见的淡水鱼之一，《神农本草经》称"诸鱼之长"。从药用角度说，鲤鱼性平、味甘，归脾、胃经，具有健脾养胃、利水消肿、通乳安胎、止咳平喘等作用，可用于脾胃虚弱、食少乏力、脾虚水肿、小便不利、乳汁缺少等症。鲤鱼含蛋白达20％，且为优质蛋白，人体吸收率高达96％，提供给人体的必需氨基酸也高，这与中医的健脾益气相一致。

现代医学技术分析，鱼类的蛋白化学组分与人肌肉相近似，口服后便于转化成自身蛋白，适于病人及体弱者。鱼类含有丰富的多链脂肪酸，具有降低胆固醇，预防动脉硬化和冠心病的作用，有人认为阿拉斯加和舟山群岛是这类病的低发区，可能和吃鱼有关。鲤鱼肉中含钾离子丰富，每100克肉中含钾334毫克，可防治低钾血症，增加肌肉强度，与中医的"脾主肌肉四肢"的健脾作用一致。每100克鲤鱼中，含维生素A 25微克，这对提高视力有益。鱼头中含丰富的卵磷脂，这对合成胆碱，形成神经递质，维护大脑营养，增强记忆颇有好处。难怪有人说聪明人爱吃鱼或爱啃鱼头，这也不无道理。

肿瘤患者脾虚水肿者适合多吃鲤鱼，中晚期的肿瘤常有消瘦、厌食、㿠白、乏力，甚至头面水肿等，血液检查可有低蛋白血症，甚至有腹水、胸水等积液，吃鲤鱼可补益气血、健脾养胃、利水消肿，对康复有利。

（二）鲤鱼的食用方法

烹饪鲤鱼时酌加米醋，不但可去鱼腥，还可溶解钙质有利吸收，而且米醋也可增加健脾利湿功能，与鲤鱼搭配，或酌加冬瓜，其消肿利水功能更好。鲤鱼用于食疗药膳方举例如下。

（1）益气健脾方：用于久病虚弱及肿瘤病人放化疗后脾虚乏力。鲤鱼1条去鳞及内脏，切块煮汤，开锅约半小时，去刺留汤，酌加盐、料酒、味精及大枣50克，粳米适量入汤煮粥。

（2）利水消肿方：用于脾虚水泛，肾性水肿，低蛋白血症。赤小豆50克，薏苡仁100克，冷水泡6小时后水煮1小时，加入鲤鱼1条约500克，砂锅文火清炖成粥。

（3）升血养胃方：用于血虚乏力，胃弱消瘦者。鸡内金50克泡6小时，加入党参100克，先煮1小时，加入鲤鱼1条约500克，酌加调料，文火清炖约1小时，吃鱼喝汤。

（4）产后催乳方：用于产后乳汁不下。王不留行30克，洗净，加入羊蹄或猪蹄2个，慢火炖清汤2小时，留汤去骨，酌加调料，加入鲤鱼1条，文火煮开约1小时，分次喝汤及吃肉。

（三）注意事项

加工剖洗鲤鱼时应尽量把黑血放尽，两侧皮内有白色的筋线腥臊味重，应剥去。不宜与狗肉、猪肝、天门冬、甘草同煮同吃，以免影响消化。

九、补肾生发谈芝麻

（一）芝麻的功效

芝麻又称脂麻，民间有的地方也称油麻，为脂麻科一年生草本植物胡麻的成熟种子，全国各地普遍栽培，秋季成熟时采割、晒干、打下种子。芝麻也可分黑芝麻、白芝麻两种，两种均可食用，但药用以黑芝麻为多，在食疗药膳中应用颇广。《神农本草经》称芝麻"主伤中虚羸，补五内，益气力，长肌肉，填脑髓"。《本草备要》称芝麻"明耳目，乌须发，利大小肠，逐风湿气"。《天工开物》赞芝麻为"冠百谷而不过"。在中药学中，黑芝麻应用较多，其性味甘、平，归肝、肾、大肠经，具有滋补肾肝、养血明目、生发增乳、润肠通便、益脑生髓、止咳平喘等功效，用于肾肝亏虚、须发早白、头晕耳鸣、便秘等症。肿瘤患者多老迈年高，有气血不足、习惯性便秘、脱发等症状，适当应用芝麻食疗颇有助益，特别是放化疗后，气虚乏力、面色萎黄、伴有脱发者，多吃芝麻对助长生发有益。每见有放化疗脱发后，再长头发，较前增黑、增粗，实属"因祸得福"，不能不令人想到补肾养血生发的食补药疗的作用。

芝麻含有大量的蛋白质、脂肪及钙、磷、铁及其他微量元素，并含有不饱和脂肪酸、亚油酸、亚麻油酸及大量天然维生素E及卵磷脂，这对健脑益智、润肤美容、防止须发过早变白脱落是有益的。每100克芝麻含热量2222千卡，这在食品中是不多见的。还有人研究维生素E有抗衰老作用，用加速衰老的小鼠模型喂饲黑芝麻，其衰老现象较普通饮食的小鼠推迟发生。芝麻中的不饱和脂肪酸可作用于体内的高密度脂蛋白，从而清除胆固醇在血管壁上的沉着，对预防动脉硬化缓解心脑血管病有益。也有研究指出，每100克芝麻中含膳食纤维19.8克，加之有大量脂肪，这对治疗习惯性便秘是有好处的，自然也对于预防大肠癌有益。

（二）芝麻的食用方法

芝麻作为食品应用广泛，用芝麻做的食品芳香而不腻，榨油、做酱、调味或做精美的食品装饰无所不能。民间应用芝麻做偏方治病也很普遍，例如黑芝麻加猪蹄炖白萝卜治疗乳汁不足；黑芝麻炒熟捣碎成末加盐做成"芝麻盐"当菜吃治疗老年性便秘；猪肝或羊肝蒸熟加芝麻盐吃治疗眼睛干涩、视物不清；西北高原干旱地区皮肤容易干裂苍老，妇女咀嚼芝麻成糊，反复涂擦面部，可使皮肤红活润泽。《医级宝鉴》中介绍的"桑麻丸"，是用芝麻及桑叶研末炼蜜丸治疗脱发、须发早白，也起到美容作用。有资料称芝麻与海带配合，美容和抗衰老作用可增强。海带富含碘和钙，促进甲状腺功能，芝麻促进新陈代谢，使精力旺盛，二者相伍，相辅相成。芝麻用于食疗药膳方举例如下。

（1）润肠通便方：用于年迈体虚，肠枯血燥引起的老年性便秘。芝麻50克、核桃仁50克，文火炒熟，捣碎加盐少许，酌情当菜食用。

（2）补肾生发方：用于肾虚血亏引起的须发早白、脱发不生、放化疗引起的脱发。黑芝麻25克、黄精25克、枸杞子25克与大米100克煮粥，早晚分次饮用。以芝麻治疗脱发时应注意脱发的原因，不可一概而论，其中脂溢性皮炎引起的脱发多因皮肤分泌脂类过多引起，应少吃高脂饮食。芝麻治疗脱发应注意对症，是对血虚、肾虚引起的脱发有用。

（3）养血填髓方：用于病后体虚，精血不足引起的头晕耳鸣、腰膝酸软、失眠健忘等症。黑芝麻50克、莲子100克，先泡4小时，猪心或羊心两具洗净切块，慢火共炖，酌加调料当菜吃。

（三）注意事项

芝麻通便润肠，脾虚下陷、便溏泄泻者不用。也有称不宜与鸡肉同食，可酌情避免。另外，对高脂血症也应关注用量。

十、多吃花生补蛋白

（一）花生的功效

相传四川名菜"宫保鸡丁"为清朝进士丁宝桢所创，他戍边有功被封"太子少保"，人称"丁宫保"，忙于公务，半夜饥饿，厨师临时以花生和鸡丁炒熟送上，食之甚美，日后每每食之，人称"宫保鸡丁"，流传于社会，终成佳肴。花生也叫"落花生""地果"，为豆科植物落花生的种子，《汇书》称花落地结实于土中称落花生。原产南美洲，有"长生果""植物肉""素中之荤"等诸多美称。《双调南乡子·落花生》中有"钉座配瓜仁，剥出牟珠个个匀"的佳句。

花生性味甘、平，入肺、脾经。可健脾和胃、润肺化痰、益气止血，用于脾虚消瘦、食少乏力、干咳少痰、产后乳汁不足等症。《本草拾遗》称"多食治反胃"，《滇南本草图》称"盐水煮食养肺"。

花生以高脂肪及高蛋白著称，花生中含多种脂肪酸的甘油酯，含油量甚高，并含有大量不饱和脂肪酸。花生中的脂肪可使肝内胆固醇分解为胆汁酸，促进排泄，从而降低血中胆固醇含量，用以预防动脉粥样硬化。花生外壳含有 β-谷甾醇也可降血脂，还有人用花生外壳提取物、花生叶煮水、醋泡花生米来治疗高血压。花生对肿瘤患者具有止血和提升血小板的功能。有实验证明花生米红衣提取物能抑制纤维蛋白的溶解，促进血小板新生及毛细血管收缩，实现止血。临床观察也证明可以缓解血友病和其他原因的出血，且花生红衣的效果比花生米本身强50倍。花生米中所含甘油酯、甾醇等营养物也对纠正贫血和升高血小板有益，已有人企图将花生米红衣制成止血药用于临床，所以平时吃花生最好连红皮一块吃。

花生补益大脑、延缓衰老的功效颇受重视，主要是花生中高含量的蛋白及氨基酸发挥作用，例如所含丰富的赖氨酸，可提高智力、延缓衰老。已经有些实验证实，谷氨酸和天门冬氨酸可促进脑细胞的发育，提高大脑氧的利用率，增加记忆；花生中的儿茶素也证实有预防老化的功能；花生中也含有诸多脂溶性物质，如维生素E，有预防动脉硬化的作用，还可以延缓组织老化及增加肝脏解毒功能；花生油中的脑磷脂、卵磷脂、胆碱也对增强中枢神经系统功能、构建神经递质、延缓大脑功能衰退有一定作用。

（二）花生的食用方法

花生在全国应用于食疗药膳偏方保健颇多。例如：花生加红枣及大米煮粥，可健脾胃，用于脾虚气弱、脾失健运、食欲不振；花生加枸杞子煮米粥加蜂蜜，用于肾气不足、面色无华、腰膝酸软；带壳花生米煮水加橘皮、米醋及冰糖，可理气化痰、止咳平喘、健脾和胃；花生米、栗子、莲子煮稀粥，用于心气不足、心慌气短、失眠头晕等症；花生米、黄豆炖猪蹄或羊蹄有通乳作用。花生用于食疗药膳方举例如下。

（1）升血固涩方：家鸭1只约1千克，慢火炖两小时以上，加入生花生米300克或花生红衣30克、大枣100克、山药200克，再炖1小时，酌加调料即可，但调料中少加辛散温热之品，本方用于气血不足，萎黄乏力、血虚出血及肺瘤患者放化疗中血小板低下等症。

（2）健脾和胃方：猪或羊腔骨约500克，慢火炖熟，去掉浮油，加入生花生米300克、白萝卜200克、大枣10枚，酌加调料，吃肉喝汤。适于脾虚胃弱，运化不足引起的食欲不振、疲乏无力、恶心呕逆、大便秘结等症。

（3）止咳润肺方：生花生米200克、枣仁50克，砂锅文火炖熟，加入百合200克、橘皮少量稍炖至熟，可加少量调料及盐或糖即可。可用于肺阴不足引起的干咳少痰、气短声哑或胸部放疗引起的胸闷不适，痰稠难咯等症。

（三）注意事项

花生含脂肪丰富，消化吸收慢，大量生吃会引起消化不良。加之花生从泥土中挖出，易被细菌、寄生虫卵污染，不经加热生食确实不够卫生。花生吃法很多，油炸花生米性温燥，患口腔溃疡、口干舌燥及发炎者不宜，且油炸食品可破坏80%的维生素E。因含脂肪较多，故高血脂者、胆囊切除者宜少吃。食花生过量容易头痛及生湿生痰。存放过久的花生及霉变的花生容易被黄曲霉毒素污染，诱发癌症，应当小心，不吃霉变或被污染的花生。也见有报道称，花生与啤酒或红葡萄酒同食，利于有效成分的吸收，对心、脑有保健作用。但花生与黄瓜同食可有胃脘不适，应当避免。

十一、薏苡仁粥健脾胃

（一）薏苡仁的功效

薏苡仁又有苡米、米仁、珍珠米等十余种称谓，人称"天下第一米"、"世界禾本科植物之王"。薏苡仁既是食品又是药品，在医药、食疗、药膳中都占有重要地位。薏苡仁性味甘、淡、微寒，可入脾、肾、肺经。其健脾除痹作用可治疗脾虚泄泻、筋脉痉挛、风湿痹痛；利水渗湿作用可治疗水肿、胸腹腔积液、小便不利；清热排脓作用可治疗肺痈、肠痈，对肺部感染、化脓性阑尾炎有辅助治疗作用。《名医别录》称："除筋骨邪气不仁，利肠胃、消水肿、令人能食。"《本草纲目》称："薏苡仁，阳明药也，能健脾益胃。"薏苡仁虽寒而不伤胃，健脾而不滋腻，是食疗药膳中健脾胃的重要组成部分。

每100克薏苡仁中含蛋白质16.2克，在粮食类食品中是很高的，还含有硫胺素、核黄素、维生素E、钾及多种微量元素。有关临床疗效研究甚多，如薏苡仁素有解热镇痛作用，对动物有镇静功能。薏苡仁根有降压、利水、退热作用。薏苡仁附子散和芍药甘草汤加味可治疗坐骨神经痛及肩周炎，薏苡仁单味煮水可治疗坐骨结节滑膜炎。薏苡仁加防己、茯苓可缓解骨痛。薏苡仁油可兴奋呼吸、缓解末梢神经和肌肉痉挛。日本妇女也曾将其作为美容用品。薏苡仁炖老鸭是健脾除湿的常用食品，脾失健运、湿浊内生引起的食欲不振，水湿肿满，食之有益。

中医肿瘤临床广泛将薏苡仁用于肺癌、胃肠癌、肝癌等疾病，是扶正与祛邪兼顾，既补养又抗癌的中药。薏苡仁多糖对免疫抑制的小鼠有提高细胞免疫功能的作用。薏苡仁丙酮提取物对小鼠宫颈癌等实体瘤有明显抑制作用。还有人在饲料中加入15％薏苡仁，则可见到动物肿瘤受到一定抑制。薏苡仁酯具有滋补作用又对多种肿瘤有抑制作用，已制成静脉注射乳剂及滴丸"康莱特"用于肺癌和肝癌，首批进入国家医保目录，并获准美国FDA在国外开展临床观察。清肺化痰、逐瘀排脓的苇茎汤是治疗肺痈的常用方剂，方中薏苡仁起清化痰热、利湿排脓作用。还有排脓消肿的薏苡仁附子败酱散，利湿润肠、活血止痛的薏苡仁汤，方中薏苡仁起到重要作用。

（二）薏苡仁的食用方法

薏苡仁以晒干贮存，及质地坚硬、光滑者为佳。薏苡仁用于食疗方举例如下。

（1）健脾养胃方：适用脾胃虚弱、食欲不振、乏力倦怠、完谷不化、纳呆便溏或放化疗引起的消化功能下降。薏苡仁200克，先泡2小时，党参20克，生花生米及大枣各50克，煮粥。

（2）健脾利水方：用于因脾阳不振、脾失健运引起的湿浊内生、水湿不化、胸水腹水、少尿或泄泻等症。薏苡仁200克、赤小豆50克、高粱米100克，泡2小时后煮粥。

（3）清肺止咳方：可用于因痰热内结引起的发热咳嗽、黄痰腥臭、胸闷气逆或痰中带血。生薏苡仁200克，泡2小时后煮粥至刚熟，加入百合50克、鲜藕50克、白萝卜50克、冰糖少量，再煮20分钟即可。

（三）注意事项

煮食薏苡仁最好先泡两小时，再用武火煮开，文火煮烂，不必放碱以防破坏维生素。注意防潮湿霉变。本品"寒下滑利"，孕妇少用，尿频便秘者少用，也不适合阴虚羸瘦者，以防耗伤阴液，助长虚火。

十二、玉米身价节节高

（一）玉米的功效

玉米的学名称为"玉蜀黍"，在东北、山东地区称"棒子""苞米"。相传八国联军进北京时，慈禧太后与光绪皇帝避难途中饥饿难耐，有人找来窝窝头吃，光绪皇帝甚觉味美，龙颜大悦，正是"饿时吃糠甜如蜜，饱时吃蜜蜜不甜"。太监献上"棒子"请慈禧过目,慈禧认为如此美味之物称"棒子"太俗,能为皇帝解饥应叫"御米",日后在民间流传成"玉米"。

玉米在北方是粗粮,在南方则为饲料。但从药食同源角度说,玉米的性味甘、平,归胃、膀胱经,有健脾益胃、利水渗湿作用。从食疗角度分析,玉米具有多种功能,如开胃、利胆、通便、利尿、软化血管、延缓细胞衰老、防癌抗癌等,适用于高血压、高血脂、动脉硬化、老年人习惯性便秘、慢性胆囊炎、小便不利等疾患的食疗保健,特别是在"富贵病"高发的今天,玉米的身价"节节高"。

玉米以其成分多样而著称,例如玉米含有维生素A和E及谷氨酸,动物实验证明这些成分有抗衰老作用。玉米含有丰富的纤维素,不但可以刺激胃肠蠕动,防止便秘,还可以促进胆固醇的代谢,加速肠内毒素的排出。玉米胚榨出的玉米油含有大量不饱和脂肪酸,其中亚油酸占60%,可清除血液中有害的胆固醇,防止动脉硬化。有人调查非洲从事农业劳动的妇女以玉米为主食,每日大便次数和大便量高于饮食过细的欧美居民几倍,她们很少有大肠癌,可见玉米对防癌的作用之大。还有人统计玉米不但含有丰富的维生素,而且胡萝卜素的含量是大豆的5倍多,也有益于致癌物的抑制。玉米还含有赖氨酸和微量元素硒,其抗氧化作用对预防肿瘤可发挥作用,同时玉米还含有丰富的维生素 B_1、B_2、B_6、烟酸等,对保护神经传导和胃肠功能,预防脚气病、心肌炎,维护皮肤健美是有效的。B族维生素对防止动脉硬化作用很大,在正常生理代谢中,胆固醇在血液中被分解成细小的微粒进入组织被利用,这样就可以不沉积在血管壁上形成动脉粥样硬化。如果饮食得当,补充足够的B族维生素,则会减少胆固醇的沉积,对预防心脑血管病有益。可见,多吃玉米对目前的高血脂、高血压、肥胖症等所谓富贵病是必不可少的。有人介绍玉米和木瓜同时吃对慢性肾炎、冠心病、糖尿病有好处,因为玉米富含纤维素,可刺激胃肠蠕动,木瓜也便于清理胃肠,预防高血压。

(二)玉米的食用方法

玉米须为玉米的花柱,有一定利胆、利尿、降血糖的作用,民间多用以利尿和清热解毒。如慢性肾炎或肾病综合征,可用干燥玉米须50~60克,加10倍的水,文火煎开,每日分3次口服。对糖尿病患者降低血糖也十分有益,只是作用迟缓,以经常饮用为益。

玉米碴及玉米梗芯有良好的通便效果。取玉米碴100克，凉水浸泡半日，慢火炖烂，加入白薯块，共同煮熟，喝粥吃白薯，可缓解老年人习惯性便秘。

新培育的玉米品种很多，如甜玉米、香玉米等可当水果吃，很受欢迎。玉米已从粗粮、饲料跃上餐桌成为美味佳肴，既可当饭又可当菜，如松仁玉米便是道名菜。玉米可煮食、做粥、磨面做成各种食品，方法颇多。难怪慈禧太后在晚年关注保健的同时仍念念不忘吃窝头。现代人光吃细粮也难免吃出病来，不可忽视玉米的保健作用。

（三）注意事项

南方人不爱吃杂粮，营养是不全面的，应增加杂粮，特别应把玉米看成是维护健康的重要食品。吃玉米时应注意嚼烂，以助消化。腹泻者、胃寒胀满者、胃肠功能不良者一次不可多吃，并尽量吃新鲜玉米。玉米容易被致癌物黄曲霉毒素污染，所以玉米储存应干燥、通风，霉烂、变质玉米不可食用。

十三、大豆蛋白植物肉

（一）大豆的功效

在南方，有些农村地方有"二月二、龙抬头，盼雨水、炒金豆"的习俗。相传古时有一年大旱，民不聊生，龙王怜悯众生，私自做主下了一场大雨，救活了百姓，玉皇大帝震怒，把龙王压在山下，称金豆开花之时才有出头之日，于是百姓寻找金豆开花，企盼龙王降雨，形成了二月二"炒金豆""炸黄豆"的习俗。

中国北方及中原大地一般把黄豆称为大豆，并且也有胡豆、毛豆、青大豆、菽等多种称谓。大豆性味甘、平，入脾、胃、大肠经。按祖国医学食疗药膳分析，大豆有益气健脾、下气宽中、润肠通便、利水解毒等作用。作为食疗，可用于脾虚消瘦、气短乏力、胃肠积热、水肿胀满、小便不利、大便燥结、妊娠中毒等中医症候。中医古籍《日用本草》称大豆可"宽中下气，利大肠，消水肿，治胎毒"。中国古代著名药学家李时珍认为大豆可"治肾病，利水下气，制诸风热，活血解诸毒"。

大豆是中国特产，有黄、青、褐、黑等多种颜色的品种。从饮食到制药等多种行业都以大豆为原料，而且大豆的吃法颇多，除炒豆外，还可煮豆、生豆芽、做豆腐、豆豉、腐竹、素鸡、豆酱……流传至今，在民间已积累了丰富的大豆食用方法。

大豆含蛋白丰富，有"植物肉"的美称。有人分析，500克大豆所含的蛋白与1千克瘦猪肉相近，还相当于1.5千克鸡蛋或6千克牛奶。从某种角度分析，大豆所含的蛋白不但高于鱼和肉，而且容易吸收。实验证明，大豆蛋白可抑制化学致癌物引起的大鼠乳腺癌。用大豆制成豆腐，其蛋白吸收率可达90%以上，其次是煮黄豆，而炒黄豆的蛋白利用率则只有一半。豆浆相当于液体豆腐，对于喝牛奶腹泻的人则可喝豆浆来补充蛋白，而且还具有健胃的作用。此外，每100克大豆还含有胡萝卜素220微克、维生素超过20毫克、钙191毫克、锌3.34毫克、硒6.16微克及钾。因为大豆所含水分甚少，可利用的营养素比例很高，所以大豆又有"豆中王""绿色牛奶""营养之花"等诸多美称，难怪旧社会流传着"有钱吃肉、没钱吃豆"的谚语。如今经济条件好了，肉吃多了又得富贵病，于是人们又开始关注吃豆的好处。

大豆含有18%~20%的优质脂肪，要比动物脂肪多了油酸、亚油酸、亚麻酸等不饱和脂肪酸，这些不饱和脂肪酸具有降低胆固醇的作用，这对肥胖者、高脂血症、动脉硬化性心脑血管病的控制十分有利。美国和日本科学家曾经对日本冲绳岛的百岁老人饮食起居做过调查，发现他们长寿原因之一是吃黄豆的量超众，每天吃黄豆的数量达60~120克。相传美、日等发达国家已倡导"豆腐工程"，提倡多吃大豆蛋白，少吃肉食制品，以减少肥胖。

大豆中含有可溶性膳食纤维，对促进肠蠕动、预防大肠癌有益，并可防治习惯性便秘，对老年人的肠蠕动缓慢及大便无力有一定缓解作用。作为大豆异黄酮成分之一的金雀异黄素可抑制多种肿瘤的发生，特别是与激素相关的肿瘤，如乳腺癌、前列腺癌等。还有研究指出，大豆异黄酮含有酚羟基，可减少氧自由基，降低其对生物大分子的损伤，这对预防恶性肿瘤有好处。

大豆皂苷是豆制品特别是豆浆中富含的重要成分，有抗菌消炎作用，可治疗咽炎、结膜炎、肠炎、痢疾等，还有预防动脉硬化、降低血脂的功能。实验研究还发现大豆皂苷对某些化疗药所引起的血清转氨酶升高有拮抗作用，提示大豆可能对某些药物毒性引起的肝损害有保护作用。

大豆富含多种矿物质，含钙和铁不但丰富，而且容易吸收，对因缺钙引起的骨质疏松、肌肉痉挛等症有预防作用，这与中医称大豆有治疗"风痹筋挛，产后风痉"有相似之处，因此，对老人预防骨关节退化及儿童骨骼生长发育也有好处。

（二）大豆的食用方法

大豆用于食疗药膳方举例如下。

（1）健脾益气方：用于因脾失健运引起的食欲不振、消瘦乏力、面色萎黄等症。大豆50克与花生米50克，先泡半日，洗净，与大米100克煮粥，半熟时加大枣20克，煮熟即可。也可酌加白糖或肉松，经常食用。

（2）理气润肠方：用于因气虚或阴液不足引起的习惯性便秘或老年性便秘。大豆50克、黑芝麻50克，先泡半日，洗净与核桃仁50克、小米100克煮粥，经常食用。

（3）养颜润肤方：用于皮肤干燥，肌肤不润，面黄唇黑等症，古书载黄豆有"长肌肤，益颜色"的功能，猪肉皮500克，刮毛去脂，开水煮约10分钟，放凉后切寸段，文火煨成稍黏稠状，大豆100克先泡半日，与肉皮同煮，酌加糖盐等调料，放凉成冻，食用时酌加醋、酱油、香油。

（三）注意事项

进食大豆应适量，多食会腹胀及消化不良。豆浆不生饮、不多饮，也不宜用豆浆冲鸡蛋或用牛奶冲豆浆。应充分煮沸后再喝，因大豆中含有皂角素、抗胰蛋白酶、嘌呤类物质、红细胞凝集素等，会引起身体的不适，充分煮熟后这些成分才能被破坏。豆腐中含嘌呤也多，故痛风者、血尿酸高者、甲状腺功能亢进者不宜多用。

十四、核桃补脑又长寿

（一）核桃的功效

核桃亦称胡桃、台桃，相传张骞出使西域带回，可能与胡茄、胡椒、胡琴等都属于西北民族特产，原为进贡之物，故又称"万岁子"，现产于太行山区、新疆、山东等半山区或丘陵地带，能耐干旱。

核桃号称"长寿食品"，味甘，性温。可补肺益肾、滋阴助阳、润肠通便、止咳定喘。《本草纲目》称："治虚寒、咳喘、腰腿疼痛。"《医学衷中参西录》称其为"强筋健骨之要药"。《开宝本草》称常食核桃可"令人肥健、润肌、黑须发"。以核桃仁入中药，可治疗阳痿遗精、腰酸腿软、失眠健忘、小便频数、气血不足、妇女痛经等症。核桃仁加补骨脂、杜仲治疗肾阳虚衰引起的腰酸、失眠。核桃仁加柿饼可治肺虚咳嗽。

脂肪是人体必需的营养素，中枢神经系统、肾上腺素及性激素对脂肪的依赖更大，肠内有益的细菌要在一定量脂肪存在的情况下才能繁殖。现代研究核桃主要富含脂肪，每100克核桃肉含脂肪63克，与松子仁相当，比瘦肉多近5倍。其所含脂类包括亚油酸甘油酯，并有亚麻酸及油酸甘油酯，对减少胆固醇在血中升高有益，适合动脉硬化、心脑血管疾病患者。核桃含磷脂较高，可维护细胞正常代谢，增强细胞活力，防止脑细胞的衰退，是良好的健脑食品。磷脂中的胆碱可促进肝细胞中的脂肪代谢，从而减轻脂肪肝的程度，给大鼠喂核桃，也证明有降血脂和延缓衰老的作用。核桃中含赖氨酸较多，可升高人血清清蛋白及维持体重，对治疗肿瘤、结核等消耗性疾病有利，并且核桃中含有胡桃醌，对某些移植性肿瘤有抑制作用。核桃仁加大枣，其所包含的营养素十分丰富，对纠正因放化疗引起的血象下降颇有好处。在食管癌高发区，民间有用核桃树枝煮水及青核桃皮治疗肿瘤，疗效尚待观察，也有用鲜核桃树枝煮鸡蛋治疗子宫颈癌的报道，均属民间偏方验方，证明确有疗效尚需较多病例的认真总结。

核桃树全身是宝。核桃树叶煮水熏洗有杀菌和治疗芥癣的作用；核桃树根煮水可治疗便秘；青核桃皮挤汁外擦皮肤对治疗顽癣有效；核桃肉之间的木质隔膜称"分心木"，有健脑补肾治遗尿的功能，分心木加生姜可治疗胃寒呃逆；核桃仁有通便作用，但核桃外壳煮水却可治疗腹泻。

（二）核桃的食用方法

核桃用于食疗药膳方举例如下。

（1）养血生发方：用于血虚引起的须发早白、脱发、头晕等症。核桃250克、黑芝麻100克，慢火炒熟备用。取白糖100克，加水少许慢火熬化，立即加入蜂蜜50克，桑椹子100克，与核桃仁、黑芝麻拌匀，待冷后切块。每日口服2~3次，每次50~60克。脂溢性脱发不宜，糖尿病者及腹泻者不可。

（2）润肠通便方：年迈血虚、血不润肠引起的大便燥结，排便无力。黑芝麻100克，炒熟捣碎与100克熟核桃仁混合，加盐末及香油适量混合，早晚喝稀饭时用。

（3）健脑补肾方：因肾精亏虚引起的脑髓不充、失眠健忘、头晕耳鸣等症。核桃仁300克、枸杞子200克、女贞子200克、炒莲子200克、炒大枣50克，装瓶或罐内，加入低度酒超过中药约3厘米，定时搅动，半月后酌加蜂蜜，每日适量饮用。

（三）注意事项

核桃仁含油成分较高，泄泻及脂溢性皮炎者少用。核桃仁含鞣酸，可与铁剂及钙剂结合降低药效。吃核桃仁时应少饮浓茶。也有报道"多食动气"，故"血热妄行"者少用。

十五、山药是粮又是药

（一）山药的功效

山药在中原大地称"山芋"，广东称"山菇"及"淮山"。在中国古代，山药原名为"薯蓣"，相传唐代宗名叫李豫，宋英宗名唤赵曙，为避讳几经周折才取名山药。据古代故事称，一药农衡山采药迷路，饥饿难忍，一老翁飘然而至，送给山药解饥，从此，药农多日不饿，于是把山药的奇功妙用传遍中原大地，解救饥民于灾难之中。

山药产于河南新乡地区者为佳，因沁阳市古时为怀庆府故称怀山药。山药性味甘、平，归脾、肺、肾经，可益气养阴，滋补脾肺肾。用于脾胃虚弱、纳呆乏力、肺虚久咳、大便溏泻、小便频数、遗精带下、神疲乏力等症。

山药对肿瘤患者有很大食疗作用。山药中含有淀粉酶、多酚氧化酶，可明显促进消化、增进食欲，放疗化疗患者应多吃山药。山药中含有黏液质、皂苷，有润滑滋养作用；胸部放疗的患者常可发生"热毒伤阴"，出现干咳少痰、肺阴受损，多吃山药可滋养肺阴；山药的补虚作用可提高细胞免疫功能，对肿瘤患者的康复有好处。《神农本草经》称山药能"主伤中，补虚羸，除寒热邪气，补中益气力，长肌肉。久食耳目聪明，轻身不饥延年。"现代研究发现，山药的水提取物、怀山药多糖等可纠正化疗药所致小鼠免疫功能低下，提高巨噬细胞吞噬功能，还可诱生干扰素，这与中医的扶正作用是一致的。

山药可以明显改善虚劳症状，所以研制保健食品开发品种很多，应用范围广泛，如利用山药中的黏液多糖与无机盐结合促进软骨等组织保持弹性及关节腔滑润，减少结缔组织萎缩、预防胶原病。还有利用其黏液蛋白和多糖蛋白的成分保持血管弹性，减少脂肪在血管壁的沉积，从而预防心脑血管的动脉硬化。山药参与防治的疾病还有慢性肠胃炎、消化不良、糖尿病、慢性肾炎、小便频数等。有报道适当吃山药，以减少脂肪、肉类食品，有利于减肥，但山药多含淀粉，在体内可以转化为糖，过多食用对减肥不利。山药又能提高食欲，促进消化，故单靠吃山药减肥是没有保证的。

（二）山药的食用方法

山药吃法颇多，蒸熟去皮即可食用，也可煮粥或炒菜，拔丝山药、水晶山药、一品山药也很有名。山药以坚实、粉性充足、洁白为佳，中原大地深秋采挖，收藏至春天最甜，正好可改善春季肝火旺盛伤脾的症状。山药可和诸多食品搭配，例如甲鱼与山药搭配，营养成分较全面，加大了补益肺脾的作用。黄芪与山药搭配，可增强益气健脾的功能，适合脾虚乏力、大便溏泻者。鸭肉与山药搭配，加大了补肾健脾渗湿效果。山药用于食疗药膳方举例如下。

（1）健脾止泻方：适于脾胃虚弱引起的慢性腹泻、消化不良、腹胀消瘦。《本草纲目》称山药可"益肾气、健脾胃、止泻痢……"。小米100克，生薏苡仁50克，慢火煮粥至熟，鲜山药100克去皮切块加入慢火煨熟，稍加糖即可。

（2）补肾壮腰方：张介宾《本草正》一书称山药可"滋精固肾，治诸虚百损，疗五劳七伤……"本方可用于因肾虚肾寒或先天禀赋不足引起的腰膝酸软、下肢无力、遗精早泄、头晕健忘等症。羊肉500克煲汤至肉烂，加入山药500克切块，枸杞子100克，文火炖半小时，酌加调料即可。

（3）益气润肺方：适用于肺肾两虚、肾不纳气、老年体虚的肺癌患者或肺部放疗引起的气短乏力，干咳少痰，厌食消瘦。猪肺或羊肺1具，反复冲洗干净切块，置砂锅炖熟，加入山药300克切块、百合50克、白萝卜50克，调料适量，煲熟即可。

（三）注意事项

山药补而不滞、不热不燥，但有湿邪者少用。山药含糖较高，糖尿病者食之不可过量。烹饪中不可加碱以防破坏营养成分。服糖皮质激素时不宜与山药同用。山药对脾虚引起的大便溏泻有治疗作用，但食量不可过大，吃山药过多反而会促进大便不成形。

十六、保健上品称南瓜

（一）南瓜的功效

相传清朝有位名人，自幼聪明好学，但家境贫寒，拜大学问家丁敬身为老师，拜师时无厚礼相送，只以南瓜相赠，老师欣然受之，于是"南瓜礼"传为佳话。南瓜在东北称倭瓜，还有金瓜、饭瓜、番瓜等诸多称谓。味甘性温，归脾、胃经。补中益气、健脾暖胃、解毒止痛。用于久病体虚、脾胃虚寒引起的乏力倦怠、胃寒纳呆、食少腹胀、少尿水肿等症。南瓜瓤可清热、利湿、解毒。南瓜肉还有养心宣肺的作用。南瓜含有人体造血必需的微量元素钴，它是构成血液中红细胞的重要成分，用钴合成的维生素B_{12}是治疗巨细胞性贫血的重要药物。有研究称，每天只要3微克维生素B_{12}，就能防止恶性贫血及乏力、麻痹等虚弱表现。当土壤中缺乏钴时，所生的植物也缺钴，以这些植物为生的动物和人也会缺钴。美国佛罗里达州及澳洲因此曾有数千头牛羊因贫血而死亡，在土壤中加入钴则可避免这种现象。在中国，人们可以从食物中得到钴，除南瓜外，芝麻、绿豆、花生、香蕉中含钴也较丰富。南瓜还含丰富的膳食纤维、维生素E、维生素C、维生素A、胡芦巴碱等物质，每100克南瓜含胡萝卜素2.4毫克。国外研究称，多吃南瓜对防治糖尿病、高血压有益，对肝肾疾病及肝硬化有辅助治疗作用。南瓜含锌丰富，有利于人体生长发育，南瓜所含果胶尚有保护胃黏膜、促进肠蠕动功能。一些地区把南瓜当成减肥和美容食品，甚至在日本还曾掀起"南瓜热"，把南瓜奉为"蔬菜王"。在中国，民间曾以南瓜充饥，现在也奉为果菜的"上品"，餐桌的佳肴。

南瓜中有多种成分对防癌有用，例如含有丰富的膳食纤维和大量果胶，有利于干扰大肠内致癌物的形成；南瓜还含有分解亚硝胺的酶，可消除有害物质的致突变作用；南瓜中还含有微量元素钼和锌，有些研究提示可预防某些肿瘤。机体缺锌可表现T淋巴细胞功能不全，影响生长发育。有人从多个国家膳食摄入情况调查，缺锌与白血病、前列腺癌、乳腺癌等肿瘤相关。还有人观察南瓜子含有某些活性成分可以消除前列腺肿胀，对治疗早期前列腺肥大，预防前列腺癌有一定作用。

（二）南瓜的食用方法

南瓜用于食疗药膳方举例如下。

（1）健脾益气方：用于脾胃虚寒，中气不足引起的体虚乏力、四肢酸软、食少纳呆及放化疗引起的全身虚弱。排骨500克炖八分熟，南瓜500克切块，栗子200克去皮加入文火炖熟。

（2）健脾利湿方：用于因脾虚引起的水湿内停、痰饮不化、食少胀满、少尿水肿等。生薏苡仁的100克、绿豆100克先泡半日，然后煮粥至熟，南瓜200克切块，大枣少许加入，文火炖熟即可。

（3）补虚养胃方：因久病体虚或肿瘤疾患引起的食欲不振、倦怠乏力、面色萎黄等症。成熟南瓜一个约500克洗净，完整切下顶部做盖，用匙从上部挖净瓜瓤。生鸭蛋2个，肉末少许与大米、盐、味精等调料混合，装入南瓜内至2/3，再加满水，上笼蒸熟，盖上南瓜顶盖即可上盘，整个南瓜及米饭均可食用。

（三）注意事项

多吃南瓜会壅滞生温，故气滞胀满、胃热痞闷者不宜；少与羊肉共食；痈疽、热痢、痘疹者慎。也有报道称南瓜与螃蟹同食会增加中毒的机会，应予小心。

十七、冬吃萝卜赛人参

（一）萝卜的功效

萝卜也称莱菔、菜头、芦菔、萝白、紫菘、温菘、土酥等，祖国大地广为栽种。相传三国时曹操领兵南下，兵丁人等多患瘟疫，危难之时百姓送来萝卜终得解脱。还传唐朝时女皇武则天吃了洛阳的萝卜菜颇有赞许，定为宫廷筵席的第一道菜，流传后世称为"洛阳燕菜"。民间把萝卜当成看家菜，有"冬令萝卜小人参"和"冬吃萝卜夏吃姜"之说。

萝卜品种繁多，如白萝卜、红萝卜、青萝卜等，但民间俗称的黄萝卜，一般指胡萝卜，不在此说之列。萝卜味甘、辛，因品种不同其性凉、性温各有其说，入脾、胃、肺经。具有下气宽中、消积导滞、止咳化痰等功能，适用于胃气上逆、食积胀满、咳嗽痰阻等症。《日用本草》称："宽胸膈，利大小便，熟食之，化痰消谷；生啖之，止渴宽中。"《名医别录》称："主利五脏，益气。"《随息居饮食谱》称"治咳嗽失音，咽喉诸病。"萝卜的种子称莱菔子，是下气、祛痰、化积的常用中药，但在食疗药膳中加入莱菔子的机会不多。

萝卜中含有丰富的木质素，用这种木质素喂养荷瘤小鼠，可明显抑制肿瘤生长，并能使巨噬细胞活性增加，有利于抑制肿瘤生长。萝卜中含有芥子油和大量粗纤维，都可以促进肠蠕动，防止便秘，减少大肠中毒素的自我吸收，有利于预防大肠癌。萝卜中维生素 A 和维生素 C 都很丰富，加之含有糖化酵素，有利于致癌物亚硝胺的分解。

萝卜不但理气降逆，而且助消化吸收功能明显，因萝卜含有大量的消化酶，有利于淀粉、脂肪等食物的消化和吸收，加之粗纤维和芥子油的促进肠蠕动，有利于增进食欲及新陈代谢。肝癌或消化道肿瘤患者，以及放疗化疗引起的食欲减退，大便秘结，免疫功能低下或咳嗽痰喘者，多吃萝卜是有益的。由于萝卜有"下气降逆"的作用，气血两虚的人多吃萝卜容易感到乏力，所以吃萝卜时多配以补益食品，如在炖羊肉、猪肉、鸡肉时加入萝卜，可减少滋腻，又助消化。

萝卜的药用民间流传颇多，如红萝卜煎汁可发汗，治风寒感冒恶风无汗者；萝卜汁有预防胆结石作用；白萝卜捣烂如泥外敷局部治腮腺炎；常饮鲜萝卜汁有缓慢降血压作用。萝卜种类较多，成分也有差异。胡萝卜素、核黄素含量以白萝卜为多，烟酸含量以红萝卜为多，磷及维生素 C 以心里美萝卜为多。

（二）萝卜的食用方法

萝卜用于食疗药膳方举例如下。

（1）健脾理气方：用于中焦气滞、脾胃虚弱、运化无力或肿瘤患者放疗化疗所致的疲乏无力、食欲不振、停食不化、脘腹胀满等症。猪或羊肉300克切块、橘皮少许加入炖熟，加入白萝卜300克，切块，酌加盐、胡椒等，吃肉喝汤。注意不加酱油，花椒、大料、姜、桂皮等辛温发散之物少放。

（2）化痰止咳方：用于痰涎壅盛引起的气喘咳嗽、胸闷痰多、肺气不降。排骨500克、甜杏仁50克砂锅慢火炖熟，海带水发100克切块，白萝卜300克切块，慢火煨开半小时以上，酌加调料及香油，吃菜喝汤。

（三）注意事项

萝卜"下气宽肠"，气虚及泄泻者不宜多吃。萝卜皮含钙丰富，入膳最好不削皮。民间相传萝卜解中药，最好与服中药间隔2小时以上再吃萝卜。一般不与人参、地黄、首乌及葡萄等水果同食。还见有报道萝卜与蛇肉不同食，以减少中毒的机会。对缺碘引起的地方性甲状腺肿患者，不主张萝卜与橘子同吃，因为属于十字花科植物的蔬菜有的可产生抗甲状腺的物质——硫氰酸，橘子代谢物又可促进硫氰酸对甲状腺功能的抑制，从而诱发和加重甲状腺肿，所以吃完萝卜后不要马上吃橘子。

十八、花菜防癌又强身

（一）花菜的功效

花菜学名花椰菜，何时传到中国尚不可考，据传地中海东岸曾广为栽种，传入中国江浙、两广地区后迅速在南北各地广为种植，产量颇大。在德国生物学家科赫发现结核菌前后，肺结核曾有大流行，欧洲人便用花菜汁制成治疗咳喘的药物，便宜而有效，称为"穷人的医生"。现代中国又用包心菜提取维生素U治胃病，这两种菜真像一对十字花科植物的"孪生兄弟"，为医学做了重大贡献。

花菜分白色和绿色两种，北京称"菜花"，但与油菜花易混淆，故称花菜为妥。花菜性平味甘，有强肾壮骨、补脑填髓、健脾养胃、清肺润喉作用。适用于先天和后天不足、久病虚损、腰膝酸软、脾胃虚弱、咳嗽失音者。绿菜花尚有一定清热解毒作用，对脾虚胃热、口臭烦渴者更为适宜。

花菜营养丰富，质体肥厚，蛋白、微量元素、胡萝卜素含量均丰富。每100克花菜含蛋白2.4克、维生素C 88毫克，分别是北京大白菜的2.2倍和4.6倍。花菜是防癌、抗癌的保健佳品，所含的多种维生素、纤维素、胡萝卜素、微量元素硒都对抗癌、防癌有益。其中绿花菜所含维生素C更多，加之所含蛋白质及胡萝卜素，可提高细胞免疫功能。花菜中提取物萝卜子素可激活分解致癌物的酶，从而减少恶性肿瘤的发生。国外研究还发现花菜中含有多种吲哚衍生物，能降低雌激素水平，可以预防乳腺癌的发生。脾虚胃弱的胃肠癌、乳腺癌患者应提倡多吃花菜。

（二）花菜的食用方法

花菜用于食疗药膳方举例如下。

（1）滋阴解毒方：用于热毒伤阴引起的胃热、口苦、咽干舌燥、不思饮食、头痛目赤或放疗引起的气阴两虚等症。绿花菜250克，掰小块洗净，白木耳50克先泡，菊花少量，冰糖少许，文火煲约半小时，拣出菊花，放凉后即可食用。

（2）补肾强身方：适于脾胃虚弱引起的腰膝酸软、头晕耳鸣、纳谷不香或放化疗引起的面色晦暗、乏力倦怠等。猪或羊肾1对，剖开去筋膜，冷水泡半日。黑木耳100克凉水泡开，花菜200克掰小块，洗净开水焯过。猪或羊肾切丁，与黑木耳爆炒，酌加姜、蒜末及盐，炒至八分熟时加入花菜，翻炒至熟即可。

（3）益气止咳方：用于肺气不足，肾不纳气引起的咳嗽气短、痰喘乏力、干咳少痰、腰酸腿软、消瘦乏力等症。花菜200克、百合100克、杏仁50克、冬虫夏草10克煲汤，起锅时打入柴鸡蛋2个，加湿淀粉少量，酌加调料即可。

（三）注意事项

花菜烹饪时爆炒时间不可过长，也不耐高温长时间处理，以防养分丢失及变软影响口感，不如热水短时焯过之后加调料食用。购买花菜时也应注意，为使花菜色白鲜艳，偶见菜农用硫黄熏制，此举恐违反卫生要求。加工花菜时，先用手掰成小花瓣，以求得花瓣完整，花托鲜嫩，也可食用，较长的花托应用刀横切成片，可与花瓣同炒。

一般不主张花菜与黄瓜同炒同炖，黄瓜中含有维生素C分解酶，容易破坏花菜中的维生素C，但花菜色白，黄瓜带有绿色，两菜搭配，为外观增色，最好分开煸炒，然后混合装盘。

十九、大蒜虽辣药用广

（一）大蒜的功效

大蒜也叫荤菜、独蒜、胡蒜等。原产于欧洲南部和中亚，古代埃及、罗马栽种已供药用，我国栽培大蒜已有两千多年的历史。大蒜药性辛、温，入脾、胃、肺经，可行滞、消癥、暖胃、解毒、杀虫。可治疗饮食积滞、胀满肿闷、脘腹冷痛等症。每当瘟疫流行，民间便用大蒜杀菌解毒。相传古时一位将军指挥士兵攻城，但城内正流行瘟疫，如果进城，部队将面临全军覆没的危险，将军命令士兵大量吃蒜，终于获得全胜。第二次世界大战时，英军购买数千吨大蒜，以弥补抗生素的不足，有效地维护了士兵的健康。古罗马人曾用大蒜提取物治疗伤风感冒、麻疹等疾病。古时印度人曾用大蒜增加智力，现代南非有人用大蒜提取物治疗儿童艾滋病合并的口腔感染，也有一定疗效。

大蒜含有挥发性物质，约占0.2％，主要是10余种硫醚化合物，其中大蒜素约占76％。大蒜素对葡萄球菌、肺炎球菌、结核杆菌，甚至某些耐药菌和真菌也有抑杀作用，真可称为"植物抗生素"。大蒜成分复杂，除含有硫醚化合物外，还含有多种糖类、氨基酸、维生素、脂类、微量元素及钙、磷等，具有多种生物活性，可增进食欲，促进胃液分泌，对防治高血脂、高血压、高血糖有益。用大蒜杀菌，捣碎才能发挥作用，让有效成分溢出细胞外，挥发物质才能杀菌。

大蒜对防癌也显示出苗头，山东的大蒜产区胃癌发病率就低于领近地区。研究发现，大蒜素可抑制致癌物质亚硝胺在胃内的合成，进一步分析还发现大蒜含有丰富的硒和锗，是预防肿瘤的重要成分。硒是重要的抗氧化剂，对维护细胞的正常代谢起重要作用，动物实验表明，硒对致癌物诱发的肿瘤有对抗作用。我国流行病学调查还发现，肝癌高发区人血硒含量偏低，易患癌的人群其头发中硒的含量也偏低。一般蔬菜、水果中硒的含量不高，大蒜、洋葱、蘑菇等食品可弥补这个不足。还有研究认为大蒜中含硫化合物有促进巨噬细胞和T细胞功能的作用，从而可增强细胞免疫调解，这也对防治肿瘤有利。新西兰科学家还发现大蒜中含有一种叫二硫化烯丙醛的物质，它可以产生清除肠道致癌物的酶，从而可预防肠道的恶性肿瘤。日本人研究认为大蒜含丰富的锗，对防止癌细胞的扩散很有作用。

（二）大蒜的食用方法

民间按大蒜皮色分为紫皮蒜和白皮蒜。山东苍山大蒜，北京紫皮蒜，杭州的白皮蒜都有一定名望。大蒜料理十分丰富，生食辛辣芳香，蒸、煮、煎、焯后辣味减少，香味增加。大蒜在烹饪中主要做调料，虽为"配角"但吃法颇多，而且在民间流传久远，颇具地方特色。有人介绍大蒜与黄瓜同吃，既可抑制糖类转变成脂肪，又可降低胆固醇，对减肥大有好处。凉拌黄瓜多加蒜泥，清香可口，不妨一试。大蒜用于食疗药膳方举例如下。

（1）糖醋蒜：健脾开胃，化积利咽。老陈醋加糖熬开放凉，鲜蒜剥皮晾1~2天，放入醋内封口，放阴凉处10~15天即可食用。一般年底操作，春节时吃饺子可蘸醋吃蒜，称"腊八蒜"。鼻咽癌放疗者常咽干、口淡，影响食欲，用糖醋蒜可刺激口腔唾液分泌，缓解口干，增加食欲。

（2）绿茶蒜：清热解毒，利水消肿。用于瘟病毒邪、咽喉肿痛等症，绿茶约3~4克加水400毫升烧开，加糖少许放凉，大蒜4~5瓣捣泥兑入混匀，频频下咽，分次于当日喝完。注意不可久存以防变质，变质时大蒜氧化变绿，不可再食。

（3）鸡蛋蒜泥：温胃祛寒，理气降逆。用于胃寒腹冷、厌食呕逆。鸡蛋4个煮熟去皮，加入花椒、大料、桂皮、干姜文火慢煮约1小时，取出捣碎放凉。大蒜6~8瓣加盐捣烂成泥，与鸡蛋混匀当菜吃，可治胃寒疼痛、胃气不降。每次吃1个鸡蛋即可，多吃影响食欲。

（三）注意事项

大蒜辛温，辛能耗散气血，故气血亏虚者少用。温能助火，故肺胃有火、五心烦热者不可多用。进食大补热药时最好不与大蒜同用，以防生热助火，热上加热。平素有口臭、狐臭、暴发火眼、青春痘较重者应少用大蒜。蒜、葱等辛温之物也不宜与蜂蜜同食，以免引起腹部不适或腹泻，给全身带来不适。

大蒜有效成分多易挥发，长时间高温加热会有损失。大蒜打碎成泥容易氧化变绿不宜久存，应于当日吃完。大蒜对胃黏膜有刺激，一次不宜多吃，也不宜空腹吃。吃蒜后的口腔异味可嚼茶叶缓解，或在吃蒜后多吃香菜、黄瓜等，并及时漱口，对清除口腔异味有一定作用。

二十、多吃洋葱别怕呛

（一）洋葱的功效

洋葱也称玉葱、圆葱、葱头、胡葱，原产于西亚地区，后成为欧美餐桌的主料，人称"菜中皇后"。据称古埃及公元前3000多年已开始吃洋葱，法国一位名厨曾说，没有洋葱，烹饪技术也随之消失了。俄罗斯的传统食品不但用洋葱做汤，还用洋葱包饺子。瑞士有洋葱节，膜拜洋葱，祈求幸福，把洋葱当成神的化身。相传美国独立战争时，士兵患痢疾，几乎丧失战斗力，最后靠洋葱恢复了健康，赢得了胜利。在中国，洋葱并非"宠儿"，切洋葱会呛得流泪，不免还会口出微词。洋葱在中国餐桌上的地位远不如在外国高，但牛肉与洋葱一搭配，不论是在国内国外，都认为是既营养丰富，又助消化的膳食。

按中医理论分析，洋葱性温味辛，可温通解表，发散风寒，燥湿解毒。用于外感风寒、身痛无汗、胃寒纳呆、食积胀满等症。洋葱是良好的天然抗癌食品，经化验证实，洋葱与大蒜相似，都含有"蒜素"及硫化硒，能够抑制致癌物质亚硝胺的合成，还有促进吞噬细胞破坏癌细胞的功能。洋葱中还含有"栎皮黄素"，也是近年发现的天然防癌抗癌物质。洋葱中所含谷胱甘肽也不少，对防癌抗癌也起重要作用。

对肥胖者来说，洋葱对预防所谓"富贵病"颇有益处，洋葱含有黄尿丁酸，可使细胞更好利用糖分，从而降低血糖。洋葱也含有前列腺素A，可扩张血管，减少外周血管阻力，促进钠的排泄，使增高的血压下降。洋葱中还含有二烯丙基硫化物，有预防血管硬化、降低血脂的功能。在洋葱中还能检测到含槲皮素类物质，在黄醇酮诱导下所形成的苷有利尿消肿作用，这些与肥胖、高血脂、动脉硬化等症的预防有益，这与中医理论称洋葱有燥湿解毒功能有相近之处。

国外有人以洋葱喂大鼠发现骨密度有所增加，这对切除卵巢和绝经后妇女预防骨质疏松有用，因此希望能开发出预防骨质疏松的药物。洋葱中含硫的化合物较多，有利于血液净化和颜面血管扩张，硫化物又有利于皮肤润泽，堪称"美容食品"，加之有利于减肥，故多吃洋葱尤其有利于妇女健美和防病。

（二）洋葱的食用方法

洋葱用于食疗药膳方举例如下。

（1）解表散寒方：用于外感风寒引起的头痛、鼻塞、身重、恶寒、发热、无汗。可口可乐500毫升，加入洋葱100克切丝，生姜50克切丝，红糖少量，慢火烧开约5分钟，趁热频频饮之。

（2）醒脾健胃方：用于脾胃虚寒、运化不足引起的食少纳呆、上腹不适、脘腹冷痛、厌食呕逆等症。瘦肉100克切丝，加姜丝煸熟，洋葱100克切片，萝卜50克切丝，盐及调料一并加入，大火翻炒即可起锅。

（3）燥湿解毒方：用于贪食荤腥厚味、脾虚湿困、瘀毒内阻引起的肥胖、高血脂、下肢水肿、痰多胸闷等症。高粱米及生薏苡仁各100克，凉水泡4小时后慢火煮粥，待米烂时，南瓜100克切块，洋葱100克切丁入粥同煮至熟，甜咸自调。

（三）注意事项

洋葱辛温发散，阴虚盗汗者少用。如潮热多汗、虚烦少眠、五心烦热等应避免温燥之品，以防伤阴助火。有报道称，洋葱与蜂蜜"相克"，同食对眼睛不利。洋葱辛温，胃火炽盛者不用，过多食用会胃肠胀气。洋葱炒食不可加热过久，应洗后再切，不可切后再洗，切开后不可放置过久，也不可用盐腌制，如上均为防止营养成分的流失。进食洋葱会在口腔内留下令人不快的气味，特别是凉拌洋葱吃后气味更大，应注意饭后漱口，以茶水含漱及多吃黄瓜，香菜有利于减轻气味。

二十一、补血圣药话阿胶

（一）阿胶的功效

阿胶一味传统中药，在我国已有2000年的生产历史，最早记载于《神农本草经》，被列为上品。根据很多古书的记载可知古代阿胶原料用牛皮、驴皮及其他多种动物皮类制成。到唐代，人们逐渐发现用驴皮熬制阿胶，药物功效更佳，遂改用驴皮，并沿用至今。在我国的药典中规定以驴皮熬制的胶为阿胶正品。从产地来说，山东东阿生产的阿胶颜色乌黑，透明光亮，无腥臭气，经夏不湿软，被认为是品质较好的产品。

阿胶的主要成分有胶原蛋白、10余种氨基酸和钙、硫等多种矿物质。胶原蛋白是一种无脂肪的高蛋白，且不含胆固醇，是一种天然营养型的食品增稠剂。食用后既不会使人发胖，也不会导致体力下降。胶原蛋白还是一种强有力的保护胶体，乳化力强，进入胃后能抑制牛奶、豆浆等蛋白质因胃酸作用而引起的凝聚作用，从而有利于食物消化。阿胶水解可产生18种以上氨基酸，其中赖氨酸、精氨酸、组氨酸都是人体营养必需的重要物质。

中医认为阿胶是滋补的上品，其性甘味平，归肺、肝、肾经，主要有以下功效与作用。

（1）补益气血：早在2000多年前，药物学专著《神农本草经》就把阿胶列为上品，认为它是滋补佳品，且适宜于久服。明代著名药物学家李时珍总结了前人经验，强调阿胶的主要功用在于滋阴补血。阿胶是补肺要药，而肺为血之上源，补肺可以从根本上解决血的源泉不足问题，能收到良好的补益气血效果。尤其是冬令进补时，人们将阿胶与人参、鹿茸一并称为"补身三宝"。

（2）增强体质：阿胶有滋阴养血的功能。中医所说的阴，指的是机体的主要物质成分。阿胶内含丰富的蛋白质，属动物类胶原蛋白，对人体有亲和力，对补阴养血有特殊的作用。现代实验显示，阿胶能显著增强实验动物的耐力，有显著的抗疲劳作用。人们的服食经验也证明，坚持长期小剂量地服用阿胶，能增强体质，提高机体的抗病能力。

（3）强心补肺：中医认为心主血，心的功能需要血的充养。阿胶为补血要药，经常服用阿胶，可以增强心功能。现代有人用内毒素休克狗做实验，证明阿胶有明显降低血液黏稠度的作用，可改善微循环，使升高的动脉血压能较快地恢复到常态。实验表明，阿胶能够显著提高动物的耐缺氧能力和耐寒能力。阿胶是补肺要药，实验显示，阿胶可减轻肺血管的渗出性病变，长期服用可滋养肺阴，提高肺功能，增强防御呼吸道疾病的能力。在众多的中医方剂中，以阿胶为主要成分的补肺阿胶汤、炙甘草汤、加减复脉汤等，均是著名的补心补肺的验方，在祛病强身中发挥着独特的作用。

（4）强筋健骨：阿胶能补血生津，血能养筋，津液能润滑关节，充实骨髓、脊髓、脑髓，故能强筋健骨、流利关节、增加抗风湿能力。阿胶能祛除骨关节疾病，提高运动功能，是先人长期实践的经验总结。因此，人到中年以后，服用阿胶有助于坚筋骨，避免骨质疏松，使人关节灵活、身轻体健。

（5）美肤养颜：阿胶具有滋阴补血、补肺润燥的功能，所以更有利于滋润肌肤，美容养颜，历代被作为女性美容佳品。服用阿胶之所以使肌肤光泽，是因为阿胶对皮肤有营养作用，并能促进钙的吸收。阿胶是由动物驴的皮熬制的，含有丰富的胶原蛋白，又可作为人体必需氨基酸和微量元素的重要补充来源，起到延缓皮肤衰老的作用。由此可知，阿胶对肌肤的营养作用是值得肯定的。

（6）善治血症：贫血可表现为疲倦无力、面色苍白、心慌气短、失眠头晕等，检查可见外周血液中血红蛋白量、红细胞数和血细胞比容低于正常。阿胶为血肉有情之品，取单味阿胶用黄酒炖服，即可取效，如与党参、黄芪、当归、熟地黄等补气养血药物同用，收效明显。据现代药理研究，阿胶具有提高红细胞数和血红蛋白量、促进造血功能的作用。阿胶还有止血功效，呕血、咯血、血淋、尿血、便血、血痢等一切失血之症，亦可常用阿胶止血。

（二）阿胶的食用方法

阿胶的传统用法是烊化服用，用黄酒或煎好的中药汤汁溶化后服用。在日常养生保健中也可单独服用：取阿胶250克，砸碎。然后，放入汤盆或较大的瓷碗中，加黄酒约250毫升，浸泡1~2天，至泡软。再取冰糖200克，加水250毫升化成冰糖水，倒入泡软的阿胶中，加盖，最后置盛胶容器于普通锅或电饭煲内，水浴蒸1~2小时至完全溶化。将炒香的黑芝麻、核桃仁放入继续蒸1小时，搅拌，成羹状。取出容器，放冷，冰箱存放。每天早晚各服一匙，温开水冲服。大约可服用1个月。因为东阿阿胶性质比较平和，且药食两用，是适合长期服用的一种滋补品，《神农本草经》就有阿胶"久服轻身益气"的说法，因此，只要服用后没有明显不适感受，常年服用阿胶产品是一个很好的养生习惯。

（三）注意事项

服用阿胶应注意以下问题：阿胶药用时一般用量为3~9克，宜饭前服用；感冒时不要服用，不要同时喝茶水和萝卜；女性月经期间服用如出现经量变化请停止服用或减量服用；药品性状改变可出现异味变质时禁止服用。

二十二、辣椒开胃辣也香

（一）辣椒的功效

辣椒也称辣子、辣角、番椒等，以辣味浓烈及皮薄以区别于青椒或甜椒。辣椒原产于南美洲热带地区，墨西哥是著名产区，大约明朝末年传入中国，在世界广为种植，且消耗量大。我国西南、西北、湖南、东北的延边等都喜欢辣椒，民间有"无辣不吃饭、无椒不成餐"的谚语，云南的拉祜族还有专以辣椒待客的习惯。辣椒在中国约40余种，以四川的"朝天椒"，即小辣椒为最辣。川菜的著名调味品"三椒"，即指"辣椒、花椒、胡椒"。

辣椒也是中药"五味"中"辛"味的代表，性温，入脾、胃经。可温中散寒，健脾开胃，祛风湿，消食积。用于寒凝中脘引起的腹痛、吐泻、关节冷痛等。《食疗宜忌》称："温中下气，散寒除湿，开郁祛痰，消食杀虫解毒。"

现代医学研究辣椒中含有辣椒素，它不但产生椒味，而且会刺激胃肠蠕动、促进消化液的分泌、抑制肠道内异常细菌的发酵、消除肠道内的积气，所以吃辣椒可增加食欲、促进消化功能。辣椒素还可以促进血液循环，使心跳加速、血管扩张、面红多汗，缓解手足发凉、畏寒恶风症状，可温中散寒，辛温解表，发汗退热，治疗风寒感冒。我国地处潮湿地区居民多有吃辣椒的习俗，特别是冬天阴冷潮湿，多吃辣椒对于预防风寒湿痹很有好处。

流行病学调查发现，东南亚和印度有些地区吃辣椒多，但癌症病人少，故有人注意辣椒中所含的辣椒素等抗氧化物可阻止致癌物的致突变作用。干辣椒中富含维生素A及维生素C，都对防癌十分有益，但吃辣椒应适量，过多食用可能适得其反，有害无益。

民间用辣椒减肥，已早有人注意到，喜食辣椒的朝鲜族及我国的四川、云贵、湖广地区人体型多苗条，可能与他们离不开辣椒有关。多吃辣椒究竟如何减肥，机制尚不太清楚，可能不是多吃辣椒的单一因素。但吃辣椒会增加人体的新陈代谢，使人感到全身发热、血管扩张、心率加快、汗出涔涔，这就加速了身体能量的分解代谢，减少脂肪在体内的贮存，对减肥是有益的。但辣椒又能增进人的食欲，提高胃肠的消化功能，如果用吃辣椒减肥，反而饭量大增，则也会使减肥一举不得，前功尽弃。

民间用辣椒外敷治疗多种疾病。如辣椒研粉用酒或醋调和，外涂局部可用于关节、肌肉的风湿寒痛；朝天椒加姜泡白酒局部外敷，可治头发斑秃；凡士林加热溶化后加入辣椒和樟脑外涂治冻疮。

（二）辣椒的食用方法

辣椒吃法很多，生食、干制、煎炒、凉拌、腌渍均可，且多有地方民族习惯和特色。解放以前河南一些贫困地区只用红辣椒做下酒菜，可称得上是热上加热。但朝鲜风味的辣泡菜或朝鲜冷面则虽辣又有"清凉"的感觉。辣子鸡丁、生煸辣椒、新疆的过油肉等都可显示辣椒的风采。

（三）注意事项

吃辣椒也颇有讲究，阴虚火旺体质者或燥热多汗者及孕妇不宜多食。辣椒可刺激胃黏膜充血疼痛，故胃炎、溃疡、胃肠出血、咯血、咽喉肿痛、暴发火眼、疮疖感染、痔疮等热症不宜用辣椒。辣椒虽可减肥，但又能刺激食欲，增加饭量，应权衡利弊。辣椒的成分有抗凝血作用，又可破坏维生素K，故应用维生素K和止血药时不应吃辣椒。辣椒是维生素C高含量的食品，但是红萝卜中的维生素C酵解酶，黄瓜中的维生素C分解酶，动物肝脏中的铜、铁离子均可破坏维生素C，故辣椒不宜与上述食品搭配。辣椒可促进局部血液循环，但刺激很大，故外用时破溃处不用，皮肤易过敏者慎用，对红肿热痛的局部炎症也不适合辣椒外用。

二十三、滋阴健脾西红柿

（一）西红柿的功效

西红柿是蔬菜也是水果，是食品也当药用。西红柿亦称番茄、番李子、洋柿子等。原产于南美洲，相传16世纪英国公爵旅游时带到欧洲，也可能是从西部传入中国，故称番茄。西红柿可生吃、炒菜、榨汁、做酱，人称"蔬菜中的水果"，遍及世界，颇受世人称赞。

用祖国医学药膳理论分析，西红柿性微寒，味甘、酸，入脾、胃、肝经。可养阴生津，健脾养胃，平肝清热，适于热病伤阴引起的食欲不振、胃热口渴等症。现代医学检测，西红柿含丰富的维生素C，每100克西红柿含11毫克维生素C，是苹果的2.5倍，维生素PP含量在果蔬中也名列前茅，还含有胡萝卜素0.31毫克。此外，除含钙、磷、铁外，还有较多的苹果酸、柠檬酸和叶酸。

有关西红柿的饮食防癌作用有多种说法。香港《快报》曾报道番茄红素可保护人不受汽车尾气及香烟中致癌物的侵害。番茄红素也是一种抗氧化剂，可抑制某些致癌物的氧自由基，防止癌的发生。西红柿还含有谷胱甘肽，具有推迟细胞衰老、降低恶性肿瘤发病率的作用。国外研究还发现西红柿提取物有降低前列腺癌患者特异性抗原（PSA）的作用，提出前列腺癌患者多吃西红柿是有益的。也有人认为西红柿含有的这种被称为红素的物质，它具有前列腺、肾上腺的亲和力，促进雄性激素的分泌，维持某些激素分泌的平衡，并对某些部位的肿瘤侵犯有保护作用。还有研究表明这种提取物有清除体内不正常细胞的天然功能，对体外培养的口腔癌细胞也有杀灭作用。

西红柿因其高营养、低价格、味道美而享有"平民水果之王"的美称。《陆川本草》一书记载西红柿具有健胃消食、治疗食欲不振的作用，这可能与含有的苹果酸、柠檬酸有关，这两种成分可刺激食欲、促进胃酸分泌、帮助消化、增强胃肠的吸收功能。消化功能较差或多食荤腥油腻食品的人，在饭后进食西红柿是有好处的。肥胖者、高胆固醇血症者养成常吃西红柿的习惯，对减肥降脂有益，这又是西红柿中所含果酸的功劳。西红柿中还含有番茄碱，动物实验证明其可明显降低组织胺所致毛细血管通透性升高，具有抗炎作用。加之西红柿中还含有丰富的核黄素、抗坏死血酸、维生素A、维生素K等，对防治牙龈出血、口腔溃疡是有好处的。西红柿汁加西瓜汁混合饮用对退热及预防中暑有一定作用。

（二）西红柿的食用方法

西红柿用于食疗药膳方举例如下。

（1）养阴生津方：用于因胃阴不足或头颈部放疗引起的口干咽燥、食欲减退、烦热口渴、舌红少苔。西红柿200克洗净，开水浇烫去皮，捣烂后加冰糖适量，置冰箱冷藏室内放凉备用，饭后可不拘时间频频食用。

（2）清胃健脾方：用于因胃热或贪食荤腥厚味以及饮酒过量引起的脘腹胀满、呃逆厌食、口臭烦渴等症。苦瓜100克，开水焯后切片，素油少许烧开，将苦瓜煸熟，西红柿洗净切月牙片同炒，酌加盐及调料、味精少许化开，与蒜末同时加入，翻炒后起锅。

（3）凉血止血方：用于因血热、毒火或头颈部放疗引起的口腔溃疡、牙龈肿痛、黏膜出血。鲜藕100克切片，黑木耳水发50克，用砂锅清水煮开约半小时，西红柿200克切片放入，酌加盐、味精等调料再煮10分钟，鸡蛋1个打蛋花成汤。

（三）注意事项

不成熟的青西红柿含龙葵碱，多吃会中毒，故不应食未熟透者。西红柿偏凉，脾胃虚寒者不宜。生食西红柿最好在饭后用，以免空腹刺激胃肠，避免与胃酸结合成不易消化的物质引起胃脘不适。也有人建议，西红柿不与黄瓜同食，以避免黄瓜中所含成分破坏西红柿中的维生素。

番茄红素有诸多生理作用，在化学结构上，与维生素A相似，是脂溶性营养素，故用油炒西红柿，番茄红素的吸收率会提高。番茄红素是一种类胡萝卜素，很易发生氧化反应，日光直接照射半日，则番茄红素会损失大半，并且铜、铁离子对番茄红素的破坏力也较强，故加工西红柿时，尽量避免暴晒，不用铜、铁锅加工西红柿。

二十四、百果之宗吃雪梨

（一）梨的功效

梨的称谓很多，古代称为蜜父、快果、玉乳等，并有"百果之宗"的美称。梨的品种繁多，产地各异，各具特色，如山东的莱阳梨、新疆的库尔勒梨、天津的雪梨、安徽的砀山梨、河北赵县雪花梨及日本的水晶梨、澳洲的啤酒梨等不胜枚举。据说世界果品市场上，苹果、梨、橙称为"三大果霸"，梨的产量仅次于苹果，居第2位。

古代书籍中有很多关于梨的描述。《后汉书·孔融传》记载，东汉大文学家孔融4岁时分梨，大的送兄长，小的自己吃，留下了"孔融让梨"和"推梨让枣"的典故。古时《咏梨》有"寻芳尚忆琼为树，蠲渴因知玉有浆"的佳句。传说唐朝宰相魏征之母咳嗽日久，又惧怕中药味苦，于是在中药中加入梨和糖，做成梨膏糖，甘甜适口，终于治愈咳嗽，梨膏糖也世代流传于民间。

梨是蔷薇科植物白梨、沙梨、鸭梨、秋子梨等植物的果实。性味甘、微酸、微寒，归肺、胃经，生津润燥、清热化痰、泻热止渴、润肺镇咳、养血生肌，用于热病伤阴、肺燥咳嗽、烦渴惊狂、咽干失音、反胃便秘等症。《本草纲目》称："润肺清心、消痰降火、解疮毒酒毒。"《本草通玄》称"生者清六腑之热，熟者滋五脏之阴。"

梨含水含糖多，清爽适口，但营养学更关注梨的保健功能。梨含有多种维生素、有机酸、钙、磷等多种矿物质，含有的天门冬素，对保护肾脏有益；含有的维生素B_1、B_2对调解神经系统、增加心脏活力、减轻疲劳有一定作用。高血压患者多吃梨，有清热、滋阴、镇静功能，可缓解血压升高引起的口渴、头晕、烦闷、便秘症状。肺结核患者吃梨，可缓解肺阴虚引起的干咳、痰稠、咯血、五心烦热等表现。梨所含的果糖多，容易吸收，加之有多种维生素的配合，可增进食欲、帮助消化，对肝脏也具有保护作用。

肿瘤患者吃梨也有助益，可缓解消瘦、烦热、厌食等阴虚症状。《本草求真》称对"血液衰少、渐成噎膈"有效，这一描述很像阴液亏虚的食管癌患者常见表现。梨含有大量维生素C，对抑制致癌物亚硝胺在胃内的形成有帮助。头颈部的放射治疗常引起口干舌燥、味觉障碍等热毒伤阴症状，多吃梨也很有好处，酸甜多汁的水果常可刺激口腔唾液的分泌。我国黔、川、滇等西南山区产有刺梨，性凉，味甘、酸，据称除含有大量维生素PP、维生素C外，还具有理气、化滞、消食等功能，刺梨与其他中药配合制成金刺参合剂，对放化疗患者有一定和胃生津、降逆止呕作用，并可提高细胞免疫功能，对肿瘤患者的康复有良好的保健作用。

（二）梨的食用方法

梨用于食疗药膳方举例如下。

（1）因阴虚肺热引起的咳嗽、便秘可用白梨、白萝卜各半煮水喝，酌加冰糖或蜂蜜，即止咳，又通便，对肺结核低热久咳也有好处，如有咯血，则再加鲜藕，可有止血作用。

（2）因热病引起的口干燥咳、身热烦渴可用梨与荸荠各半，酌加桑叶煮水，有滋阴清热、镇咳效果。

（3）上焦有热引起的声嘶咽燥、喉痒口干，可用梨与菊花煮水，加少量冰糖，煮开放凉后频频下咽，可有养阴润喉作用。

（4）对某些肾功能障碍或肝肾综合征引起的少尿者，可酌用梨及西瓜榨汁，经常饮用，有利小便、消腹水的作用。

（三）注意事项

梨性偏寒助湿，多吃会有伤脾胃，故脾胃虚寒、畏冷食者应少吃；梨含果酸较多，胃酸多者，不可多食；梨有利尿作用，夜尿频者睡前应少吃梨；血虚、畏寒、腹泻、痰多的患者不可多吃梨，并且最好煮熟再吃，以防湿寒症状加重；梨含糖量高，糖尿病者当慎；梨含果酸多，不宜与碱性药同用，如氨茶碱、小苏打等；梨不应与螃蟹同吃，以防引起腹泻。

二十五、木瓜养胃通经络

（一）木瓜的功效

木瓜古称乳瓜，是舒筋活络、化湿和胃的药食两用食品。原产墨西哥南部，中国中原大地广为栽种，学名番木瓜，又称木瓜实、万寿果、铁脚梨，有的品种也称贴梗海棠，有"岭南果王"和"百益之果"的雅称。习惯上也分皱皮木瓜和光皮木瓜两种，产于安徽宣城者称"宣木瓜"，质量上乘。自古有"投我以木瓜，报之以琼瑶"的名言，说的是春秋时期群雄争霸，战败的卫国对齐桓公相救发自肺腑的谢意，这句名言流传百世。

木瓜是世界三大草本果树之一，其果实性温味酸，也有称味甘性平、微寒者，归肝、脾经，可通络舒展筋骨，治疗风湿痹痛、筋脉拘紧、肢体肿痛，又可化解湿浊、平肝和胃、解酒毒、调和中焦、消食化滞，治疗消化不良。《名医别录》称木瓜于夏秋季果实黄绿时采摘，剖开后热水处理，晒干切片。供鲜食的木瓜硕大肉厚，果形长圆丰满，表面光滑，果肉细嫩，甜美多汁，可做成罐头、饮料、果脯，吃法颇多，新工艺产品层出不穷。

木瓜成分复杂，含木瓜还原糖、齐墩果酸、抗坏血酸、木瓜酸等，有抗菌和保肝作用，木瓜含有多种氨基酸及矿物质，据分析，每100克木瓜含维生素C 96.8毫克，是苹果的48倍，半个中等大小的木瓜可以供应成年人1天的维生素 C 需求。木瓜所含的齐墩果酸可以保护肝脏、软化血管壁、降低血脂及抗炎抑菌作用。木瓜所含的木瓜蛋白酶有多种功能，将其注射到肿瘤组织中，有一定的抗瘤作用，局部注射尚有一定止痛作用，据说国外已用来减轻因腰椎间盘突出而引起的疼痛。番木瓜碱可松弛小腿肌肉痉挛，对胃肠疼痛也有一定作用。木瓜的提取物，包括水煎剂及醇提取物对艾氏腹水癌有较强抑制作用，临床常用于胃癌、骨肉瘤、肺癌、淋巴细胞性白血病等，其化湿通络作用也用于肿瘤患者肢体浮肿。木瓜中所含的木瓜酵素可止呕止泻、调理脾胃、促进消化，对脾湿碍胃引起的消化不良及放化疗引起的消化道症状有一定治疗作用。可木瓜还有通乳作用，可促进乳汁分泌。常吃木瓜还可使皮肤光洁、柔嫩、红润、细腻，其润肤功能受到女士青睐。

（二）木瓜的食用方法

木瓜用于药膳食疗方举例如下。

（1）健脾利湿方：用于因湿邪引起的脾虚湿困、食欲不振、消化不良、大便溏泻、腰膝肿痛等。木瓜1千克榨汁或切块装纱布，生薏苡仁100克泡半日备用，羊肉500克切块，酌加盐及花椒，文火清炖至半熟，加入木瓜汁或木瓜块、生薏苡仁、胡萝卜块及大米200克，武火煮沸，调整水量，文火烧至米饭焖熟，做成木瓜羊肉抓饭。

（2）燥湿利咽方：适于因暑湿或外感风热引起的咽喉肿痛、音哑不利、恶心呕吐等症。鲜木瓜200克去皮切丁，加入白菊花10克、冰糖40克，置罐中烧开后文火炖约20分钟，放凉后置冰箱冷藏室内，待凉后可频频饮用。

（3）化湿通络方：用于因风寒湿痹引起的筋脉拘紧、屈伸不利、下肢挛急、小腿冷痛等。木瓜、千年健、秦艽、寄生、大枣各100克，置广口瓶内，放白酒高出中药约3厘米，每日晃动搅拌添酒，半月后酌加蜂蜜，可酌情饮酒，每日两次。

（三）注意事项

木瓜多用会温燥伤阴，故精血虚损，真阴不足产生的口干舌燥、虚热烦渴者不用。加工木瓜时忌铁器，多食伤齿，孕妇不用。

二十六、健胃防癌包心菜

（一）包心菜的功效

包心菜也称结球甘蓝，为十字花科植物甘蓝的茎叶，亦称卷心菜、莲花白等，名称甚多。中医食疗认为包心菜味甘性平，归脾、胃经。具有健胃醒脾、缓急止痛、强筋壮骨、清热解毒、滋补心肾作用。《备急千金方》称："久食大益肾，填髓脑，利五脏，调六腑。"《本草拾遗》称："益心力，壮筋骨。"饮食疗法中，包心菜用于内热引起的胸闷、口渴、咽痛、小便不通、耳目不聪、睡眠不佳、关节不利、下腰隐隐作痛等。

包心菜据称起源于地中海至北海沿岸，16世纪传入中国，是欧美国家餐桌主菜之一，足见国外对其营养成分的重视。包心菜按包叶的颜色、形态还可分为普通甘蓝、皱叶甘蓝、紫甘蓝，中原大地主产普通甘蓝。现代医学检测，包心菜富含维生素C、维生素E、果酸、纤维素、胡萝卜素以及微量元素钼等。包心菜还含有大量维生素U样物质，这是其他蔬菜所不及的，这种物质曾被提取做成药品用于防治胃及十二指肠溃疡，具有止痛及促进溃疡愈合的作用，这对预防胃溃疡恶变有临床价值。包心菜含有较多的维生素E，可以提高免疫功能，增强抗病能力。包心菜还含有多种分解亚硝胺的酶，可抑制致癌物亚硝胺的致突变作用。包心菜中的微量元素钼，对清除致癌物也有一定作用。

从植物学分类中可以看出，属于十字花科植物的包心菜、菜花、萝卜、白菜、油菜、芥菜、大头菜等多含有吲哚类和黄酮类化合物，其可以诱导芳烃羟化酶的活性，从而分解致癌物多环芳烃，可以降低胃癌、大肠癌的发生。有人曾对蔬菜抗癌成分进行检测并与抗癌实验研究进行综合分析，把抗癌抑癌作用较大的20种蔬菜做了排序，其中包心菜名列第5，足见其地位的重要。这类蔬菜还含有多种氨基酸以及胡萝卜素、维生素C，对提高细胞免疫功能有作用，对肿瘤患者、年老体弱者及多数慢性病患者都很有好处。

（二）包心菜的食用方法

包心菜用于食疗药膳方举例如下。

（1）养胃止痛方：用于因脾胃不和、气血瘀滞引起的胃脘疼痛、上腹胀满及胃、十二指肠溃疡。以生薏苡仁100克凉水泡半日，与陈皮20克共煮粥，待烂熟时，包心菜200克切丝加入粥内，文火再煨10分钟，放温后加入蜂蜜适量即可。

（2）健胃消食方：用于因脾胃气虚、运化不足所致食欲不振、上腹饱胀、呃逆嗳气等症。牛肚（牛胃）1块约300克洗净切丝，慢火炖烂，加萝卜丝100克，包心菜200克调料适量炖熟即可。

（3）养心安神方：适用于心火上炎引起的烦渴、失眠、耳鸣、口腔溃疡等症。包心菜100克，开水焯半熟，切丝。鲜百合100克，切块。猪心或羊心1具切丝，调料适量，素油共炒至熟，当菜吃。

（三）注意事项

曾有报道称多吃包心菜可能会对甲状腺吸碘不利，故提倡海米炒包心菜，不但味美，且可补充碘的吸收，预防甲状腺肿的发生。包心菜烹饪加工不易过热过久，以免其中有效成分破坏，国外常吃半熟或生食，国内尚难仿效，但应注意不可过烂。包心菜利湿通便，故小便频数、大便溏泻及脾胃虚弱者不宜多吃。

二十七、山楂消食化积滞

（一）山楂的功效

古诗有云："风摇垂枝花似雪，黄河下游山楂多；霜染蜡叶红果熟，长城内外遍山野。"是对山楂形象和产地的生动写照。山楂的别名有20多种，如红果、山里红、鼠查、酸楂、赤爪实、大山楂等。性味微温、甘、酸，入脾、胃、肝经。有消食积、化痰、散瘀、清胃、解毒、醒脑等功能，用于治疗痞满、癥积、痰饮、泻痢、肠风、疝气、心腹痛、产后瘀阻、恶露不尽等症。《日用本草》称："化食积，行结气，健胃宽膈，消血痞气块。"《随息居饮食谱》称："醒脾气，消肉食，破瘀血，散结消胀，解酒化痰，除疳积，止泻痢。"

山楂含有丰富的氨基酸、维生素、微量元素等。每100克山楂含维生素C 89毫克，相当于胡萝卜的7~8倍。山楂助消化作用明显，所含有的粗纤维甚多，可促进肠蠕动。山楂还可以增加胃蛋白酶活性，所含的脂肪酶能促进脂肪的分解，起到消食积、助消化作用。山楂作用于心血管系统研究较多，从山楂核中提取的熊果酸，可明显调整动物血脂，预防动脉粥样硬化。用山楂和沙棘提取的混合液喂大鼠，对改善体内脂质代谢起协调作用。山楂黄酮、山楂三萜酸等成分具有增加心输出量、抗心肌疲劳、维护血压正常等强心作用。此外，山楂还有一定抗菌和止咳平喘功能。煮肉或猪排时加少量山楂，可缩短煮肉时间，并使味道鲜美，钙质也在微酸的肉汤中容易溶解，便于吸收。

有人从山楂中提取黄酮类化合物，具有较强的抗肿瘤作用，还有人从山楂中提取的多酚类化合物有阻断致癌物黄曲霉毒素 B_1 的致癌作用，从而防止实验性肝癌的形成。山楂还可增强 T 淋巴细胞的免疫功能，延长荷瘤小鼠的生存时间，提示山楂有一定的补益作用。

（二）山楂的食用方法

中药饮片用山楂入药可分为生山楂、焦山楂、炒山楂、山楂炭等多种，几十种中成药含山楂成分，其单方验方更不计其数。山楂配麦芽、神曲称焦三仙，治疗消化不良；山楂与决明子微炒代茶饮可润肠通便；山楂与月季花、红糖煮水治疗因寒而致的痛经；山楂与益母草配伍治疗产后恶露不尽；山楂、丹参代茶饮对缓解高血脂、高血压、胸闷有益；山楂配麦冬、荷叶泡水含漱，对头颈放疗引起的口干舌燥有滋阴润燥的作用。用山楂做药膳及食品方式颇多，可做成山楂糕、山楂片、果丹皮，还可做汁、酒、酱、山楂晶、元宵馅、冰糖葫芦、罐头等，种类繁多。山楂用于食疗药膳方举例如下。

（1）健脾开胃方：用于脾胃虚弱或放化疗引起的胃阴不足，症见食欲不振、食少纳呆、上腹饱胀、完谷不化等症。山楂100克煮烂捣碎去核，琼脂10克泡3小时后加水500毫升烧开，加入鸡蛋清两个及山楂、白糖混匀，放凉后置冰箱冷藏室，凝固后食用。

（2）清肝解毒方：用于因肝火亢盛引起的血压升高、头痛头晕、口苦咽干、大便秘结等症。山楂片、白菊花、桑叶以3：1：1比例代茶饮。

（3）生津解毒方：用于头颈部放射治疗或虚火上炎引起的口干咽燥、津液不足、下咽干涩、舌面溃疡等症。生山楂50克、淡竹叶10克、胖大海50克、冰糖少量，煮开放凉，频频下咽。

（三）注意事项

山楂酸味较强，多食会令胃脘嘈杂不适，更不宜空腹多吃。胃酸过多或胃溃疡者当慎。山楂活血破气，病后体虚者和孕妇不可多食。山楂不宜与人参、维生素K、碳酸氢钠等碱性药及富含维生素C的食物同时应用。为防止山楂中果酸与铁发生化学反应，加工山楂时不宜用生铁锅。由于动物肝脏含铁、锌等金属离子较多，也容易和山楂中酸性成分发生反应，使金属离子发生氧化，故山楂最好不与肝脏同煮。山楂多食易损伤牙齿，食后应漱口，有龋齿的儿童更不应长时间吃山楂。

二十八、枸杞养肝补肾精

（一）枸杞的功效

《本草纲目》曾记载蓬莱市南丘村民喜食枸杞多长寿，可以看出古人对枸杞子可益寿延年已很关注。现在以宁夏枸杞最为著名，河北、甘肃、青海枸杞也称上等。枸杞子性味甘平，归肝、肾、肺经，可补肾益精、养肝明目、润肺滋阴，用于因肾阴亏损、肝气不足引起的下肢无力、头晕耳鸣、遗精不孕、视力减退、萎黄无华、阴血亏虚等诸多表现。

枸杞子所含成分复杂，并随产地不同含量有一定差异。枸杞子含有甜菜碱、胡萝卜素、多种不饱和脂肪酸、氨基酸和多种维生素等。甜菜碱可抑制脂肪在肝内沉积，防止肝硬化，对保护正常肝细胞有作用。动物实验指出，宁夏枸杞水提物对四氯化碳引起的小鼠肝脏脂肪沉积，防止肝功能紊乱有一定保护作用，也有报道枸杞对降血脂、血糖也有一定作用，《汤液本草》称枸杞"主渴而引饮，肾病消中"。民间验方也用本品10克，蒸熟食用，每日2~3次，治消渴。中医称的消渴与糖尿病有相似之处，但枸杞子含糖量较高，每100克含糖19.3克，故对于糖尿病患者，枸杞子用量应权衡利弊，仔细斟酌。应用枸杞子前后均应检查血糖，不可过多应用枸杞子而引起血糖升高。

现代诸多研究证实枸杞子提取物可促进细胞免疫功能，增强淋巴细胞增殖及肿瘤坏死因子的生成，对白细胞介素Ⅱ也有双向调解作用。从枸杞子中提取的枸杞多糖对动物有放射增敏现象，可保护小鼠免受因放射损伤引起的免疫功能低下，对下降的白细胞有提升效果。还有实验证实枸杞多糖可维护细胞的正常发育，提高受损的脱氧核糖核酸的修复能力。这些对提高枸杞子养血滋阴、补益肝肾的作用机制是有益的。

（二）枸杞的食用方法

用枸杞子配膳和药用吃法颇多，蒸煮和水煎均可，事先应将枸杞子洗净。有人提倡以动物腔骨、蚕豆、枸杞子三者搭配有益于补肾壮骨，因为蚕豆和腔骨都富含磷脂和蛋白，与枸杞子的补肾生精作用有相似之处，三者共奏食疗，可相辅相成。枸杞用于食疗药膳方举例如下。

（1）滋补肝肾方：用于因肝肾阴虚引起的眩晕、眼花、关节屈伸不利、烦热、盗汗等症。枸杞子30克、冬虫夏草10克、百合50克，洗净加水炖开，文火慢煮约20分钟，加入猪肝或羊肝50克及调料适量，再煮约30分钟即可，分次吃肝喝汤。

（2）养肝明目方：用于因肝血不足引起的双目干涩、视物不清、头晕眼花、视力疲劳等症。枸杞子100克、女贞子100克、杭菊花50克，焙干，共研细末或装入胶囊，每日3~4次，每次服15克。

（3）补肾壮阳方：用于肾气虚损、肾阳不足引起的阳痿早泄、遗精尿频、腰冷酸痛、下肢无力等症。枸杞子250克、蛤蚧1对去头足、肉苁蓉200克、大枣50克，装广口瓶，低度白酒兑入需高于中药约3厘米，每日搅动，封存半月后用。

（三）注意事项

枸杞子保存宜干燥、通风，忌高温，防虫蛀。用硫黄过度熏制可使枸杞子鲜亮，外观色红，选购时注意不可单纯注重外表。药膳配方应注意剂量，一般应以少量长期服用为佳，不可顿服过量。枸杞子药性滋腻，外感实热、湿邪较重、大便溏泻、胸腹水者不可多用。

二十九、菌中之冠称银耳

（一）银耳的功效

银耳又称"白木耳""雪耳"，是银耳科植物银耳的子实体。野生银耳依附朽木而生，状似人耳，色白如银，故称银耳。目前多为人工培养，产量很高，称"菌中之冠"，是滋补的珍品，也是餐桌上的佳品。按中医理论分析，银耳性平，味甘、淡。可滋阴润肺、养胃生津、益气强心、安神健脑，对于因肺胃阴虚引起的劳咳、咽干、咯血、盗汗、便秘、呃逆、口疮、干咳少痰、声音嘶哑等均有辅助治疗作用。

现代研究银耳含有银耳多糖、多种人体必需氨基酸以及钙、铁、磷等多种矿物质，是滋补作用的物质基础。用银耳提取物做动物实验，发现银耳的某些成分对小鼠肉瘤S_{180}瘤株有抑制作用，对环磷酰胺及放疗引起的小鼠染色体损伤有保护作用，可增加抑制癌细胞的干扰素。银耳多糖还对四氯化碳引起的小鼠肝损伤有保护作用。银耳多糖可延长实验性血栓形成的时间，缩短血栓的长度，说明有对抗血栓形成的功能。临床观察，银耳对放化疗引起的骨髓抑制及血象下降有一定调解作用。因放疗引起的口干舌燥、肺纤维化引起的干咳少痰、烦热气短等，银耳可有辅助治疗作用。银耳还有提高机体免疫功能的效果，肿瘤患者外周血液中T淋巴细胞减少，活性降低，多吃银耳也会大有好处。银耳对保护心脑血管有一定作用，高血压患者，以及动脉硬化、高血脂、高血糖、眼底动脉出血的患者，多吃银耳也有辅助治疗作用。

银耳与黑木耳都是属于胶质真菌类的植物，都含有丰富的蛋白和多糖，其食疗保健作用相似，银耳与黑木耳相比，其滋补保健作用在某些方面高于黑木耳，且常与燕窝、人参相提并论；从滋补脏腑部位分析，银耳重在补肺，黑木耳重在补肾；另外银耳多用于药膳，黑木耳重于食疗。

（二）银耳的食用方法

银耳用于食疗药膳方举例如下。

（1）润燥止咳方：用于因肺阴不足或放射治疗引起的干咳少痰、气短消瘦、五心烦热、便秘尿黄等症。糯米30克洗净煮粥，银耳水发洗净30克，雪梨切块50克，米熟时加入，文火再煮10分钟即可。

（2）滋阴养心方：用于气阴两虚引起的心慌、气短、失眠等症，多见于高血压、心脑血管硬化，糖尿病的伴随症状。银耳30克，水发，莲子30克，洗净先泡半日，文火慢炖略成稠糊状，加入冰糖，放凉后置冰箱冷藏室，随时食用。

（3）润肺鸣金方：用于因肺阴虚损、上焦虚热引起的声嘶音哑、口干舌燥、痰稠不利、咽喉肿痛等症。银耳20克，水发泡软，文火煮约10分钟，加入菊花10克、冰糖少许，可频频代茶饮，银耳可供食用。

（三）注意事项

银耳性润滋腻，故痰湿壅盛、水肿积液、风寒咳嗽者不宜多吃。变色、有异味，发黏者已经变质，不可食用。

三十、养阴润燥吃海参

（一）海参的功效

海参属于刺参科动物，性平，味甘、咸，入心、肾、脾、肺经。有补肾、养血、壮阳、益精等诸多滋补作用。可用于肾虚引起的阳痿早泄、遗精；血虚引起的贫血、萎黄；阴虚引起的便秘、烦渴；脾虚引起的乏力、四肢困倦等。对于阴虚内热症候的糖尿病、肺结核、咯血等也适合用海参食疗和调补。

海参含蛋白很高，每100克干品含76.5克，是瘦肉的4倍，水发海参也高达14.9%，但含脂肪极少，干品中只占1%，所以不必担心引起胆固醇过高。海参含有较多的精氨酸、硫酸软骨素，适合动脉硬化、冠心病、心梗患者及年迈体弱者应用。用海参提取液饲喂动物，可提高小鼠的记忆力、降低胆固醇、延缓衰老、镇痛、止血、抗真菌等多种作用，堪称高档海味补品。俄罗斯东部城市海参崴以盛产海参驰名，产量高。历史上曾把海参当饲料，如今也知晓海参的珍贵，禁止随便捕捞。

用刺参酸性黏多糖注入小鼠腹腔，对小鼠接种的肉瘤、黑色素瘤、乳腺癌等瘤株有抑制作用，而对放射性损伤的小鼠骨髓有保护作用，促进造血功能，表现为骨髓有核细胞增多，脾脏重量增加。如用化疗药环磷酰胺抑制小鼠的免疫功能，口服海参则可恢复。另外，刺参多糖还可以提高放射损伤小鼠的存活率。

（二）海参的食用方法

海参用于食疗药膳方治疗病症举例如下。

（1）消渴病：中医称消渴病与糖尿病有诸多相似之处，海参滋阴降火，治疗气阴两虚所引起的多饮、多尿、消瘦、乏力等消渴症状，加茶叶、知母配餐，对糖尿病的恢复有益，且每100克海参中只含糖13.2克，不必担心引起血糖升高。

（2）血虚症：海参水煮，加大枣适量，红糖调味，对血色素偏低或再生障碍性贫血有益。

（3）便秘：对老年人血虚、血不润肠引起的习惯性便秘，可水煮海参，加蜂蜜或香油调服。

（4）出血：对阴虚引起的咯血、消化道出血、痔疮出血，可用海参与黑木耳同煮同食。

（5）气虚症：对老年体弱或肿瘤患者放化疗引起的气短、乏力、免疫功能低下，可常吃香菇炖海参。

（6）肾虚症：适用肾阴不足引起的腰膝酸软、阳痿、小便频数，可用海参加枸杞子、羊肾煲汤。

（7）外伤不愈：因外伤出血、创口不愈者可用海参炖黄芪，有生肌促进愈合作用。海参再生能力极强，如把海参撕碎放入海中，则又可长出诸多海参，现代研究刺参酸性黏多糖可促进血小板聚集，有利于止血及愈合。

（三）注意事项

海参为高蛋白食品，分解产物氨基酸多由肾脏排泄，故肾功能差及高龄者一次不可多吃。为防止滋腻碍脾，影响食欲，一次进食海参量也不宜过大。海参不适合脾弱不运、大便溏泻、痰湿内阻、客邪未尽者。海参不宜与柿子、石榴、山楂等同食，因为这些食品含鞣酸较多，易致蛋白凝固，影响消化吸收，还会引起恶心等腹部不适症状。

三十一、补阴退热吃鸭肉

（一）鸭肉的功效

"鹅行鸭步"这个成语比喻行动迟缓，尽管鹅与鸭走路都不快，但鸭与鹅、鸡等家禽相比，营养上具有特色，自古已受到重视。《我的前半生》一书中，末代皇帝溥仪记载一次"早膳"内容：18种菜中有3个菜有鸭，包括"三鲜鸭子""鸭条溜海参""鸭丁溜葛仙米"。隆裕太后每月用餐需30只鸭子，可见帝王之家也对鸭的营养看好。讲究的人家更喜欢在炎夏季节清炖水

防癌有「道」

鸭，以清热去火。

从中医纯补的推理出发，认为鸭依水而生，故其肉有滋阴补肾作用，鸭肉还可补虚生津、利尿消肿，适合因阴虚内热引起的低烧、便秘、食欲不振、干咳痰稠、水肿积液等症，也适合肺结核患者食用。《本草纲目》称鸭肉可"填骨髓、长肌肉、生津血、补五脏"。《日用本草》称鸭可"补血行水、养胃生津"。《滇南本草》称："老鸭同猪蹄煮食，补气而肥体；同鸡煮食，治血晕头痛。"中医学认为鸭肉性寒，除可大补虚劳外，还可消毒热、利小便、退疮疖，这是多数温热性肉禽类所少见的。鸭肉中胆固醇含量也低，每100克肉中只有胆固醇80毫克，而鸡肉为117毫克。

（二）鸭肉的食用方法

南京鸭馔甲天下，有烤鸭、板鸭、盐水鸭、黄焖鸭等多种，以及炒鸭肝、煮鸭肫、烩鸭舌、扒鸭掌等吃法各异。鸭的加工方法颇多，如板鸭、咸水鸭、清焖鸭、烹鸭等，天南海北各有特色。早在400多年前《食珍录》则载有"炙鸭"，大概相当于烤鸭。据传烤鸭源于杭州，元朝攻破临安时传到北京，加之北京当地培育的纯白鸭，以及后来出现的"填鸭"技术，最终形成了誉满中外、酥脆香美的"北京烤鸭"。鸭肉用于食疗药膳方举例如下。

（1）凉血止血方：用于因血热妄行引起的咯血、便血或痔疮出血。老鸭1只，去内脏及头足，砂锅清水炖至八分熟，加入鲜藕、鲜竹笋各半斤，炖熟，酌加盐、味精等调料，吃肉喝汤。注意不可加辣椒、八角等温热调料。

（2）清热养阴方：用于阳热亢盛、阴液亏虚引起的高血压、高血脂、心脑血管硬化等症。瘦鸭1只，去头及内脏，切块，砂锅炖至半熟，加水发海带和去皮切块的荸荠各250克，文火炖熟，捞去浮油，分次吃肉喝汤。

（3）滋阴养胃方：适合因脾胃有热、胃阴不足引起的口舌生疮、咽干口燥、食欲不振、大便燥结等症。老鸭1只，洗净切块，保留鸭内金，炖半熟时加入百合100克、黑木耳50克（水发），文火炖熟，吃肉喝汤。调料中少用花椒、大料、桂皮，以免有伤胃阴。

（4）利尿消肿方：用于因脾肾不足引起的小便不利、尿少、水肿。老鸭1只去内脏，赤小豆250克，先泡半日后用纱布包妥，与鸭共炖，快熟时加入冬瓜约500克，酌加调料，文火炖熟，以喝汤为主，盐不可多加，以保持清淡。

（三）注意事项

以鸭肉入食疗和药膳，民间认为肉老而白、骨乌黑者为上品，过于肥腻的老鸭应去油。鸭肉性寒，故脾胃虚寒、腹部冷痛、大便泄泻、因寒痛经者不宜多用。

三十二、甲鱼滋阴退虚火

（一）甲鱼的功效

甲鱼其实不是鱼，甲鱼又称团鱼、鳖、水鱼、元鱼，是鳖科动物。从中医食疗角度说甲鱼性味甘、平，入肝、脾经。具有养阴、凉血、清热、散结、补肾等作用。《随息居饮食谱》称甲鱼"滋肝肾之阴，清虚劳之热，主脱肛、崩带、瘰疬、癥瘕"，《日用本草》称甲鱼"大补阴之不足"，可见久病阴虚、骨蒸劳热、消瘦烦渴可用甲鱼补之。肿瘤患者久病体虚，放化疗之后出现口干舌燥、小便短赤、五心烦热、气短乏力等也可酌用甲鱼补益。

现代医学检测甲鱼为高蛋白食品，每100克甲鱼含蛋白17.3克、钙124毫克、磷94毫克、维生素A 91国际单位，可以明显提高血浆蛋白浓度，纠正血浆白蛋白、球蛋白比例失衡，提高机体免疫功能，这与中医所谓的"甲鱼大补"是一致的。因此，结核病、肿瘤、慢性肝病、心血管病等慢性消耗性疾病很崇尚甲鱼的药膳价值。

甲鱼现多为人工饲养，野生甲鱼3~5年才能长成。甲鱼的裙边是由软骨组成，富含钙和多种氨基酸，是营养十分丰富的部位。甲鱼的背甲称鳖甲，是颇有名气的中药材，具有滋阴潜阳、软坚散结功能。有研究称，国外有以甲鱼粉饲喂接种了癌细胞的老鼠，1个月后老鼠肿物见有缩小，推测这与甲鱼壳散结作用有关。甲鱼可用于热病伤阴、虚风内动、闭经、肝脾肿大、胁肋胀痛等症，也是中医肿瘤科常用药物。现代医学研究鳖甲可以提高细胞免疫功能，抑制肿瘤，对实验动物具有提高机体耐疲劳、耐缺氧、耐寒冷作用。有鳖甲参与的中药方如鳖甲丸、鳖甲煎丸、黄芪鳖甲汤等皆为中医肿瘤常用方剂。

（二）甲鱼的食用方法

甲鱼用于食疗药膳方举例如下。

（1）滋阴益气方：用于肿瘤、结核等慢性疾患所致或放化疗引起的气阴两虚、肝肾不足，表现为气短乏力、腰膝酸软、手足心热、白细胞下降等。甲鱼1只约500克，去头及内脏，切块，枸杞子、沙苑子各50克洗净纱布包好，共煮至甲鱼肉烂，去中药加调料，吃肉喝汤。

（2）补血养阴方：用于慢性病贫血、免疫功能低下、口干咽燥、消瘦乏力等症。甲鱼1只约500克，去头及内脏，切块。以纱布包当归50克、党参50克与甲鱼共煮至肉烂，去中药加盐及调料即可。

（3）养阴止汗方：用于阴虚内热、盗汗、五心烦热。浮小麦100克、生黄芪50克泡6小时后纱布包严，甲鱼1只去头及内脏，切块后，与中药共煮至肉烂，去中药加盐及味精，吃肉喝汤。调料中不用花椒、辣椒、大料、桂皮等辛温发散之品。

（4）凉血止血方：用于血热妄行引起的月经过多、鼻出血、咯血及消化道出血等症。鲜藕约500克切片煮水，纱布袋装仙鹤草、白茅根各100克与鲜藕共煮约半小时后捞出，加入甲鱼1只，文火慢煮至肉烂，加盐及味精适量，吃肉喝汤。

（三）注意事项

药膳中有关甲鱼的配伍禁忌说法颇多，现代研究又多缺乏依据。甲鱼不宜与寒凉的食品同食，以避免伤脾胃，如猪肉、鸭肉、鸭蛋、苋菜等，《金匮要略》称："鸭卵不可合鳖肉食之。"食甲鱼不宜多用芥末做调料，孙思邈称："鳖甲不可合芥子食，生恶疮，"这可能和芥子辛热浓烈，甲鱼滋腻有关。

吃甲鱼应注意对症。腹满厌食、大便溏泻、脾胃虚寒者不宜吃甲鱼；有水肿、胸腔腹腔积液、高脂蛋白症也不应多吃甲鱼；儿童及孕妇当慎；死甲鱼不吃，甲鱼体内含大量组氨酸，甲鱼死后可迅速分解成组胺，具有明显毒性。尽管甲鱼大补，也不要多吃、久吃，要防止"滋腻碍脾"，影响正常的消化功能。有人称甲鱼血、甲鱼胆药用价值很大，奉为上品，往往缺乏依据，并应注意小心寄生虫感染。

三十三、菊花清肝又明目

（一）菊花的功效

菊花是菊科多年生草本植物菊的头状花序，菊花不论作为食品或药用都是应用广泛的植物，特别是春温乍热、肝火偏盛的春末夏初，人们更加偏爱菊花。古诗云："采菊东篱下，悠然见南山。"屈原《离骚》中也有"朝饮木兰之坠露兮，夕餐秋菊之落英"的诗句，可见对菊花的偏爱古已有之。《荆楚岁时记》中记载，农历九月九佩茱萸、食蓬耳、饮菊花酒可长寿，足见古人对菊花的作用寄予厚望。

菊花在我国已有3000多年历史，遍布祖国各地，品种达万种，是我国六大名花之一。以白菊和黄菊花常见，按产地分，如安徽的亳菊、滁菊及浙江的杭菊、四川的川菊、河南的怀菊都很有名。按中医学分析，菊花性辛，味甘、苦，微寒，归肝、肺经。具有清肝明目，清热解毒，疏风清窍的作用。用于风热感冒、瘟病初起、肝火上扰引起的头痛目赤、视物昏花、头晕口苦、口舌生疮等症。外感风热多用黄菊，清肝明目多用白菊。《药性论》称菊花"治头目风热、风眩倒地"；《神农本草经》称菊花"主诸风头眩、肿痛"；《本草纲目》称菊花"治头风，明耳目，去痿痹，消百病"；《本草正义》称菊花"清苦降泄，能收摄虚阳而纳归于下，故为目科要药"。另外以菊花为原料配制的中成药有很多，如杞菊地黄丸、明目夜光丸、菊花散、桑菊饮等。

以菊花为主的简单配方可对多种症状起缓解作用，如用菊花配谷精草水煎，可治疗风热头痛及眼结膜炎；菊花配藁本水煎对眩晕治疗有效；菊花配柴胡对肝区胀痛有缓解作用；菊花、胖大海、麦冬泡水代茶饮对头颈部放射治疗引起的口干舌燥、口腔溃疡有效。现代医学研究菊花中含有胆碱、氨基酸、维生素及挥发油等多种成分，具有抗病菌、抗流感病毒、抗真菌等多种作用，故扁桃体炎、咽炎、上呼吸道感染可用菊花口服或含漱。动物实验证明，菊花尚有扩张心肌冠状动脉及降低高血压的作用，这对心脑血管病患者因血管痉挛引起的头痛、头晕、胸闷有缓解作用。

应用菊花益寿延年古已有之，清代诗歌《菊石》有"南阳菊水多蓄旧，此是延年一种花"的诗句，苏东坡的《九日闲居》也称"酒能祛百虑，菊为制颓龄"，故民间多年有"品菊"和饮"甘菊花露"的习俗。现代研究杭白菊乙酸乙酯等有抗氧化作用，可清除有害自由基。以菊花水灌胃，可增强小鼠血中谷胱甘肽过氧化物酶的活性，这些都与延缓衰老有关。野菊花有小毒，也可全草入药，常外用治疗皮肤病。野菊花尚有软坚散结作用，治疗乳腺癌、肝癌、肺癌的中药多用野菊花配伍，对稳定瘤体，延长寿命有益。

（二）菊花的食用方法

菊花用于食疗，可做成菊花茶、菊花精、菊花酒、菊花露等多种食品，菊花茶多是单味菊花泡茶，其实不应称"茶"，如再加绿茶、冰糖，则清香可口，又会增加解毒效果。菊花用于食疗药膳方举例如下。

（1）清咽润喉方：用于咽喉肿痛，口疮音哑。杭白菊5克、射干5克、胖大海5克。开水泡开，饮水及含嗽。

（2）清热解毒方：用于风热感冒，头痛烦渴。菊花5克、桑叶5克、白芷3克，开水泡开，代茶饮。

（3）清肝泻火方：用于肝火上炎引起的血压升高、头痛、目赤、易怒等症。杭白菊5克、荷叶10克、浮萍5克，先以开心果20克去皮，泡6小时后煮烂，加入前3种中药小火慢煮15分钟，滤去固体成分，加冰糖适量，即可饮用。

（三）注意事项

菊花尽管有"作枕明目""真菊延龄"之说，但毕竟性味苦寒，空腹多饮菊花茶会胃脘不适，胃寒泄泻者不可多用。外感风寒的感冒，即受凉伤风的头痛、畏寒、流涕应用菊花也不对症。

三十四、清热利水吃黄瓜

（一）黄瓜的功效

黄瓜是葫芦科植物黄瓜的果实，又叫胡瓜、刺瓜、王瓜等名称，相传张骞出使西域时把种子带回，故称胡瓜。东晋时羯族人石勒做了后赵王时，不满"胡"字，而改称黄瓜，南方人又称"王瓜"。宋朝大诗人苏东坡有"牛衣古柳卖黄瓜"的诗句，而意大利又有"黄瓜节"、家家摆"黄瓜宴"的习俗。

黄瓜性凉味甘，入肺、胃、大肠经。有清热解毒、利水消肿、止渴生津的功效，可用于身热烦渴、热毒疮疡、黄疸热淋、小便赤黄等症。《本草求真》称黄瓜"气味甘寒，能清热利水"，《滇南本草》称黄瓜"解疮癣热毒，清烦渴"。

黄瓜脆嫩多汁，是少有的高含水量蔬菜，号称"固体饮料"，每100克黄瓜含维生素C 9毫克、钾102毫克，且钙、磷含量相当，离子成分匹配比例十分合适，便于人体吸收。黄瓜含有"丙醇二酸"，可以抑制糖类转变成脂肪，是理想的减肥食品。黄瓜中含有较多的纤维素，既能刺激肠道蠕动，减少毒素的自我吸收，又能降低胆固醇和治疗高血压。也有人用黄瓜藤提取物制成片剂，用于高血压患者的治疗。黄瓜中所含的葡萄糖苷、果糖较难形成体内脂肪，也不宜升高血糖。可见黄瓜对于所谓"富贵病"的患者是理想的食品。黄瓜中还含有丙氨酸、精氨酸、谷胺酰胺等成分，对肝病患者，特别是酒精性肝炎患者有保护肝脏作用。在民间用黄瓜皮煮水口服用于湿热黄疸、肝病水肿、小便不利的患者，有辅助治疗作用。

以黄瓜治疗常见病有很多方法，如用黄瓜涂擦皮肤可止痒，治疗日光性皮炎；每日吃黄瓜配山楂，对高血压患者有一定降血压作用；以黄瓜皮煮水，每日饮用，对慢性肝病引起的黄疸、水肿有辅助治疗作用；蜜蜂蜇伤可用新鲜黄瓜局部涂擦，有消肿止痛作用；黄瓜切条蘸蜂蜜既可缓解老人内热引起的便秘，又治疗小儿夏季暑热。

（二）黄瓜的食用方法

黄瓜用于食疗药膳方举例如下。

（1）消暑润肤方：用于夏季暑热烦渴、皮肤干燥、食欲不振、尿少尿黄。粳米60克，洗净文火炖烂熟，黄瓜约100克，洗净切丁，加入粥内，稍煮即可，放凉调入少量冰糖，经常饮用。

（2）清热明目方：因肝经热盛引起的血压升高、头痛目赤、头晕口苦等症。鲜嫩黄瓜两条，洗净去皮切寸段，开水焯过，放冷后以老陈醋浸泡，置冰箱冷藏室3日，吃时酌加冰糖。

（3）解毒养胃方：头、颈、胸部放射治疗常引起口干舌燥、胃热胸闷、舌咽疮疡、下咽疼痛、味觉失常、食欲减退等症。糯米100克，洗净稍用凉水浸泡后煮粥，松花蛋两个切丁，盐及味精适量加入稍煮，黄瓜两条切丁加入，文火煮开约5分钟后即可。

（三）注意事项

选购黄瓜时最好选用中等大小，顶花带刺者，过大过老者不宜生食。黄瓜表面常被细菌污染，加之表面多刺不平，较难洗净，故生食时应注意卫生。黄瓜外皮含有较多的胡萝卜素，黄瓜籽含有丰富的维生素E，加工时削皮去籽未免有些可惜。黄瓜不宜与辣椒、菠菜、柑橘、西红柿、花菜等同时烹饪，因为黄瓜中含有维生素C分解酶，可能对富含维生素C的其他菜蔬的养分有破坏。黄瓜中的一些营养成分容易被高热和碱所破坏，加工时应注意，用黄瓜做食品，其汁液中的大量营养成分容易流失，应注意保存。

黄瓜的性味偏寒凉，多食易耗损正气，有伤脾胃，故气血不足者、久病体虚者，及老人、儿童、孕妇或胃寒泄泻者、四末不温者均不宜多吃。《滇南本草》称："动寒痰，胃冷者食之，腹痛吐泻。"生吃黄瓜也不应空腹吃，以黄瓜做汤料最好后下，以免久煮变黄破坏养分。

三十五、生津降脂猕猴桃

（一）猕猴桃的功效

猕猴桃除产于两广、福建、河南、四川外，近年陕西也大量生产。唐诗中曾见有"中庭井栏上，一架猕猴桃"的诗句。《食经》称："和中安肝，主黄疸、消渴。"《本草拾遗》称："主骨节风，瘫缓不遂……"有些地区称其为藤梨、毛梨，性寒，味甘、酸，入脾、肾、膀胱经。清热生津、利水通淋，用于燥热、烦渴、黄疸、热淋、痔疮等症。

猕猴桃中维生素C含量丰富，每100克猕猴桃含维生素C 62毫克，还含有维生素B、类胡萝卜素、有机酸、猕猴桃碱等成分。其果汁可阻断致癌物N-亚硝基化合物在体内的合成，对人体和动物都显示有抑制致突变性。间接抗癌作用表现为促进干扰素的形成、产生白细胞介素Ⅱ、增强T淋巴细胞功能。猕猴桃多糖可促进自然杀伤细胞对某些淋巴瘤细胞的攻击作用，显示增强抗癌效果。尚有一种猕猴桃的根，中药称猫人参，有清热解毒作用，可用于肝癌的治疗。

猕猴桃含有蛋白水解酶、纤维素和果酸，可促进消化，特别是肉食的消化，并可促进肠蠕动，减少便秘，还含有丰富果胶，可降低胆固醇及促进机体高钾低钠的趋势，对高血压、高血脂、冠心病的保健有益。猕猴桃含有的多种氨基酸、泛酸、叶酸、铜、铁、钙、镁等金属元素，对维持正常生理功能，提高睡眠质量，甚至美容、乌发都有作用，例如铜元素可促进多种酶和核糖核酸的合成，缺少铜也会减少铁的吸收，导致贫血和白发。猕猴桃含有使头发变黑的酪氨酸，以及泛酸、叶酸和多种氨基酸，这些成分都对营养头发起到良好的作用。猕猴桃还可以保护肝脏，减少血液中汞的吸收，改善肝功能，还可缓解四氯化碳等诱导的小鼠肝脏损伤，辅助治疗肝大、酒精中毒、坏血病、过敏性紫癜、轮状病毒感染等症。

（二）猕猴桃的食用方法

猕猴桃用于食疗药膳举例如下。

（1）养胃生津方：因胃热津液受损或放化疗引起的上腹胀满、呕逆嘈杂、口干舌燥、咽红口疮、大便秘结等，猕猴桃200克去皮核，切小块，白梨100克，洗净，去核，切小块，水发银耳50克撕成小块，白糖少许，加水适量，上笼蒸约15分钟，放凉后即可食用。

（2）利尿通淋方：因下焦热盛引起的小便不利、尿痛尿急、小便短赤或血尿、尿闭水肿或下腹部放射治疗的毒副反应。猕猴桃200克，去皮核，洗净切块，黄瓜100克洗净切块，冰糖适量，置锅内加水煮沸，湿淀粉勾芡，西瓜100克切块，最后加入，放凉后置冰箱冷藏室内，随时食用。

（3）乌发美容方：用于因血虚、肾虚或放化疗引起的须发早白、枯燥无华、脱发不生。黑芝麻200克，炒熟捣碎成末，加白糖适量，用熟软的猕猴桃去皮，蘸黑芝麻食用。

（三）注意事项

本品性寒，脾胃虚寒、食少纳呆、泄泻者不宜食用。风寒感冒、慢性胃炎、胃酸过多、痛经、闭经者不可多食。猕猴桃是富含维生素C的食品，故不宜与维生素C酵解酶含量高的食品混合煎煮或食用，如黄瓜、番茄、动物肝脏等。

三十六、苦瓜味苦能解毒

（一）苦瓜的功效

苦瓜为葫芦科植物苦瓜的果实，民间传为"君子菜"，是说几种菜同炒，苦瓜保持自身的苦味而不传给其他，从而保留了许多配菜的特色。据说苦瓜原产于印尼，生产于湖广，现全国各地均有栽种。

苦瓜性寒，味苦，入心、肝、脾经。有清热解毒、明目祛暑、清肝降火功效，适于暑热烦渴、口苦目赤、痈肿疮疖、尿痛尿少等症。李时珍曾有"除邪热、解劳乏、清心明目、益气壮阳"之说。《日用本草》称苦瓜"宽中下气，利大肠，消水胀，治肿毒"。

每100克苦瓜中含有维生素C 84毫克，是黄瓜的9倍，纤维素1.1克，有利于防癌。国外研究认为，一些苦味食品含有维生素B_{17}，对癌细胞有杀伤作用。苦瓜种仁中可提取出α–苦瓜素和β–苦瓜素，可干扰癌细胞的正常代谢，达到抗癌目的。苦瓜种子中尚含有胰蛋白酶抑制剂，可抑制癌细胞分泌的蛋白酶，阻止其生长。苦瓜汁中有类似奎宁的蛋白成分，这些具有生物活性的蛋白质类可调解细胞免疫功能，提高巨噬细胞的吞噬能力，延长大鼠的生存时间，使接种恶性肿瘤的大鼠可长期地存活。

苦瓜以味苦著称。苦瓜的特有苦味与含有一定量的苦味素有关，可刺激胃液分泌，提高食欲，促进消化。苦瓜的提取物具有抑制多种细菌的功能，包括革兰阳性球菌、杆菌和革兰阴性杆菌等，故成为天然广谱抗菌食品，适合眼部、泌尿系统感染或有疖肿的患者食用。苦瓜中还有较多的降血糖成分，如萜类、甾体类、肽类等，通过大鼠实验和人体观察都证明有一定的降低血糖及控制糖尿病的效果。从苦瓜中提取的植物胰岛素对动物的血糖有明显的降低作用，而且具有一定的动物胰岛素和人工合成胰岛素的优点，使治疗糖尿病的新药开发显示了苗头。苦瓜对生育有一定影响，从苦瓜中提取的一种植物蛋白可使小鼠睾丸萎缩、精子发育失常，显示其抗生育活性。苦瓜素可使怀孕早期和中期的小鼠流产，故有人曾试图开发男性避孕药。苦瓜熟时呈黄色，红瓤有子，味甜可食，苦瓜种子却有益气壮阳的功效。

（二）苦瓜的食用方法

苦瓜吃法颇多，凉拌、清炒、烧、煎均可。苦瓜煸青椒、苦瓜肉丝是广为流传的民间吃法。有怕苦瓜味苦者，可炒菜前用盐稍腌片刻或用水焯一下再炒，可减轻苦味。苦瓜用于食疗药膳方举例如下。

（1）清热消暑方：用于因暑热伤阴引起的烦渴引饮、汗出恶热、小便短赤等症。苦瓜两个，洗净，剖开去瓤，用削果皮刀纵行削成薄片，装入碗内，倒入可乐饮料没过苦瓜，稍加白糖，置冰箱冷藏室内10小时以上取出吃苦瓜，清脆甘凉可口。

（2）增进食欲方：用于因胃有积热引起的食欲不振、胃热呕逆、口臭喜冷、大便秘结。猪肚（猪胃）1个，去脂膜翻洗干净，开水焯过，切丝慢火炖烂，苦瓜2~3个去瓤切块加入，酌加调料，分次吃菜喝汤。

（3）清心泻火方：适于因上焦实热、心肝火旺引起的头痛头晕、壮热目赤、牙龈肿痛、小便短赤等症。家鸭1只去内脏，慢火煲汤约两小时，苦瓜及冬瓜各500克，切块加入，酌加盐、味精、香菜等，吃菜喝汤，可清心泻热、利尿通淋。

（三）注意事项

苦瓜性寒，脾胃虚寒、腹痛泄泻者当慎用。

三十七、油菜消肿又化瘀

（一）油菜的功效

相传唐代名医孙思邈头部曾长一肿物，疼得死去活来，忽然想起古书中有芸苔治风游丹肿记载，立即取油菜叶捣烂外敷，很快肿痛得愈。后人也仿效，外用治丹毒、乳痈、疮疖、无名肿毒等。

油菜也称芸苔、寒菜、胡菜、苔菜等，性味辛、凉，归肝、肺、脾经。《随息居饮食谱》称油菜"烹食可口，散血消肿，破结通肠。子可榨油，故名油菜"。民间对习惯性便秘、劳伤吐血、热毒疮疖等也主张多吃油菜。油菜按生长特点和地理区划，分为冬油菜区和春油菜区。长江中下游及四川盆地为冬油菜产地，占全国种植面积的80%以上。青海等西部高原为春油菜区，每当油菜开花之时，青海湖畔黄花碧水，十分壮观。种子含油率很高，产自中国青藏高原的最高可达50%。油菜花冠茂盛，花期长，具有蜜腺，是良好的蜜源植物。

现代研究油菜含钙量高，成人每天吃500克油菜，则钙、铁、维生素C等营养素可以满足。油菜中还含有大量胡萝卜素，这些对于提高免疫功能有益。油菜中含有丰富纤维素，可促进脂类排泄，减少脂肪吸收，又可促进肠蠕动，减少便秘，对预防大肠癌等肿瘤有好处。据研究，油菜中还含有类似植物激素的物质，可增加某些酶的形成，可吸附、分解某些进入机体的致癌物质，减少恶性肿瘤的形成。油菜性凉，有一定的解毒凉血作用，可用于热毒疮疖、血热出血等症。多吃油菜对上焦热盛引起的口腔溃疡、牙龈出血，也具有调养作用。

（二）油菜的食用方法

油菜用于食疗药膳方举例如下。

（1）宽肠通便方：可用于胃肠有热引起的便秘或老年人习惯性便秘。油菜100克洗净切段，水发香菇50克，洗净去根切开，植物油烧六成热，放入葱、姜末炸锅，瘦肉末适量煸炒。加入油菜及香菇炒熟，放入盐、味精、调料等，加少量香油，即可出锅装盘。

（2）消肿散结方：适于气血瘀阻引起的疮疖肿痛、无名肿毒、乳腺增生。鲜嫩油菜200克洗净，开水焯熟切段，水发海带100克，切丝，开水略煮至熟，二者用芝麻酱、味精、盐、蒜泥凉拌即可。

（3）凉血解毒方：用于因血热毒火引起的口舌生疮、出血发斑、发热烦渴等症。鲜藕200克切片，竹笋100克切丝，酌加瘦肉煲汤，快熟时嫩油菜200克切段加入，盐、味精调味即可。

（三）注意事项

有书载油菜为"发物"，建议产后、痧痘、慢病沉疴者不宜多吃。油菜中维生素C含量丰富，每100克约含51毫克，故应先洗后切，减少维生素的流失，也不应切碎久放，防止维生素的氧化。还有报道称油菜不宜与动物肝脏、黄瓜、胡萝卜同时食用，其所含成分会破坏油菜中的维生素。

三十八、莲藕凉血又止血

（一）莲藕的功效

莲藕为睡莲科多年生水生草本植物——莲的根茎。其节部称藕节，秋冬季挖藕时切下节部，晾干，生用或炒炭供药用。相传宋朝孝宗皇帝生活奢侈，因多吃螃蟹而久泻不止，御医久治无效，后在民间寻医问药，得知用藕节汁热酒调服，方得治愈，可见莲藕的药用价值非同小可。

莲藕性平，味甘，入心、肺、脾经，清热凉血、固涩止血、健脾开胃、生津止渴。煅炭可消瘀止血、收敛，止血不留瘀。捣汁清热解毒力强，尚有镇惊安神效果，可清暑热烦渴，对肺热咳嗽、血热妄行有效，可用于咯血、呕血、尿血、崩漏、月经过多等诸多血症。《药性论》称："捣汁主吐血不止，口鼻并治之。"《日华子本草》称："解热毒、消瘀血、产后血闷。"《食疗本草》称："藕，主补中焦，养神，益气力，除百病。"《随息居饮食谱》称："熟食补虚，养心生血，开胃舒郁，止泻充饥。"

现代医学研究认为藕富含淀粉、矿物质和维生素C，其纤维素和铁质含量较高，并含有单宁酸，其中诸多成分都和止血有关，并且适合贫血者及孕产妇食用。莲藕所含热量很低，又富含多种维生素和矿物质，很适合减肥和美容。加之莲藕中含有黏液蛋白和纤维素，可明显减少食物中胆固醇的吸收，起到瘦身的效果。肿瘤患者因放射治疗，热毒伤阴引起的尿血、便血等也提倡多饮用鲜藕汁或多吃鲜藕，有凉血止血作用。

在传统中药方剂中，《济生方》中的小蓟饮子是凉血止血、利水通淋的常用方剂。在10味药中含有藕节，而在其他的止血方剂中，小蓟、槐花、侧柏叶等应用较多，尽管这些植物在民间也是唾手可得，但在药膳中却应用不多，而莲藕则被广泛采用。至于莲藕的体部和藕节在组成成分上有哪些差别，则报道不多。作为传统中药材，藕节生用功能为止血化瘀，炒炭用为收涩止血。

（二）莲藕的食用方法

莲藕的吃法很多，南方常做煲汤，北京多用爆炒，年迈患者多用榨汁，民间还常用做粥、凉拌、做藕粉等不胜枚举。以莲藕配小方处理常见症状也很多见，如鼻血、痰血等出血不止者，可用鲜藕榨汁频频饮用，也可用鲜藕切片煮水浓缩口服。醉酒者可用鲜藕汁酌加白醋、白糖口服，可解酒毒、醒酒止渴。糯米加鲜藕煮粥，可益气生津，适用于放化疗引起的口干口苦、反胃、恶心等症。白面炒微黄，加等量藕粉，用滚开水冲开，加盐或糖服用，有固涩收敛作用，止泻效果明显，对放化疗引起的腹泻或放射性直肠炎的恢复颇有助益。鲜藕用于食疗药膳方举例如下。

（1）凉血止血方：用于因血热妄行引起的呕血、咯血、便血等出血表现。鲜藕约200克，洗净，刮皮，切片。荸荠200克去皮切片，与鲜藕同煮，文火煨熟后，少量加糖，吃菜喝汤，有止血作用。

（2）生津开胃方：因脾胃热盛引起的食欲不振、口舌生疮、胃脘灼热、口臭苔厚等症。鲜藕200克，去皮切片，开水焯过放凉开水迅速冷却。白醋及蜂蜜各50克，加水适量，浸泡藕片，置冰箱冷藏室内两天即可吃藕。头颈部放疗引起的口干舌燥也很适宜。

（3）养血止血方：用于因出血引起的气血亏虚、面色萎黄、疲乏无力，或放化疗引起的血小板减少、出血、贫血。腔骨500克，砂锅慢火煲约1小时。花生米50克，先泡半日，鲜藕200克，去皮切块，加入锅内与腔骨同炖约半小时，酌加调料即可食用，有生血和止血作用。

（三）注意事项

鲜藕生性偏凉，生吃凉拌较难消化，有碍脾胃，故脾虚胃寒者、便溏腹泻者，尽量熟透再吃。加工鲜藕时不要用生铁锅，以防鲜藕变黄。鲜藕为高淀粉食品，含糖量高，如与糖皮质激素同用，可能会使糖分解受抑制，使血糖升高，应慎重安排。

三十九、莲子清心又安神

（一）莲子的功效

相传古时一妇人失眠求治于道姑，道姑手指水中荷花称那是睡莲，必治不睡之症，于是失眠者在荷花中找到莲蓬，剥出莲子食之，终得安睡。《红楼梦》中五十二回提到"建莲红枣汤"，便是指福建建宁县盛产莲子，已成贡品。莲子是食品也是药品，生于温暖地区的湖塘中，产于湖南称湘莲，产于江苏称湖莲。莲须为莲花中的花蕊，可补肾清心、止血固精。荷叶为莲的叶片，可清热利湿、止血升阳。莲房是莲子的花托，可止血化瘀。莲子心是莲子中的青嫩胚芽，性味苦寒，可清心退热。

莲子是莲的成熟种仁，归脾、肾、心经。有养心安神、健脾止泻、益肾固精作用。如虚烦惊悸、失眠不寐、脾虚泄泻、食欲不振、肾虚遗精等症，均应提倡多吃莲子。《神农本草经》称："主补中，养神，益气力。"《本草拾遗》称："令发黑，不老。"《本草纲目》称："固精气，强筋骨，补虚损……"莲子的生命力极强，据说数百年后莲子仍能萌发胚芽。"八宝莲子粥"颇负盛名，用白莲子文火清炖，色香味俱全，清心安神，补而不腻。

现代研究莲子除含有多种维生素、微量元素外，还含有荷叶碱、金丝草苷等物质，对治疗神经衰弱、慢性胃炎、消化不良、高血压等有效。动物实验发现莲子可使大鼠胸腺皮质T淋巴细胞活性增高，莲子多糖可改善化疗药环磷酰胺对小鼠的免疫抑制作用，又可提高某些酶的活力，显示一定的抗衰老作用。曾有实验发现莲子能使果蝇的平均寿命延长1/3以上。药理研究还证明莲子有使血糖降低和对抗心律不齐的作用。

（二）莲子的食用方法

莲子味道清香、甘甜，适做糕点、甜食，做主食、汤菜均可，是滋补清心的常用食疗药膳成分。莲子的吃法简单方便，一般用大米或小米加莲子煮粥，便可达到治疗目的。用莲子和小米为基础煮粥对老人及体弱者颇有补养作用，如再加百合、银耳，对消除肾有虚火、尿黄腰酸有益；加益智仁、龙骨可治疗遗精。莲子和白及研米口服可促进胃溃疡的愈合。莲子用于食疗药膳方举例如下。

（1）安神益智方：用于失眠、健忘、心烦、焦躁。莲子肉20克，益智仁10克，百合30克，慢火煮烂，加白糖少许，早晚食用。

（2）健脾止泻方：用于脾虚久泻，或肿瘤病人放化疗引起的食少纳呆、恶心便溏。莲子20克研粉，薏苡仁10克研粉，鸡蛋2~3个兑入，酌加开水调匀，可加糖或盐，调料自定，上笼蒸成蛋羹。

（3）养心补肾方：用于心肾亏虚、心慌失眠、腰膝酸软等症。猪或羊心1具洗净切块，肾脏1具剥去外膜，凉水浸泡半日后切块，加入莲子肉20克，枸杞20克，调料适量炖熟，吃肉喝汤。

（三）注意事项

莲子生吃味道清香，但不可多吃，以免影响脾胃引起腹泻；莲子涩肠止泻，大便燥结者勿用，特别是年老体弱者，因阴虚内热，肠枯血燥引起的大便燥结，不应使用收涩伤阴之品；莲子心苦寒，不宜空腹服用，胃寒怕冷者不喝莲子心茶。莲子入药或入膳可先冷水浸泡，然后去皮去心，称莲子肉。加工莲子以砂锅最好，少用生铁锅，以免影响莲子色泽，变黄变黑。

四十、壶中日月品清茶

（一）茶的功效

早在神农时期，中国人就知道野生茶树的嫩叶可以解毒。春秋时期茶成为供神的祭品，在商朝也为贡品。西汉时期在四川武阳有了茶叶市场，西晋时也有采茶做羹饮的描述，唐朝初年出现了专著《茶经》。中国是茶叶的故乡，唐代名医孙思邈活了102岁，他的长寿方法是"节制饮食、细嚼慢咽、食不过量、饭后茶漱"。民间俗称"清晨开门七件事，柴米油盐酱醋茶"，许多民族都一日不可缺茶，足见茶的地位之高，成为生活的必需。

有人统计茶叶中含有400多种对人体有益的物质，只是含量各有不同。茶叶含茶碱、咖啡因、可可豆碱、茶多酚等，具有强心、提神、利尿、消食杀菌、收敛等多种作用。有诸多报道谈及茶叶的功能，例如茶叶中所含茶碱可扩张心肌的冠状动脉，松弛支气管平滑肌，从而起到强心、止喘作用，用于冠心病及哮喘等症；茶碱的利尿作用可以消肿，对老年慢性气管炎引起的右心衰竭有益；咖啡因可增加胃液分泌、促消化，可消除过食荤腥厚味引起的滋腻；茶叶所含的黄酮苷可增强血管弹性、降低血脂。有报道称国外对50~60岁男子做观察，每日饮红茶者中风发病率下降，其功劳归为红茶中含有类黄酮化合物。绿茶中的叶绿素也对降低胆固醇有益。茶中的鞣酸、单宁酸还对预防脑中风及白内障、延缓衰老有用。茶叶提取物对葡萄球菌、大肠杆菌、肺炎球菌有一定抑制作用，这与中医的清热解毒有一致之处。

茶叶分多种，不发酵者为绿茶，偏凉，有清热解毒作用；全发酵的为红茶，偏温，可温胃祛寒；半发酵者有乌龙茶，介于二者之间，健身效果明显；苦丁茶泻火作用较强；茶砖多是发酵后压榨成形，需水煮后加盐加奶饮用，去腻降脂作用强……足见茶叶功能之广，品种之多，故古人称"茶为百病之药""壶中日月，养生延年"，并形成中华民族的茶文化，遍及世界各地，源远流长。佛家与茶有不解之缘，坐禅修行，盘膝打坐，要求耳聪目明，不能困倦，恬淡清静，唯饮茶可以达到这种意境，加之寺庙周围高山大川，适于种茶，庙内设有茶堂，可招待施主，又可品茶论经，颇具情趣。

茶叶防癌报道颇多，茶中所含微量元素硒、锌等有利于防癌。绿茶中维生素C含量丰富，它与茶中的鞣酸都可阻断致癌物亚硝胺的合成。有研究表明，如每日饮绿茶3~5克或红茶5克便可有效阻断N-亚硝基辅氨酸的合成。茶多酚等物质还对进入体内的放射性锶有很强的吸附作用，可将其逐出体外。

（二）茶的食用方法

茶用于食疗药膳方举例如下。

（1）清热解毒菊花茶：用于身热目赤、口舌生疮、咽干齿痛、小便短赤等热毒蕴结症状。绿茶5克、菊花3克、玫瑰花3克，热水冲茶，频频饮用，细细品味。

（2）健脾强身奶油茶：用于荤腥厚味食品引起的饭后饱胀、滋腻伤脾等症。茶砖约50克，放于壶内烧开慢煮约20分钟，加盐适量调味适口，加牛奶或奶油或酥油即可饮用。藏民可同时加入糌粑，蒙古族或哈萨克族可同时加入炒熟的谷物，气味更香。

（3）开胃提神的茶叶饭：用于胃火伤阴引起的食欲不振、口苦口臭、精神萎靡不振等症。绿茶50克、荷叶100克，热水冲开加盖泡10分钟，滤去茶及荷叶，用水闷米饭，清香可口，醒脾提神。

（三）注意事项

饮茶颇有讲究又各有习惯。饮绿茶以清淡为好、适量为佳，即泡即饮，不喝隔夜茶。绿茶细嫩，不用沸水冲泡。空腹不宜饮茶，失眠及便秘者不可多用。茶中咖啡因过高会引起期前收缩或心房纤颤，故严重心脑病者不宜。浓茶可引起胃酸增加，故胃、十二指肠溃疡者不宜多用。哺乳妇女饮茶可引起失眠及乳汁不足。浓茶也会引起缺铁性贫血，故少女不宜多饮。

茶叶与某些食品搭配同时食用又有相克相忌之嫌，这些吃法有些已成生活习惯，但仍值得思考。

（1）茶鸡蛋：用茶叶水煮鸡蛋颇有香气。茶鸡蛋遍及各地，但茶叶中含单宁酸，与蛋白结合成不宜消化的化合物。茶叶中的酸性物与鸡蛋中的铁结合，不但吸收差，而且还会对胃有刺激。

（2）白糖茶：茶中放糖是许多地方的习惯，但茶叶味苦性凉，可治疗胃热及以苦味刺激食欲，加入白糖则有碍这些功能的发挥。

（3）饮酒喝茶：边饮酒边喝茶似早已成为习惯，但酒精和茶碱都会兴奋心脏。这种双重刺激会明显加重心脏负担。茶碱的利尿作用会使酒精转化的乙醛还没完全分解便进入肾脏，对肾脏产生刺激。李时珍在《本草纲目》中也称"酒后饮茶伤肾脏……"，故饮酒与喝茶应间隔一段时间，更不应以茶解酒。

四十一、荞麦营养莫低估

（一）荞麦的功效

荞麦又叫玉麦、三角麦、花麦等，是蓼科植物荞麦的种子，它是北方人熟悉的粗粮，原本是度荒充饥的"下等"食品。相传有一年北方大旱，春天无法下种，眼见一年口粮无望，突然有人指点种下能耐干旱、生长期又短的荞麦种子，终于在霜降前有了收获，度过了荒年，从此荞麦成了北方干旱地区的补充作物，灾年歉收时常靠荞麦度荒，果腹度日。时过境迁，如今人们吃足了细粮，还有人得了"富贵病"，于是又有人想到了荞麦。随着生活水平的提高，荞麦的"身价"也节节高，如今荞麦以保健佳品的身份重返餐桌，受到人们的赏识，颇显得有些神气十足。

古往今来，做饸饹多用荞麦。元代王桢著有《农书》，书中称荞麦"北方山后，诸郡多种，磨而为面或做汤饼，谓之河漏"，"河漏"就是饸饹的古语。如今荞麦饸饹很有名望，浇上汤汁各显特色，夏季加芥末可消暑，冬季加胡椒可祛寒，颇有一番风味，令人垂涎。从食疗药膳角度分析，荞麦性味属甘，归脾、胃经。有开胃宽肠、消肿化湿、消积导滞、清热解毒的作用。用于饮食积滞、湿热下注、赤白带下、热毒疮疖、无名肿毒等。

现代人研究荞麦，认为荞麦蛋白含量不低于大米白面，赖氨酸、精氨酸、色氨酸等人体的必需氨基酸也都很丰富，其中赖氨酸的含量是白面的2.8倍，维生素 B_1、B_2 的含量比白面高2倍。荞麦中还含有丰富的荞麦碱、芦丁、烟酸、亚油酸和多种维生素及铁、锌、钙等，这些都不是一般"细粮"所具备的，所以荞麦对高血压、高血脂、高血糖、动脉硬化引起的心脑血管病都具有饮食保健价值。已有实验证明，用荞麦提取物喂养高脂饮食的家兔，可避免有害自由基的生成，抑制脂质过氧化物，其保健效果令人赞许。

曾有人介绍斐济成为"无癌之国"与多吃荞麦有关。已有人研究指出荞麦中含有某种B族维生素具有抗癌作用，另外，还含有微量元素硒，也有抗癌作用。有人推荐脑肿瘤、肺癌患者应用荞麦食疗，对祛病强身有益。在我国云贵及两广地区，还生长着一种野荞麦，被称为"金荞麦"，其提取物对多种小鼠移植肿瘤有抑制作用，已开发出二类新药"威麦宁"广泛用于临床，对肺癌有提高生活质量、调解细胞免疫功能以及对放疗有减毒增效等作用，肿瘤病应用颇多。传统中药的金荞麦是野荞麦的根茎和块根，用以治疗肺热咳嗽和脾失健运。

（二）荞麦的食用方法

民间用荞麦做偏方流传广泛，如因湿热下注引起的妇女赤白带下、小便短赤，可用荞麦和绿豆各半，磨面做成馒头，经常食用。因肝胆湿热引起的皮肤黄染、小便赤黄等"阳黄"症候可用荞麦及薏苡仁碾粉做成面条或饸饹，拌黄瓜食用。脾胃湿热、高脂血症、肥胖、脾胃有热者可多吃荞麦面条及凉拌苦瓜。荞麦用于食疗药膳方举例如下。

（1）清肺化痰方：用于因肺热引起的咳嗽发热、黄痰壅盛、胸闷气促、大便燥结。白萝卜约300克切丝，黄瓜200克切片，酌加盐及调料，烧开约10分钟下荞麦面条或饸饹，吃面喝汤，可止咳理气。

（2）解毒散结方：用于瘀毒蕴结、疮疖肿痛、癥瘕积聚或肿瘤患者免疫功能低下。荞麦面条开水煮熟捞出，香菇瘦肉炸酱拌入，紫皮蒜捣蒜泥加入，3种成分皆为富含硒食品，有抗癌及提高免疫功能，肿瘤病人可间断食用。

（3）化湿降脂方：用于因脾虚不运，痰湿壅阻引起的肥胖、高血脂、高血压、动脉硬化症。红薯500克，山药500克去皮，蒸熟捣烂，加入荞麦面粉及少量水分合匀，做成馒头蒸熟，分次食用，作为主食的添加食品。

（三）注意事项

荞麦性凉，一次不宜多吃，胃寒者不宜，防止消化不良。荞麦可治疗湿热引起的痢疾，但多吃也会导致腹泻。

四十二、醋能解毒又健胃

（一）醋的功效

醋的问世已有数千年历史，相传夏朝的杜康发明了酿酒的技术，他的儿子为了酿酒无意间把酒糟泡在缸里，第21天揭开缸盖一尝，竟然香气浓郁，酸中带甜，很快传播开来。因是"二十一"日发酵而成，故造一字称为"醋"。后来皇帝吃鱼，因鱼刺卡了喉咙，也因喝醋而软化治愈。于是食醋和"酿酒不成反成醋"的民谚也广为流传开来。

醋由米、麦、高粱或酒糟等酿造而成，是调味品，也是重要的食疗药膳保健品。醋的性味为酸、甘、平，归肝、胃经，健胃消食、化瘀活血、收敛固涩、止泻解毒，可用于食积不化、消化不良、腹泻厌食、瘀阻疼痛、呕血便血、虚汗不止等症。《本草纲目》中称醋能治诸疮肿块、心腹疼痛、痰水血病及诸虫毒气。

现代医学研究米醋含有醋酸、琥珀酸、B族维生素等多种对人体有益的成分。产地不同，其成分也有差异，山西老陈醋、绵竹双头醋、镇江香醋在全国很有名望。据传山西、陕西一带水质偏碱性，故喜食醋，也善于酿造。近年开发出多种保健醋，甚至连美容、护发也有专门米醋产品。

醋对医学的贡献很大，一些中药饮片加米醋拌炒的方法称醋炙法，增加了药性。一些通肝经的中药如柴胡、香附、玄胡等多用醋炙，相传战国时名医扁鹊已主张用醋来解诸药之毒，有些中药外敷剂型也用醋调。近年发现醋对降血脂、降血压有用，于是有人吃醋泡的鸡蛋、花生米用以保健，有人患顽固的指甲癣症也用老陈醋浸泡。也有人主张对慢性肝炎患者酌情用醋有一定治疗作用，并且米醋酸涩入肝，起到"引经"作用。民间还用米醋解酒，酒为乙醇，与醋酸结合可形成酯类以降低酒性。醋的药用十分广泛，"流感"来了用醋熏屋，"非典"期间全国食醋供不应求，就连禽流感期间也有人给鸡鸭灌醋，足见醋在维护健康方面颇受群众信赖。

（二）醋的食用方法

醋做偏方用于日常食疗有很多。甲癣俗称灰指甲，可用新鲜大蒜榨汁，米醋调和，外敷患处，每日数次；用醋加水慢煮猪皮，呈胶冻状后摊在布上外用，对皮肤湿疹有效；白醋与3倍的甘油混合外涂可解皮肤瘙痒；用醋泡花生米，或黄豆，或蚕豆，每日食用，对高血压、糖尿病有保健作用；用冰糖和老陈醋各半，煮开至冰糖溶化，每日早晚各服10毫升，对痰喘、咳嗽有效；因吃生猛海鲜，虾蟹鱼贝皮肤过敏者，可用醋加生姜煮开，酌加冰糖温服，有止瘙痒、退皮疹作用。

（三）注意事项

醋是酸性很强的食品，故用醋很有讲究。《本草纲目》称："服茯苓、丹参者不可食醋。"服用氨茶碱、碳酸氢钠、磺胺等碱性药时食醋会减轻药的功能。鲜牛奶遇醋会结块，影响消化甚至发生腹泻，故喝鲜奶时不宜同时吃酸性强的食品。对新鲜嫩绿蔬菜，醋会破坏其叶绿素和维生素C，并使其变黄，故醋不宜与绿芽同炒。海参的黏蛋白遇醋会变味且影响口感，故烹制海参时用醋当慎。用醋调凉拌菜很多，应注意不可隔夜放置过久，以免营养素被醋破坏。炒胡萝卜加醋，香脆适口，但胡萝卜素多被醋破坏，影响维生素A的摄入，故炒胡萝卜时不应加醋。烧热的生铁锅也不宜与醋直接接触，以免释放出有刺激性的有害气体，食醋也容易分解。用生铁锅炒菜，醋应倒在菜上，翻炒几下即可起锅。炖牛肉时稍滴醋容易使肉炖烂，炖骨头汤时加醋，可使骨中的钙离子溶解入汤，但骨胶原蛋白等有机物质在酸性环境中不利吸收，钙及微量元素则不能以有机化合物的形式存在于汤中，也不容易吸收。故有人提出骨头汤用于强筋壮骨还是不加醋为好。

患有十二指肠溃疡及素来胃酸过多者不宜多食醋。醋与山楂、乌梅等同食会加重酸性，小心伤胃。对脾虚湿盛者也不宜多吃醋，以防湿邪留滞。醋会破坏牙齿的保护层，特别是老人和儿童，故食醋后应及时漱口，防止酸性物质腐蚀牙齿。

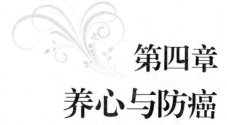

第四章
养心与防癌

　　现代人常用"压力山大"来比喻都市人生活的状态，表现出一定的自嘲心理，但仅有自嘲是不够的，一个会养生的人应该知道如何科学地认识和缓解压力。压力是个体面对具有威胁性刺激情境时伴有躯体功能以及心理活动改变的一种身心紧张状态。压力有暂时性与永久性的区别，是可以被累积的。压力不是一种想象出来的疾病，而是身体"战备状态"的反应，这是当意识到某种情形，或者某个人，或者某件事情具有潜在的威胁性和紧张状态的时候做出的反应。压力也可以视为一种由挫折、失败所造成的反应，这种反应需要一定的时间去缓解，需要他人抚慰与适当休息。如果压力得不到缓解，将会产生一系列心理与生理变化，最终影响人体健康，甚至诱发癌症。本章将从减压、保持快乐心情方面介绍养心防癌的道理。

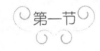

减压是防癌的根本

　　癌症的发生与压力相关，研究发现人在高压力状态下可以产生焦虑、恐惧、悲伤、绝望、麻烦、愤怒，这些心理上的应激引起身体产生过量的自由基等生物活性物质，严重时可诱发细胞突变而成为癌细胞。正常情况下，人体具有清除突变细胞的能力，如压力进一步加重，可以降低人体免疫力。这主要是因为压力让体内产生过量的肾上腺素和去甲肾上腺素活性物质，这些化学物质能够降低免疫系统功能，破坏正常的免疫反应，使癌变的细胞不能清除，最终就会发生癌症。

一、生活中可能引发癌症的压力

　　我们日常生活中的一般性压力因在短时间内就会消失，所以不会成为癌症的起因。只有那些长时间持续存在的压力才有可能会导致癌症的发生，例如长时间的悲伤和绝望。美国学者 Holes 和 Rahe 研究分类了生活中压力的程度，并给予一定的分值，通过数理统计发现，在过去的 1 年中遭遇压力事件分值超过 300 分的人会引发躯体疾病，甚至发生癌症。

表1　不同生活事件压力分值表

生活事件	分值	生活事件	分值
配偶死亡	100	丈夫与妻子争吵（家庭暴力）	35
离婚	73	工作职责的更改	29
与配偶两地分居	65	子女成家立业	29
刑事处罚和监狱生活	63	法律上的麻烦	29
近亲死亡	63	与亲戚的麻烦	29
人身伤害或疾病	53	杰出成就或获得奖励	28
结婚	50	配偶就业和失业	26
失业和裁员	47	子女的入学和毕业	26

生活事件	分值	生活事件	分值
和配偶复婚	45	生活环境的变化	25
退休	45	个人生活方式的重大变化（突然戒烟、戒酒等）	24
家庭的健康问题	44	与领导关系不和	23
怀孕	40	工作时间和工作条件的变化	20
生活问题	39	搬家	20
增加了新的家庭成员	39	重新择校	20
职业变更（工作场所改变等）	39	娱乐习惯的变化	19
重大经济变化	38	在社会生活中的变化	18
最好的朋友死亡	37	欠债低于10000美元	17
改变职业	36	睡眠模式的改变	16
欠债超过10000美元	31	饮食习惯的变化	15
债务和贷款的烦恼	30	轻微违法	11

不同国家的研究均发现那些经历死亡、离婚、家庭不和与家庭生活环境等重大变化的人，癌症发病率高于正常人群。城市生活带来的压力也不容忽视，如交通堵塞、噪音、缺乏良好的人际互动、孤独等，这些因素引起的不良心理活动就是可能成为癌症的诱发因素之一。

如果你日常生活中出现以下症状，应该引起重视，寻找减轻压力的办法：①头痛；②肌肉紧绷（头部、颈部、肩、背部）；③皮肤干燥、斑点、过敏反应；④消化系统问题，如食欲差；⑤心跳急促、胸痛；⑥容易生气、没有耐心；⑦忧郁、意志消沉；⑧容易产生失控感、对自己失去信心；⑨心力枯竭、缺乏热情；⑩有疏离感；⑪无法专注；⑫犹豫不决；⑬记忆力差；⑭判断力下降；⑮负面思考。

二、缓解压力的好方法

1. 遗忘法

生活中有不少人总是生活在对往事的痛苦回忆中，反复品尝曾经受到的挫折和创伤，这样只能使心情越来越坏，从而也使心理愈加不平衡。因此，我们一定要学会遗忘，这是对过去痛苦的解脱。以便使身心获得宽慰，从而激发出新的力量及使人性得到升华。

2. 自嘲法

当你在生活中遇到一些尴尬或难堪的场合时，与其一味地埋怨和逃避而使自己的心态越来越坏，还不如用自我解嘲的方法调侃一下自己，通过自我贬低而达到出奇制胜的效果，从而使心理达到一种高层次的平衡。

3. 激励法

给自己确立一个值得追求的目标，并不断地为之努力，当有了成功的经验和自信后，我们就能再选择更高的目标来激励自己。

4. 超脱法

超脱法是用理智战胜不良情绪的干扰，并投身到事业中去，也就是常说的化悲痛为力量，从而把身心创伤等不良刺激转变为奋发向上的行动。

5. 闲聊法

心情郁闷时，不妨与朋友一起聊聊天。因为闲聊对心理调适能起到很大的作用，从而可以缓解紧张、消除隔膜、表达温情、避免碰撞、化解怨气、发泄怒火。

6. 移情法

通过一定的方法和措施转移人的情绪，以解脱不良情绪刺激的方法叫移情法，如琴棋书画移情法、运动移情法、旅游移情法等。

7. 哭泣法

哭泣能使人产生有益的激素，使人体更加协调反应.是减轻压力、调节情绪的一种好方法。所以，我们应当放弃"有泪不轻弹"的传统戒条，让自己随情绪波动而哭泣。

8. 节制法

节制法就是通过节制来调和情感，并防止七情过激，从而达到心理平衡的目的。

9. 娱乐放松法

娱乐放松法是指通过各种娱乐活动，如听音乐、歌咏、看电影、看电视、看戏剧表演、跳舞、游戏、下棋、游园等来陶冶性情，以增进身心健康的一种心理治疗方法。其作用包括：①增强肺的呼吸功能；②清洁呼吸道；③使肌肉放松；④有助于发散多余的精力；⑤有益于抒发健康的情感；⑥消除神经紧张；⑦帮助驱散愁闷；⑧有助于乐观地面对现实。

10. 看喜剧

笑声可以使人得到精神上的松弛及心理上的平衡，而开怀大笑则能驱散忧郁情绪。所以在生活中，我们不妨多看一些轻松欢快的喜剧片，以达到愉悦身心的目的。

11. 听笑话

我国有"一笑解百愁""笑一笑，十年少"之说，笑能调节神经、消除疲乏、愉悦身心、加快血液循环，有益于身体健康。所以在紧张的工作、学习之余，我们不妨让生活充满笑声，从而可在笑声中解除疲乏、怡情益智及增强健康。

12. 听音乐

音乐可以愉悦身心，使心情放松，从而可调节不良情绪，最终使身心处于积极、活跃、健康的良好状态。

13. 观鱼

医学家研究发现，怡然自乐地观赏水中的鱼，能使人的神情慢慢地松弛下来，从而心情也就会显得轻松愉快。

14. 钓鱼

水边河畔，草木葱茏，空气中负离子多，可使人心旷神怡。垂钓者端然静坐，不仅使人心平气和、思想集中，而且还有益于大脑健康及增强记忆力。此外，静心等候，类似于气功中的静坐，可使气血阴阳归于平衡。而当鱼儿欲上钩时，则会全神贯注、凝神静气及严阵以待。待鱼儿上钩，欢快轻松之情就会溢于言表，从而达到内无思虑之患和外无形疲之忧的最佳养生境界。因此，钓鱼对健康大有裨益。

15. 练书法

自古以来，书法家多长寿。书法讲执笔和运笔，因人的拇指与肺经相通，通过手指的活动能活气血、活经络关节、平衡阴阳，从而有益于健身。如能长期练、时时写，则可达到心理平衡、心情舒畅、心旷神怡之功效。

16. 吟诗

吟诗不仅可使人的肺脏得到运动和锻炼，而且可以使人的精神在美妙的诗词意境中得到协调，优秀的诗词还能陶冶人的情操。在国外也有诗疗，更为有趣的是，意大利还有以诗治病的"药方"出售。所以说，经常吟诗咏词对健康是有益处的。

17. 笔耕

有句古词写道："闲愁最苦，休去倚危栏；斜阳正在，烟柳断肠处。"实践表明，笔耕不辍能填满无所事事的时间。笔杆一握，则万念俱消、思想专一、心胸开阔、愉悦精神及保持心理平衡。一分耕耘，一分收获，十分快乐，无疑丰富了个人的内心世界，自然寿从笔端来。

18. 呼喊

即每天清晨到山上、海边、江边向高山、大海、江河大声呼叫，每日1次，每次呼喊20~30分钟。其法可将内心的积郁发泄出来，从而取得身体与心理上的平衡。

19. 放风筝

放风筝活动是一项简单易行且娱乐性极强的锻炼方法，古代不少长寿老都喜欢放风筝。古人认为迎天顺气、拉线凝神、随风送病，则百病皆祛。

20. 抚琴

学会一两种乐器，不仅可以抒发个人的感情及增强意志，而且还可作为一种情绪转移的方法，从而可解除人们心中可能存在的郁闷和烦恼。

21. 跳舞

每天坚持跳一两个小时交谊舞，能有效地防治动脉硬化、神经衰弱、高血压以及肥胖等疾病。德国的一家医院就专门开办舞蹈疗养所，其中大多数患者在接受舞蹈治疗后精神状态都有明显好转，身体也在不知不觉中得到康复。

22. 赏花

赏花能在不知不觉中克服急躁情绪，消除心理紊乱。我国也有"乐花者长寿""常在花间走，活到九十九"等谚语，可见赏花能益寿。

23. 观画

观画既是欣赏艺术，也是审美活动。它能引起人的想象，而想象则能调节交感神经系统，从而可直接促进一些有益健康的激素、酶和乙酰胆碱等物质，最终起到调节血液流量、增加免疫功能的作用。古今中外，观画治病的例子颇多，如巴比伦王妃因赏乡情风景画而治愈了思乡病；隋炀帝欣赏《梅熟季节满园春》后使烦躁症不药而愈；南北朝鄱阳王后妃见到《鄱阳王调情图》而消除了丧夫忧郁症等。

24. 看球

有精神萎靡症的患者往往很苦恼，因为此病吃药不容易好。在南美洲某医院的医生用看球疗法指导患者治疗此病，十分有趣而有效。让患者有意识地观看足球赛后，如果患者的病情因此有好转，就可多观看水平更高、竞赛更激烈的球赛。这种方法不仅可使患者精神状态大有好转，而且疾病也会在不知不觉中得到痊愈。

25. 弈棋

弈棋有益于身心健康，这是古今好棋者信奉的长寿之道。一者对弈时全神贯注、意守棋局，从而使杂念尽消及脑细胞利用率高，最后使人不易衰老；二者多弈善弈可防止大脑动脉硬化，具有预防老年性痴呆症和防止智力衰退的作用。

26. 旅游

旅游是一种人们乐于接受且有益身心健康的综合性娱乐活动。人在旅游活动中可以饱览大自然的奇异风光和历史、文化、习俗等人文景象，从而获得精神上的享受。旅游能延长人的寿命，既可暂时避开压力，又可给外出的人带来有助于恢复元气的滋补剂。

27. 写日记

写日记是一个很好的宣泄渠道。当你有了什么烦心事而不便对他人提起或者有什么委屈和愤恨，都可以用笔记下来。在写的过程中，你会感到情绪渐渐稳定下来。

28．放慢生活节奏

把生活中的节奏放慢，吃饭时细细品味，开车时不要为堵车烦心，让自己定定神。整个的节奏放慢下来，心情也就会舒缓许多。

29．快速缓解压力的具体做法

（1）舒服地泡个热水澡，可有效地放松绷紧的肌肉和神经。

（2）室内灯光以黄色为主，这样不易刺激眼睛，能舒缓眼部的压力并能缓和室内气氛。

（3）换上以棉质为主的宽松家居服，女性应松解卸除内衣。

（4）晚餐以清淡食物为主，避免吃辛辣、油炸食品，或停留在胃中时间较长的高蛋白、高热量食物，以免增加胃肠负担。

（5）晚餐后可喝点不含酒精、不含咖啡因等刺激性物质的饮料。

（6）睡前将腿抬高或是脚下垫个枕头，可有效缓解因为长期地站立或不良坐姿所造成的下肢血液循环不良。

（7）在晚间11时到凌晨1时尽量上床入睡，因为这个时间人体经脉会运行至肝、胆经，若这个时间没有得到适当地休息，则对健康极为不利。

（8）睡前可以听一些古典音乐或轻音乐，这样可起到平稳情绪、催眠的作用。

（9）平时在家里，你可以脱掉鞋袜，用脚尖走路，如此走上几分钟，心中的烦恼便会跟着走掉。

（10）闭上眼睛，尽力想身体后面的景物，以平衡前后脑的压力。

（11）找一位乐观的朋友或同事倾诉，驱散一下不良情绪。

（12）读你最崇拜人的格言，并认真思考，可起到镇定的作用。

（13）多看喜剧片，在开怀大笑中忘却烦恼。

（14）你可以烹饪或做自己最喜欢的事情，这样会使你更满足、更快乐。

（15）不断告诫自己，要能容纳别人不同的观念或行为。

（16）要学会简化自己的生活和欲望．因为生活越复杂。压力就会越大。

（17）多赞美和鼓励自己，使自己充满自信，不要遇到挫折就苛责自己。

（18）不要抱怨麻烦事情总是落在自己头上，而是要想这是上帝让我与日俱增经验和智慧，生活会因此而更丰富多彩。

（19）经常到书店走走，读一些励志的书籍、漫画及幽默文选。

心理状态影响免疫力

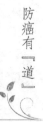

一、心理状态影响免疫力

心理状态是人们对外界事物或现象的反应，它对人体的神经内分泌系统、心血管系统以及免疫系统起着正反两种作用。积极、健康的心理状态，如乐观、开朗、冷静、沉着、理智等可以提升人体的免疫力，减少发生疾病的概率；而消极、不健康的心理状态，如抑郁、忧虑、烦躁、悲观、冲动等则会使人体的免疫力降低，增加患各种疾病的危险。某些不良的精神因素还能诱发并加快肿瘤的生长，并影响肿瘤的预防和治疗，而积极的心理因素则可以减缓、抑制肿瘤的生长。

有研究指出负面心理降低免疫力，心理因素主要通过情绪来影响人体各器官功能的发挥。愤怒、怨恨、焦虑、压抑等消极的情绪，如果强度过大或持续时间过长，则会引起神经系统功能失调，进而引起人体内化学物质和大脑功能的改变，致使人体免疫力降低，最终导致各种生理或病理的变化。有统计资料显示，自卑、精神创伤、悲观失望者易患癌症，而悲观忧虑、生气、发怒、压力等不良情绪也会直接导致人体免疫力降低，具体介绍如下。

1. 悲观忧虑

悲观、忧虑、压抑等不良的心理因素长时间地作用于机体，会使人的神经系统一直处于一种抑制的状态，进而扰乱神经系统的正常调节作用，干扰机体内环境的平衡，影响免疫系统的功能，降低该系统识别和清除癌细胞的能力，最终导致癌症的发生。

2. 生气

"人生不如意事十之八九"，如果以挑剔的眼光看待这个世界及周围的人和事，你就会觉得处处不顺心。因为这个世界不是属于某一个人的，地球并不只为某一个人而转动。遇到不顺自己心意的事，偶尔生点气，对身体并无妨碍，但经常生气则会影响人体正常的生理功能，导致心态失衡，免疫功能降低，不利于自己身心的健康。

3. 发怒

发怒是指一个人的意志和活动遭遇到挫折时产生的粗暴情绪。人在发怒时，交感神经兴奋性增强，心跳明显加快，血压急剧上升，可使高血压、冠心病等患者病情加重，甚至导致死亡。发怒还会导致人体气血运行紊乱，肝脏功能失调，引起中风、昏厥等疾病，并会破坏人体免疫系统功能的平衡，使免疫力下降。

4. 压力

紧张的生活、繁忙的工作、激烈的竞争，使现代人每天都背负着巨大的压力。适当的压力可以激发我们生活、工作的激情，但过度的压力则会对人的身心产生巨大的伤害，造成紧张、焦虑、沮丧、绝望等不良情绪，甚至引发心脏病、脑卒中、糖尿病。另外，长期过度的压力可以抑制免疫系统功能的发挥。

二、健康心态提升免疫力

医学研究证明，一个人精神情志的变化与其免疫功能的强弱有着密切的联系，健康的心态对人体免疫力有提升作用。当人的情绪处于积极状态时，外周血淋巴细胞就会增多，T淋巴细胞和NK细胞的活性就会增强，唾液中免疫球蛋白A的水平会升高，人体的免疫力就会得到提升。所以，平时注意培养自己积极健康的心态至关重要，具体方法如下。

1. 扩大交际范围，多与人交流

我们知道，当一个人缺少与他人的沟通时，极易产生孤独感，甚至自生烦闷、苦恼、焦虑等不良心理，影响身心健康。若是在闲暇之时、烦闷之际，找朋友、同事谈谈心、叙叙旧，则既可以打发无聊的时光，还可以排解烦闷的心情或分享彼此的快乐。

2. 培养业余爱好，陶冶情操

一味地工作，身体肯定承受不了，此时疾病就会趁机而入。若能在工作之余，培养、扩大自己的业余爱好或多参加一些文体活动，如下棋、养花、钓鱼、跳舞等，不但可以使身体得到休息、免疫力得到提升，还丰富了自己的生活，陶冶了情操。

3. 排除压力烦恼，正视各种困难

面对生活中遇到的各种压力、挫折和烦恼，我们要学会排遣和减压。可以通过向知心朋友和亲人诉说、转移对不良刺激的注意力（如看电影、逛街、奋发工作）等方式来应对各种压力和烦恼。

4. 学会宽容别人，少发脾气

当别人伤害了你时，要试着站在别人的立场上看问题，学会宽容、谅解别人。这不但有利于保持良好的人际关系，对自己的身心健康也大有裨益。

三、好心情可以防癌

好的心情不仅使你精神振奋及倍感愉悦，更是拥有一个好身体的有力保障。好的情绪状态会使大脑及下丘脑等神经系统通过激素、神经肽、神经递质等信息分子作用于内分泌、旁分泌、神经分泌、自分泌等，从而影响免疫细胞，并使其免疫功能增强。所以，好的情绪状态对防病防癌非常有利。如垂体前叶分泌的多肽物质生长素可使NK细胞及巨噬细胞活力增强；免疫细胞生成的白介素–II及各类干扰素均有杀细菌、抗病毒及排异物的作用；I型干扰素可抑制儿童血管瘤和白血病的发生；抑瘤素M可抑制黑色素瘤、肺癌、膀胱癌、乳腺癌、前列腺癌的增生；肝细胞调节因子可抑制肝癌细胞、黑色素瘤细胞及鳞癌细胞的生成；肿瘤坏死因子不但可以延缓癌症发展，而且还可以减轻毒素及败血症的发生。因此，良好的情绪和愉悦的心情犹如一剂免费的防癌良药，它对癌细胞所具有的强大杀伤力是任何药物都不能替代的。

我们已经知道，负面的心理状态会使人体的免疫力降低，而健康的心态则可提升人体的免疫力。因此，有了好的心态，既可以维持心理状态的平衡，又可以保持生理状态的平衡，从而保证免疫系统的稳定，防止各种病变的发生，减少罹患癌症及其他各种疾病的危险性。心理平衡是一种理性的平衡，不论在顺境、逆境时都能以一颗平和的心态来看待，既不会大悲大喜，也不至于悲观失望，甚至自暴自弃。巴尔扎克曾说过："苦难是生活最好的老师。"这就告诉我们，苦难在我们的生活中也有它积极的一面。其实，心境好坏的关键取决于自己的感受。同样的事情，以积极的心态看，就会看到希望和生机；以消极的心态看，就会看到穷途末路。

性格是一个人在看待和处理外界的人和事情时所表现出来的心理特点。抑郁、消极的性格会对大脑产生抑制作用，致使免疫功能失调，从而引起营养性功能紊乱，导致人体虚弱、早衰；而易怒的性格，则会引起胃部肌肉急剧收缩，导致胃功能紊乱，并能加剧高血压、冠心病患者的病情；而积极、乐观、平和的心态则可以使这些患者的症状减轻，病情好转，有些癌症甚至可以不经治疗而自行缓解。

健康的性格可以从一个人对待现实的态度、爱的能力、为人处事的能力、独立性、自制力，及对待生活、工作和学习的态度或与亲人、朋友、同事的关系等方面来评价。拥有健康性格的人就可以保持平衡的心理，拥有幸福的生活。要保持心理平衡、拥有健康的性格，可以从以下几个方面着手。

（1）保持积极的生活态度。不论生活是顺利的，还是暂时遇到了挫折，都应该对生活充满信心，相信生活总是美好的，困难只是暂时的，一切都会过去的。

（2）正确处理应激事件。当有不满、委屈或忧虑时，要尽量将这些不良情绪发泄出来或转移到别的事情上，以免长期积压在心头，影响身心健康。面对突如其来的事件，反应不要过激，而应尝试以平常心来对待。然后，以积极向上的生活情绪状态，与家人或朋友一起来探讨并寻找解决问题的方法。当然，在这种情况下，家人、朋友及社会所给予的关心和支持都起着重要的作用。

（3）搞好人际关系，多与朋友谈心。我们每个人都是社会大家庭中的一员，在遇到不开心的事或解不开的心理疙瘩时，找亲友倾诉一番，或得到安慰，或得以排解，心态就会变得平和了。良好的人际关系既包括与家人、朋友的关系，也包括与其他社会人的关系。积极协调和正确处理人际关系，可以使我们的生活变得和谐，更可以寻求到心理的平和。在遇到问题时，也可以通过与他人的交谈或倾诉，寻求问题的解决方法。

（4）培养健康的人格，保持愉快的情绪。负面情绪可能通过神经系统和内分泌系统影响免疫系统的功能，使其免疫性降低，从而促进癌细胞的生长、增殖。而健康、积极的人格和情绪，则可以通过神经系统和内分泌系统的作用来提升免疫系统的功能，促使癌症向着良性方向发展，并有可能促使其自行消退。

（5）笑口常开，健康自然来。愉悦的心情可以调节身心健康。没有了压力和烦闷，不仅使你的生活快乐起来，而且也将癌症拒之于门外。

防癌有『道』

保持心情愉快的技巧

一、保持心理健康的小窍门

在紧张而繁忙的现代都市里，人人都感到巨大的压力，彼此间的隔阂越来越深，这样的大环境势必影响现代人的心理健康。如果我们平时能多加留意，对自己多一些关心，对他人多一些关爱，我们就可以保持心理的健康。下面就介绍一些保持心理健康的小窍门，希望对大家能有所帮助。

（1）培养自己的特点。培养自己的特点，并不是说要我们处处标新立异、去显示自己的与众不同，而是说我们在为人处事时要有自己的态度和方法，不能人云亦云，失去了自我。培养自己的特点，加强自信心，会使你在面对问题时泰然自若。

（2）正视自己的弱点。每个人都不可能是完美无缺的，面对自己的弱点，你是寻求积极的解决方法呢？还是自暴自弃、任其发展，甚至产生一种自毁行为呢？常见的并可能对人们产生极大负面影响的心理弱点有求败、自恋、自卑、多疑、不自信、不现实等，当自己有诸如此类的心理时，应提高警惕并及早进行自我心理调适，以改变或摒弃这些不良的心理因素。

（3）学会自嘲。在生活中，我们总是不可避免地会遇到一些不顺心、不如意的事情，有时甚至会感到失落、绝望。也可能我们自身就存在着某种缺陷或处事时出现某种失误。此时，若能正视这些缺陷或失误，不但可以使自己走出难堪的境地，也是一种寻求心理平衡的方式，而这种方式就是自嘲。

（4）被爱和施爱。我们的一生中经历了无数种爱，有父母之爱、兄弟姐妹之爱、师生之爱、朋友之爱、夫妻之爱，甚至素不相识的人给予的无私之爱。所有这些爱，成为我们生活中重要的精神支柱。缺少了它们，就会引起心理上的不平衡，并可能诱发疾病。同时，给予别人适当的关心和爱护，也可以使自己寻求到一种心理平衡，甚至产生一种优越感和满足感，使心情愉悦。

（5）缓解紧张的情绪缓解。紧张的情绪对维护心理平衡至关重要，可以通过与朋友谈心的方式进行宣泄或寻求疏导，也可以听音乐、散步、钓鱼或冲澡、跳舞、下盘棋等，甚至可以通过做一顿可口饭菜的方式来缓解或淡忘紧张的情绪，保持心理的健康。

二、吃出来的好心情

一项最新医学研究发现，某些食物可以非常有效地减少压力，从而使人的心情快乐起来。在食物当中，含有DHA的鱼油及鱼类和硒元素的食品都有调节情绪的功能。另外，富含维生素B家族中的B_2、B_5和B_6的食物也是减压的好元素。当然，食物减压必须持之以恒，每天形成习惯方可见到成效，下面介绍常见的可以减压的食物。

（1）鱼油：鱼油中的脂肪酸和常用的抗焦虑的社交恐惧症药（如碳酸锂）有类似作用，能阻断神经传导路径、增加血清素的分泌量，从而舒缓人的紧张神经，最终使人的心理焦虑减轻，并产生愉悦的心灵感受。

（2）香蕉：香蕉中含生物碱，有振奋精神和提高信心的作用。此外，香蕉是色氨酸和维生素B_6的最好来源，这些都可以帮助大脑制造血清素，从而减少抑郁情绪。

（3）葡萄柚：葡萄柚可以净化繁杂的思绪，提神醒脑，加强自信心。葡萄柚富含维生素C，它不仅可以维持红细胞的浓度，使身体抵抗力增强，而且还有抗压功效。

（4）菠菜：菠菜除含有大量铁质外，还含有人体所需的叶酸。人体如果缺乏叶酸，就会导致精神疾病，包括抑郁症和老年痴呆等。

（5）南瓜：南瓜能制造好心情，是因为它富含维生素B_6和铁，这两种营养素都能帮助身体所储存的血糖转变成葡萄糖，而葡萄糖正是脑部的"快乐燃料"。

（6）大蒜：大蒜不仅有抗疲倦、稳定情绪的作用，还能使人的自信心增强。

（7）鸡肉：鸡肉中的硒可使人精神良好、思绪更为协调。

（8）低脂牛奶：低脂牛奶是钙的最佳来源。钙有调节和稳定情绪的作用，从而使人变得不易急躁和焦虑。

（9）全麦面包和苏打饼干：谷类中所含有的微量矿物质硒能提高情绪、振奋精神。

（10）燕麦：燕麦中富含维生素B，有助于平衡中枢神经系统．具有安神作用。

（11）瓜子：瓜子富含维生素B和镁，可平稳血糖，又有助于心情平静。

三、巧用音乐打造好情绪

音乐不仅能够影响人的情绪，而且不同的音乐对不同的疾病具有不同的治疗作用。因此，人们把这种用音乐来治疗疾病及增进健康的新型治疗方法称之为"音乐疗法"。不同乐曲作用于人的感觉器官后，由于乐曲的旋律、速度、音调等不同，而可分别产生镇静安定、轻松愉快、活跃兴奋等不同的作用，从而调节情绪及稳定内环境，最终达到镇痛、降压、催眠等效果。另外，不同的音乐疗法适用的时间有所不同，镇静性的音乐应在晚上临睡前听，这样有助于睡眠和休息；兴奋性的音乐宜在早晨或上午听，可使人精力充沛、意气风发；解郁性的音乐可在任何时间听。不同心情时选用的名曲举例如下。

（1）抑郁可选择《B小调第四十交响曲》《悲痛圆舞曲》《A大调意大利协奏曲》《蓝色的多瑙河》《卡门》组曲。

（2）焦虑可选择《皇家焰火音乐》《威廉·退尔》《鞑靼人的舞蹈》。

（3）失眠可选择《催眠曲》《仲夏夜之梦》《梦》。

四、怡情心理保健操

1. 鸣天鼓

两个胳膊肘支在桌子上，头稍微低下，闭上眼睛，用双手掌心紧紧按住两个耳孔，然后用两手中间的三个指头轻轻敲击耳朵后面的枕骨，耳朵中随即可以听到"咚咚"的如击鼓的响声。敲击要有节奏，每次敲击二三十下。

2. 耳部按摩

坐在椅子上，闭上双眼，用拇指和食指夹住耳朵。拇指在后，食指在前，自耳朵上部向下部来回轻轻揉约10分钟左右。

3. 提腿摸膝

两脚开立，与肩同宽。先平抬左腿，用右手摸左膝；再抬起右腿，换左手摸右膝，这样交叉反复练习3分钟。然后，改做平行练习，抬左腿，用左手摸左膝；再抬右腿，用右手摸右膝，持续练习3分钟。

4. 想象训练

选自己喜欢的音乐，平躺在床上，闭上双眼，让思绪跟随音乐尽情想象，可以想象自己躺在海滩上晒太阳，也可以想象自己躺在绿茵如织的草坪上等，只要能让你感到舒适、轻松、惬意就可以。练习时间一般为每次10分钟。

5. 深呼吸

深深地吸气，憋住，稍顿后再慢慢地、缓缓地把气呼出，重复做5~6次。在深呼吸时，也可以加入积极的暗示语言。

五、改变心理与增强免疫力

心理学家在综合分析了影响免疫力的各种心理因素后，给出了一些增强免疫力的建议，大家不妨尝试一下。

1. 多笑

俗话说"笑一笑，十年少"。真诚的笑，是积极情绪的表现，尤其是开怀大笑，可以减轻压力，增加抗体的产生，增强人体的免疫力。

2. 少生气

生气是拿别人的错误惩罚自己。生气时会影响人体正常的生理功能，导致心态失衡，免疫功能降低，不利于自己身心的健康。而"敌意"低的人，血液中的带氧腺体数目就会增加，为免疫细胞快速抵达病菌侵入的现场提供了通道，更好地发挥免疫功能。

3. 减少忧虑

低落、压抑、忧虑等负面情绪与许多疾病的发生有关，有些恶性肿瘤也是由不良情绪导致的。因此，减少忧虑等不良情绪，可以增强人体的免疫力，减少各种疾病的发生率。

4. 饮食合理

全面、营养的膳食为我们的日常生活和工作提供着源源不断的能量，对增强机体的免疫力、减少疾病的发生有着重要的意义。

5. 睡眠充足

充足的睡眠可以使人体各器官功能得到休息和恢复。在睡眠中人体内会制造出大量的具有免疫力的T淋巴细胞，而睡眠时间较少或睡眠质量较差的人体内T淋巴细胞的含量相对要少。耶鲁大学的研究发现，每晚熟睡少于2个小时的人，比熟睡超过4个小时的人，罹患癌症和免疫系统疾病的可能性要高出30%。

6. 适度运动

美国疾病管制局指出，对于成人来说，能增加免疫力的最佳运动是做令心跳轻微加速的运动，每周3~5天，每次30~45分钟，持续3个月之后，人体的免疫力就会增加。运动过少或过度，都不能达到最佳状态。

7. 乐于助人

多帮助他人，不但是一种美德，在助人的同时，脑啡肽的释放量会增加，从而会增加助人者的快乐感，减少因忧愁而产生的压力。

8. 增加亲密接触

美国迈阿密大学的研究发现，每天接受45分钟的按摩，1个月后机体免疫细胞的数量就会明显增加。而经常地抚摸、拥抱等亲密接触，也会增强人体抵御疾病的能力。

9. 安排适合自己的生活节奏

在这个紧张、繁忙的社会里，要能够根据自己的时间、精力来安排适合自己的生活节奏。不要因为别人都在过着匆匆忙忙的生活，自己也跟着繁忙，要考虑自己的身体及精神能否承受得住。相反，动作快、时间充足的人，如果被要求慢慢来，也会感到很不适应，甚至会增加压力。

第五章
养体与防癌

　　我们常用"四体不勤"形容一个人不爱运动与劳作，这样的人多不长寿，且可能发生很多健康问题。适当地劳作与身体运动可以预防多种疾病的发生，古往今来，长寿老人的健康心得都离不开"养体"，体质或体格的养护是健康的根本。运动过度或重体力劳动对身体的伤害是必然的，所以运动员或工作太过辛苦的人不见得能够长寿。我们提倡适当地运动，强调一个"养"字，这对于预防癌症的发生有着重要意义。本章将向你介绍运动防癌的原理与方法。

运动与癌症

防癌有「道」

有氧运动是人体在氧气充分供应的条件下进行的练习，它是一种耐力运动，可以使血液循环系统和呼吸系统得到充分刺激，提高心、肺的功能，使全身组织、器官都处在有氧呼吸的环境中，以达到最佳的功能状态，并能平衡心理状态，可以有效增强机体的免疫力和应激能力。比较典型的有氧运动包括步行、慢跑、游泳、骑车、健美操、太极拳等，它们的运动强度并不大，技术要求也不高，但具有持久性，是一种适合大众的运动方式。

一、运动提高免疫力

科学研究证明，每天最少30分钟的有氧运动可以从多个方面提高免疫力，有氧运动可促使血液中白细胞和巨噬细胞的数量明显增加，一旦发现癌细胞，就会及时将其吞噬掉，防止疾病的发生。另外，有氧运动还能增强白细胞和T淋巴细胞的功能，使它们对肿瘤细胞作用的时间延长。一些小样本的统计也发现经常进行体育锻炼的人患癌症的可能性较低。

科学研究还发现，有氧运动还可以减少自由基的形成。自由基是机体代谢过程中产生的未成对电子的分子，过量时对机体造成一定的伤害，并可诱发癌症的发生。因此有氧运动可以减少自由基的形成，从而降低癌症的发病率。此外，有氧运动对胃肠有刺激作用，可以促进消化、增加食欲，从而维持正常的新陈代谢水平，提高抵御疾病的能力，减少疾病的产生。

当一个人每天坚持有氧运动，不仅能激发人体的活力，使人精力充沛，同时还可以改善精神状态，使人心情愉悦、情绪乐观，对待生活有一种积极的态度，继而可以增强机体免疫力，降低患癌症的危险性。若不幸罹患癌症，也会以坚定的信念和乐观的心态应对，与病魔做斗争。

二、癌症发生与运动

在工作和日常生活中，身体运动量多的人癌症的发病风险较低。但是，剧烈的运动可能会诱发活性氧自由基的产生，从而对身体造成伤害，因此适度地运动是预防癌症的诀窍。

日本国立癌症研究中心以45~74岁的男女约8万人为对象，从1995~2004年的追踪调查身体活动量与癌症发病的关系，结果显示身体活动量最小人群的患癌风险最高，身体活动量越多，癌症的发生风险越低，男性中结肠癌、肝癌，胰脏癌的风险很低，女性是胃癌的风险很低。世界癌症研究基金在2007年发布的癌症发生的评价报告书《食物、营养、身体活动和癌症预防》中，也认为运动对结肠癌的风险确实有下降作用。

有研究调查了545人40岁以下的的乳腺癌患者，重点考察生活方式与正常人的差别，结果发现运动可以减少乳腺癌的发病危险，1周平均3.8小时以上的运动可以降低妇女乳腺癌的危险率。子宫内膜癌与前列腺癌也有相似的研究结果，调查发现运动可使血中激素水平降低，从而减少激素依赖性癌症的发生。美国癌症协会对运动员的调查显示，激烈运动选手与轻运动的选手相比，各种癌症死亡率均有所增加，提示适度运动最为重要。

三、运动防癌注意事项

通过有氧运动可以提高人体免疫力，减少疾病发生的可能，与此同时，在通过有氧运动防癌治癌时，我们还应注意以下几点。

（1）在进行有氧运动时，应当遵循医护人员的嘱咐和指导，避免自作主张，盲目练习。

（2）肿瘤患者如果出现病灶的实质性转移，则不可做大负荷运动。

（3）如果伴有贫血或血小板减少的症状，在运动时要避免运动性损伤，以免引起严重的后果。

（4）有氧运动具体方法可因人而异。在服用药物时，可能会对有氧运动产生一些不良的反应。因此，可根据患者的实际情况对运动方案进行合理地调整，以免影响有氧运动效果。

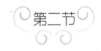

第二节

科学健身、运动防癌

任何种类的运动都有助于减低患癌风险，科学研究发现每天做60分钟中等程度的运动，或最少30分钟剧烈运动可以达到最佳的健康效益。中等程度的运动包括游泳、跳舞、快步走、爬楼梯、做家务，剧烈运动包括慢跑、爬山、骑车、有氧健身操、跑步机、足球等，可以根据自己的喜好进行选择。

一、步行

步行是一种安全、有效的有氧健身运动。常见有氧步行的方式有快走、慢走、赤脚步行和雨中步行等。

1. 步行的益处

（1）步行能增强心脏功能，使心脏慢而有力。

（2）步行能增强血管弹性，减少血管破裂的可能性。

（3）步行能增强肌肉力量，强健腿足、筋骨，并能使关节灵活，促进人体血液循环和新陈代谢。

（4）步行可以增强消化腺的分泌功能，促进胃肠有规律的蠕动，增加食欲，对于防治高血压、糖尿病、肥胖症、习惯性便秘等症都有良好的作用。

（5）在户外新鲜空气中步行，大脑思维活动变得清晰、灵活，可有效消除脑力疲劳，提高学习和工作效率。据有关专家测试，每周步行3次，每次1小时，连续坚持4个月者与不喜欢运动的人相比，前者反应敏锐，视觉与记忆力均占优势。

（6）步行是一种静中有动、动中有静的健身方式，可以缓解神经肌肉紧张。据专家测定，当烦躁、焦虑的情绪涌向心头时，以轻快的步伐散步15分钟左右，即可缓解紧张，稳定情绪。

（7）定时坚持步行，会消除心脏缺血性症状或降低血压。使人体消除疲劳，精神愉快，缓解心慌心悸。

（8）步行可减少甘油三酯和胆固醇在动脉壁上的聚积，也能减少血糖转化成甘油三酯的机会。

（9）步行能减少人体腹部脂肪的积聚，保持人体的形体美。

（10）步行能减少血凝块的形成，减少心肌梗死的可能性。

（11）步行能减少激素尤其是过多的肾上腺素的产生，过多的肾上腺素会引起动脉血管疾病。

（12）步行可以保护环境，消除废气污染，对强健身体、提高身体免疫力、减少疾病、延年益寿也有积极的推动作用。

2. 注意事项

步行是一种既简便又健康的运动，为达到最佳的锻炼效果，运动专家提出以下注意事项。

（1）步行锻炼之前，应适当放松，使全身的肌肉和筋骨都舒展开，并使呼吸顺畅平稳。

（2）步行时应该从容和缓，不能过于匆忙，既要做到身体的放松，也要使精神得到放松，保持心情舒畅，这有助于消除身心的疲劳，达到神清气爽。

（3）步行时，步履应轻松平稳，这样可以使全身血液顺畅，体内体外达到和谐一致。

（4）步行应坚持循序渐进，有氧运动是一种耐力运动，关键不在运动的强度，而在于持续性。锻炼者可以根据自己的情况，来确定步行的时间和距离。身体虚弱者可以在开始时少走一些路，日后再慢慢增加。而身体素质较好的人，可以每天多走一些路程，多走一些时间。

（5）步行需要长期坚持，有氧运动重在持续性。因此，能否坚持下来是有氧运动能否取得预期效果的关键。步行消耗的体能并不大，但它要求锻炼者具有持之以恒、水滴石穿的精神，将锻炼进行到底。

（6）癌症及其治疗可以引起各种症状，其中某些症状可能会干扰患者的步行运动，如疼痛、恶病质等。此时，患者应根据自己的身体状况调节运动时间和运动量，对于身体严重衰退，不能进行步行的晚期患者，不宜勉强。

二、游泳

游泳是一种在水中进行的运动，它不但调动了全身的关节和肌肉，同时，通过水流对身体的按摩作用，还可以改善皮肤的状态和血管的功能。常见的游泳姿势有自由泳、仰泳、蛙泳和蝶泳。

1. 游泳的益处

通过游泳，我们可以使全身都参与运动，进而提高运动系统的能力，改善心血管系统的功能。并且在游泳过程中，我们通过不断克服水的压力进行呼吸，能显著提高呼吸系统的功能。游泳时还会消耗大量的热量，从而能够燃烧大量的脂肪，使我们的身体更加健美。

由于水的温度一般低于气温，水的导热能力又比空气强数十倍，因此人在水中散失的热量远远快于在空气中。经常游泳能改善体温调节能力，从而更能承受外界温度的变化。特别是冬泳，对这方面的改善作用尤其明显。由于冷水的刺激，长期进行游泳锻炼能增强机体抵御寒冷、适应环境的能力，从而可以预防感冒等疾病，使身体日益强壮。

2. 注意事项

游泳固然对我们有诸多好处，但我们首先要保证自己的安全，并且掌握正确的游泳方法才能充分发挥游泳的功效，在游泳时我们要注意以下几点。

（1）女性在生理期或怀孕1~3个月和9~10个月时不宜游泳。

（2）不宜在剧烈运动后马上下水，以免已经扩张的毛细血管受到冷水的刺激造成肌肉、神经和血管的损伤。

（3）不宜饭后下水或空腹下水。刚吃过饭后消化系统处于工作状态，如果下水会增加它的负担，妨碍消化功能的正常进行，并可能引起抽筋。尤其是消化系统的癌症患者，更应避免饭后下水。而空腹下水，则可能由于体力不支而发生危险。

（4）若出现水中抽筋，马上请求别人的帮助或停止抽筋部位的活动，应尽量做一些牵引动作，并马上带上岸。

（5）伴有心肺疾病、肝脏疾病、传染病、皮肤病、眼耳疾病、高血压、精神性疾病、妇科病的癌症患者不宜下水，以免发生危险。

（6）出现呛水时，不要惊慌，要努力保持身体平衡，尽量将头部露出水面，以使呼吸通畅，并做踩水的动作，消除溺水的危险。

（7）耳朵进水时，可把头偏向进水的一侧，以手捂住进水的耳朵，屏住呼吸，然后突然将手放开，耳道中的水就可以被吸出，也可以将棉签伸入耳中将水吸出。

（8）由于游泳运动需要消耗大量的体能，出现恶病质、身体极度虚弱的癌症患者，不宜进行游泳运动。

三、登山

登山是一种非常有效的有氧运动，通过登山，不但可以增强肌肉、关节的韧性和全身的协调性，从而增强机体运动系统的功能，还可以调动心肺系统、消化系统、神经系统等的功能，并可调节人们的心理状态和塑造人的性格。

1. 登山的益处

（1）登山可以促进人体全身的新陈代谢，使呼吸加深、加快，肺活量加大，心肺系统的功能得到加强。

（2）随着上山、下山的运动，会加大胃肠的蠕动，促进消化液的分泌，加速腹腔内血液的循环，使消化系统的吸收能力提高。

（3）在登山过程中，我们置身于大自然的怀抱，可以使我们心胸开阔，心情放松，远离各种烦琐的事情，排除各种烦恼，从而调节我们的心理状态。

2. 注意事项

登山是一种野外运动，强度较大，除了体能上的要求外，我们还应特别注意以下几点。

（1）首先我们应明确进行登山的目的，登山是为了强身健体，并不是为了猎奇与探险，因此我们登山不要轻易涉险，应注意安全，以免发生意外。

（2）要根据自己的体能来确定登山的进度安排，切不可逞能。在途中感到体力不济时应休息一会再继续攀登，不可勉强坚持。

（3）登山过程中应注意保暖，高处不胜寒，并且登山过程中我们会出汗，此时毛孔张开，若受风受凉则容易引发疾病。

（4）心血管系统疾病和呼吸系统疾病的患者，在进行登山运动时应该严格遵循医生的嘱托，切不可贸然运动。

（5）中晚期癌症患者，如果身体状况较好，可以进行登山运动，但不可

独自行动，应与他人结伴登山。年老体衰，身体状况极差的癌症患者，不宜进行登山运动

四、爬楼梯

爬楼梯是一种非常实用的有氧运动方式，对健康颇有益处。每天登山700级楼梯（约18层楼的两个来回），相当于跑1000米左右。而爬楼梯1个小时所消耗的能量，可以达到1000千卡，因此具有不错的减肥效果。

1. 爬楼梯的益处

（1）经常爬楼梯，可以增加肌肉和关节的力量，特别对增加髋、膝关节灵活性大有好处。

（2）爬楼梯既可以促进下肢的血液循环、加速静脉回流、防止静脉曲张，同时还可以增强心肌的收缩能力，改善血液循环系统的功能。

（3）爬楼梯还可以达到舒缓心理压力、放松情绪的作用。

（4）现在的生活节奏越来越快，上下楼一般是乘坐电梯，我们可以用爬楼梯的方式来放缓生活的节奏。

（5）在爬楼梯的过程中，可以想一些愉快的事情，或是唱支歌、哼支小曲，使心情得到放松，不但可以减少机体对致癌因素的易感性，而且对于癌症患者可以缓解癌症所致的疼痛症状，增强患者战胜癌症的信心。

2. 注意事项

爬楼梯虽然是一种简便实用的有氧运动方式，但因其也是一种有较高强度的运动，所以在进行爬楼梯运动时运动量要根据自己的身体情况来确定。爬楼梯前尽可能做一些热身运动，如压腿、屈膝、活动脚踝等。跟登山运动一样，爬楼梯运动对膝关节的损耗较大，因此老年人或膝关节有疾病的患者应适量运动。伴有严重疼痛、贫血、乏力、形体过于消瘦等症状的患者，尤其是老年癌症患者，在上下楼梯时，应有家属陪伴，以防发生意外。

五、健美操

健美操是一种运动强度低、持续时间长、节奏明快、简便易行的有氧运动，是一种充满青春活力的有氧运动。

1. 健美操的益处

通过健美操可以消耗大量的热量，燃烧多余的脂肪，使身体健康、匀称，并能加强呼吸系统的功能，减少呼吸系统疾病的发生，还可以清除体内毒素废弃物，丰富毛细血管，使皮肤细腻、健康。

有氧健美操不但可以起到健身、美容的效果，还可以促进机体的新陈代谢，并能刺激酶的催化作用，延缓机体衰老；同时，有氧健美操可以促进血液循环、防止骨质疏松、提高人体的免疫力、改善激素的调节作用。通过这一系列的调节，健美操就起到了延缓衰老的作用。

2. 注意事项

（1）老年人做健美操时应避免负荷过重，动作要慢下来，幅度也不应过大过猛。随着时间和运动能力的增强，可以逐渐加快速度和加大强度。

（2）不要空腹或进食后进行健美操运动。空腹进行健美操运动会加大对体内储存能量的消耗，久之就会损伤机体各器官的功能，引起疾病。做健美操运动时胃肠的蠕动较少，消化液分泌不旺盛，消化功能较低，如果进食就会对肠胃产生较大的挤压，易产生疼痛感。伴有消化系统症状的癌症患者，更应注意该事项。

（3）健美操运动对场地也有一定的要求，必须是通风条件好且平坦的地方，最好有一定的弹性，如在室内铺上地毯等，以缓冲运动对身体的冲击力。

（4）对于伴有严重疼痛症状、出现恶病质、身体状况极差、年龄较高者不宜进行健美操运动。

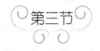

传统健身方式的科学内涵

中国传统健身方式在当今社会褒贬不一，在古代著作中，多以导引、矫引、按摩、静坐、坐禅、调息、胎息、调气、运气、内丹、大小周天等术语出现，其基本内容是在意念的控制下，通过对气的调节与引导，经过一定时间的积累，激发与释放人体内在的能量，从而产生某种特殊效应，以发挥人体自身调节的生理功能，达到养生强身、防癌治病、延年益寿的目的。

一、中国传统健身方式的选择

中国传统养生学认为，动以养体，静以养神，追求动中有静，动静结合的养形健体之法。我们比较熟悉的传统健身方式有五禽戏、八段锦、易筋经、太极拳、气功导引等，这些功法的共同特点是养体与养神相结合，修形与修性相结合，既重视肉体生理，也重视精神心理，明显比现代医学所强调的体育锻炼高出一个层次。介绍五禽戏、八段锦、易筋经、太极拳的书籍较多，大众的认可度较高，也会作为平时健身的手段，但是养体如不与养神相结合，养形如不与养性相兼顾，就难以达到健康长寿的目的。古籍中描述的功法一般比较深奥，对于普通人来讲有一定难度，非有明师指点，修炼效果不能保证。但其修炼理论和初步入门的功夫，对于普通人来说还是十分适宜的，选择合适的传统健身方式，在养体防癌方面可以发挥重要作用。

（一）太极拳

1. 太极拳的内涵与产生

太极拳是中医阴阳辨证理论与武术、引导、经络等理论相结合的养生术，也是针对人体形、气、神的锻炼。其主要作用在于疏通经络、调和气血，是中国古代医学理论体系的重要组成部分。太极一词出现很早，《易经》

谓:"易有太极,始生两仪……"北宋理学开山周敦颐《太极图说》曰:"无极而太极。太极动而生阳,动极而静,静而生阴,静极复动。一动一静,互为其根。分阴分阳,两仪立焉。阳变阴合,而生水火木金土。五气顺布,四时行焉。五行,一阴阳也,阴阳,一太极也,太极本无极也。"南宋理学家朱熹认为"太极"即是"理",其中无所不有,包含着阴阳、刚柔、奇偶等道理。清代王夫之则认为太极就是"道",是"天地人物之通理"。清代《医宗金鉴》谓:"无极太虚气中理,太极太虚理中气。乘气动静生阴阳,阴阳之分为天地。未有宇宙气生形,已有宇宙形寓气。从形究气曰阴阳,即气观理曰太极。"故"太极"是道、是理、是气、是生。关于太极拳的产生,众说纷纭,有南北朝说、唐代说、明代说等等。但比较可信的说法是张三丰根据内丹理论对古传内家拳法进行了改良和完善,形成了太极拳等内家拳法,并以太极拳为"入道之基"。所以,太极拳乃是基于太极之理,并在神仙家(古代医学四家之一)内丹修炼基础上创新的一种"以拳悟道"的导引术与养生形式,乃是性命双修的运动之学。

2. 太极拳的养生功能及医疗价值

太极拳的习练涉及人体的各个方面,可以使机体内诸多方面的关系协调一致。因为太极拳的气化本身就是中医所讲的人体气机升降出入运动,包含了人体生命活动和机体代谢过程,实际是同化作用和异化作用对立统一的生命过程的模拟。因此,太极拳的运动对人体各个系统均有良好的调节作用,能够调整人体气机的运行,促进血液循环,使中枢神经系统处于放松状态,这样就能减轻精神压力,有效地消除烦躁、焦虑、沮丧等心理,使人精神焕发、心情舒畅、增强机体的免疫功能,所以太极拳是"一种具有心理营养剂作用的运动"。

太极拳不仅仅是一种拳术,更是一种"拳道",因其阴阳互根、刚柔相济、动静相生、心身兼养,民间素有"太极不离手,延年更益寿"的说法,故太极拳实际是一种高级气功和高层次的人体科学与养生方法。打太极拳时要求自然引导呼吸,使呼吸均匀平和、通畅。练习太极拳时要求腹式呼吸,增加了对肠胃的刺激作用,可有效改善消化系统的功能,促进人体的消化。坚持长期练习太极拳可以促进脊柱结构的良性发展,防止脊柱畸形。通过太极拳运动,达到身体的和谐统一,可以活跃身体的成骨细胞,促进骨质蛋白基质的产生，并减缓机体的衰老退行性变化，对防治骨质疏松颇为有益。

太极运动是一种较为和缓绵长的有氧运动，虽然运动并不激烈，但运动量还是比较大的。通过打太极拳可以促进心血管系统的功能、促进新陈代谢、加强体内血液循环、防治高血压及各种心脑血管疾病。打太极拳时要求所有动作协调一致、连贯自如，这就需要调动神经系统的统帅和协调能力。同时，练习太极拳时要求心静，集中精神，摒除杂念，平心静气，可以改善癌症患者焦虑、恐惧等不良心理情绪，有助于患者康复。太极拳通过对全身各个系统的调节作用，可以增强机体的生理功能、提高免疫力，从而可预防或推迟癌症发病。

3. 习练太极拳的要点

太极拳讲究含蓄内敛、连绵不断、柔刚相济、行云流水，对于习练者道德修养有很高要求，其中包括提高自身素养，及提升人与自然、人与社会的融洽与和谐关系等，这样才能使习练者的形、气、神趋于圆融合一的至高境界。但最主要的是，习练太极拳，必须明白动静阴阳之理。动静往复即阴阳二气相交，阴阳二气既交，则太极之象已成，拳到意到，意到气到，神气相合。正如张三丰所说："太极拳者，其静如动，其动如静。动静循环，相连不断，则二气既交，而太极之象成。内敛其神，外聚其气。拳未到而意先到，拳不到而意亦到。意者，神之使也。神气交媾，而太极之位定。"明代王宗岳《太极拳经》亦曰："人之作用，有动必静，静极必动，动静相因，而阴阳分，浑然一太极也。……神气相交，亦宛然一太极也。"他指出，"太极"永远处于阴阳、动静之间的相互变化中，太极拳就是要使这种状态保持平衡，所以必须"道法自然"，遵守"无过不及，随曲就伸"的法则。

要想使太极拳达到良好的效果，就要遵循打太极时的动作要领，这是太极拳的精髓，主要包括以下几个方面。

（1）保持心平气和。即"心静"，摒弃一切杂念，集中思想，这样才能达到虚实结合、刚柔并济，这是练习太极拳的基本前提。练太极拳贵在"心静"，因为身动而气行，心静而神定，神定气自清，气清身自安。故有太极拳口诀说："只要心性与意静，自然无处不轻灵。"所以，习练太极拳的要领是"松""空""通"，内敛心神，外聚其气，心念一动，即神气合一化为太极。动作不以力求，纯以意使，松柔舒缓，心神专注而神返于内，气随神入而达乎神明的虚无之境。

（2）注意身体各个部位姿势的正确性。太极拳是一种涉及全身的健身运动，要求运动时全身各个部位的协调一致，所以练习时各个部位姿势无误才能与其他的动作协调起来。以腰为轴心展开运动，头要端正挺直，肩要放松低沉，胯部适当放松，膝关节微曲。

（3）把握各种不同姿势和动作的微妙之处。在做定位动作时，腰应该稍微下按、脊柱随之下沉，大椎上提，以产生上下对拉的感觉。胯应上连指尖、下顺脚尖。手臂外伸并稍微下压。在每个动作转换时，应自然连贯、防止脱节。

（4）应根据自己身体的状况和想要达到的目标来确定运动量和运动的快慢。尤其是晚期癌症患者，身体状况较差，在练习太极拳时，应从小运动量开始，运动速度宜缓慢。以后可以循序渐进，逐渐加大运动量和加快运动的速度。

4. 太极拳的适宜性

太极拳是集道、易、武、医、艺于一体的中华绝学与养生之术，适合男女老幼各个年龄段和各类人群习练，适宜性十分广泛，所以可以作为延年益寿和养生保健的首选方法。太极拳基本内容包括太极理论、拳术套路、太极推手以及太极枪、棍、剑等器械套路和辅助训练方法。经过数百年的流传与衍变，太极拳已有多个流派，目前以陈式、杨式、武式、吴式、孙式、和式、赵式等比较著名。民间流传的还有24式、48式，太极十三式，小九天九式等太极拳，习练者可以根据自己的爱好与方便选择习练。

（二）内家八段锦

1. 八段锦源流

八段锦属于气功导引功法，最早出自北宋洪迈《夷坚志》，后经南宋曾慥辑录，形成现有的八段锦雏形。后世养生典籍大多均有八段锦记载，如《摄生要义》《医方类聚》《养生秘旨》《遵生八笺》《三才图会》《万育仙书》《内外功图说辑要》等等。早期的八段锦有坐式、站式、单纯导引、吐纳兼导引等多种形式，直到清光绪年间才正式定型为两种，即武八段（北派站式）与文八段（南派坐式）。坐式八段锦在明代高濂《遵生八笺》中记载的比较完整，而且书中附有功法图与详细注释。本书推荐的内家八段锦是胡海牙先生在站式八段锦基础上根据太极之理创编的锻炼方法。

2. 内家八段锦的独特之处

内家八段锦糅合了太极拳和内丹修炼的经验，所以具有很鲜明的特点。

（1）增加了"暗劲"，将每一段的运动次数定为8遍，每1遍都运暗劲8次，一段下来，共计为64个动作。暗劲就是拉皮筋时感觉到的劲力，即牵扯不断、似弱而强、似无而有、根于无根、随应随生、抟而不散、绵绵不绝，这是与传统八段锦的不同之处，也是内家八段锦的主要特点。

（2）调整了顺序，将原来"摇头摆尾去心火，背后七颠百病消"两段调整到最后。

（3）两段联运，将"调理脾胃单手举，五劳七伤往后瞧"两段合在一起，因为这两段合起来做，效果更好。

（4）对"两手攀足固肾腰"的动作功能有了新的阐释，即内家八段锦此段不仅能"固肾腰"，还能有效防止"脑卒中"等脑血栓类疾病，可以保持心脑血管畅通。此段动作可在起床前用两手指腹紧贴头皮，从前往后梳头50次，再下床做这套运动，效果更佳。

（5）将"背后七颠百病消"改进为"最后起踮百病消"，因为此段若按过去方法做，脚跟顿地，容易使脑部受到震荡，改进后的方法更有益于健康。

3. 内家八段锦歌诀与动作要领

歌诀：双手托天理三焦，左右开弓似射雕。调理脾胃单手举，五劳七伤往后瞧。怒目攒拳增气力，两手攀足固肾腰。摇头摆尾去心火，最后起踮百病消。

动作要领与要求："道法自然"是内家八段锦的修炼要领，得法与否，存乎一心。反复练习，仔细体味，方能运用自如。全程呼吸自然，千万不能憋气。动作舒展、自然、大方，用意，用暗劲、内劲，不用拙力、僵力。内家八段锦要求循序渐进、持之以恒、渐达纯熟，长期坚持不间断锻炼。每天最好做两次，早晚各做一次。如条件不具备，可选择其中个别式子，随时随地练习，关键是天天坚持。根据实践经验，内家八段锦健身效果奇好，并特别有利于减肥。因为内家八段锦是结合了传统的八段锦和内家拳法，经常练习，可以收到有病祛病，无病延年的效果，也能达到内家拳的技击水准。内家八段锦在《中华养生保健》杂志2002年第7期和《中华仙学养生全书》等书刊均有登载，网络上也有，学者可以参照。

（三）五禽戏

1. 五禽戏及其历史渊源

五禽戏，又称五禽操、五禽气功、百步汗戏等，是东汉名医华佗在前人的基础上，观察和模仿虎、鹿、熊、猿、鹤5种动物的形态、神态和动作创编的一套防病、治病、延年益寿的仿生导引术，故又称华佗五禽戏。五禽戏是一种内外兼养，动静兼备、刚柔兼济的医疗气功，可以达到舒展筋骨、畅通经脉的目的。现代医学研究证明，五禽戏不仅使人体的肌肉和关节得以舒展，而且有益于提高肺与心脏功能、改善心肌供氧量、提高心肌排血力、促进组织器官的正常发育。

五禽戏早在《后汉书》与《三国志》中就有提及。南北朝陶弘景的《养性延命录》对五禽戏及其动作有详细的记载，其中说华佗善养生，曾对其弟子吴普、樊阿说："人身常摇动，则谷气消，血脉流通，百病不生。"古代的仙人及汉代道士君倩，就有导引之术，"作熊经鸱顾，引挽腰体，动诸关节，以求难老"，他也有一导引术叫五禽戏，经常习练，可以除疾，兼利手足。若身体有不舒服时，可以根据对应的病患"作一禽之戏，遣微汗出即止"，而且还可以身体轻便，增进食欲。其弟子吴普经常习练五禽戏，活了90多岁，耳不聋眼不花，牙齿完好坚固，饮食如少壮之人。

2. 五禽戏的操作技术

五禽戏在历代养生典籍中都有记载，明代罗洪先的《万寿仙书》还载有其图谱。《太上老君养生诀》谓五禽戏"为导者甚易，行者甚希"，其中所载五禽戏与陶弘景《养性延命录》所载五禽戏大致相同，均要求"汗出为度"，对老年人或体弱者而言，难度和运动量较大。后世适应不同的要求，出现了繁简刚柔相宜的不同操作方法，其中明代周履靖《赤凤髓》所载五禽戏流传较广。

3. 五禽戏习练要点

五禽戏流传久远，历代养生学家都有发挥完善，故有许多不同习练方法，但其基本要求都是一致的，即调身、调息、调心三调合一。五禽戏是仿生功法，故习练五禽戏要做到动作外形神气都要像五禽，如练虎戏可以强壮四肢腰肾，要像虎那样猛扑呼啸、神态威猛；练鹿戏可以清利头目，要像鹿那样自由飞奔、姿势舒展；练熊戏可以增强脊椎和肾腰功能，要像熊那样慢步行走浑厚沉稳；练猿戏可以滑利关节，要像猿猴那样左右跳跃动作敏捷；练鸟戏可以增强心肺功能，要像鸟那样展翅飞翔、优游自如。同时，采用深腹式呼吸，把呼吸调匀，与练功动作协调起来。

4. 五禽戏的适宜性

五禽戏能够轻身、消谷气、益气力、除百病。古人已经验证"能存行之者，必得延年"。目前已广泛应用于中风后遗症、风湿性关节炎、类风湿关节炎、骨质增生、脊髓不全性损伤等患者的辅助治疗。五禽戏简便易学，不论男女老幼均可修炼。练习时，可以单练一禽之戏，也可选练一两个动作。单练一两个动作时，应增加锻炼的次数。修炼者可以根据性别、年龄、身体强弱等不同情况，选择不同的练功方法。

二、调身（形）、调息（气）、调心（神）

中国传统健身方式有好多种，选择一种好的功法进行练习极为重要。如果不是专业人士，建议选择流行广、功效好、容易练的健身功法。总的来说，功法修炼不外三方面，即姿势、意念、呼吸，用专门的术语来说就是调身、调心与调息。

中国传统健身方式所强调的调身、调息与调心，其实质就是调节精、气、神。中医认为精、气、神是人长寿的根本，《黄帝内经》所说的"恬淡虚无，真气从之。精神内守，病安从来""呼吸精气，独立守神""形与神俱""抟精神，服天气，而通神明"等都是讲自身对精、气、神的调控与锻炼。精、气、神也叫形、气、神，《淮南子》谓："形者，生之舍也；气者，生之充也；神者，生之制也，一失位则三者伤矣。"也就是说，形、气、神的统一就是"生"，这与《黄帝内经》所讲的通过精、气、神来养"生"一致。这里所说的"形"相当于我们能够看得见的身体、组织、器官等，"神"相当于我们看不见的精神、意识、思维活动，而"气"则是联系"形"和"神"之间的纽带和桥梁，但三者不是一一对应的关系，其内涵还是有差别的。

由于"气"是"精"和"神"之中介，所以对"气"的调控过程实际也是对"精"和"神"的调控。所以古人抓住关键的因素"气"进行锻炼，并产生了治病与保健养生的导引吐纳等学术理论与修炼方法。中医讲"正气存内，邪不可干"，所以对疾病的预防和治疗就是调复人体正气。要想调复正气，就必须对形（精）、气、神（意）进行调控，使"精、气、神"三者融为一体，形与神俱，身心合一，从而激发人体自我康复和防御功能，达到强身保健和祛病延年的目的。虽然功法修炼的具体操作方法有很多，但都是围绕着"精、气、神"三大要素进行的，所以基本都包含了调身（形）、调息（气）、调心（神）三方面。由于传统健身方式对疾病的预防和治疗是建立在个人修炼的基础之上，所以具有特殊性与个体化差异，这是因为每个人的体质、素质、心智不同，选择的功法和修炼的心态、刻苦程度也不同，结果也就不一样了。所以不能人云亦云，或者盲目地标准化、教条化，一定要考虑个体的特殊性，具体到每个人的时候，要根据自己的情况酌情取舍。

（一）调身

调身就是对身体姿势和动作的自我调整与控制，使之符合功法修炼的要求。形体不仅是生命的载体，也是气之所存、神之所在的主体，古人云"形不正则气不顺，气不顺则意不宁，意不宁则神散乱。"所以调身是功法修炼的基础，不仅仅是对身体躯干及四肢的调整，还有对头、颈、肩、肘、腕、掌、指、胸、腹、胁、肋、脊、背、腰、臀、髋、腿、膝、踝、足、趾，乃至眼、耳、鼻、舌、口等都有很具体的要求。如含胸拔背、舌底上颚、面带微笑、两眼微闭、下颚略收、虚灵顶劲、沉肩坠肘、收腹提肛等等，都是功法修炼过程中总结出来的有效经验。调身的总体要求是自然放松，姿势协调，必须保持形正体松。形正是指姿势和动作的准确到位，体松是指肌肉松紧的灵活调整，刚柔相济，紧中求松，松而不懈。形正则气顺，体松则气活，才能生气生神。

调身一般分为站、坐、卧、行4种情况。常用的动作锻炼则有：①刚健型，如少林武术，刚功威猛；②柔绵型，如杨式太极柔中有刚；③仿生型，如五禽、鹤翔桩等；④按摩拍打型，如转身甩手拍肩捶腰、摩腹、摩肾、敲经、拍十四经等。姿势和动作的选择要因年龄、体质、病情而定。如年老体弱者先采用卧式，待体力逐渐增强后，再选坐式、站式；再如，胃下垂合并神经衰弱者，早晨用站式消除脘腹胀满和头部昏沉症状，饭前取坐式以帮助消化，临睡前取卧式以助睡眠等。姿势锻炼的基本要求是"四要两对"，即一要塞兑垂帘，即轻闭口唇，微含双目；二要平肩拔脊；三要松颈含胸；四要舒腰宽腹。"两对"即鼻与脐对，耳与肩对。

下面再简单介绍一下练习中比较常用的坐姿练习要领。

（1）双足盘，俗称"双盘"，如开始做不到，就采用"单盘"，即右脚放在左腿上，称为"金刚坐"，或左脚放在右腿上，称为"如意坐"，或其他随意舒适的坐姿也无不可。

（2）平肩拔脊，即两肩平稳，勿抬勿沉，勿高低不平，并将脊柱伸直，好像一串提在手上的铜钱，有微微上引之力。

（3）双手结印，即在小腹前，将右手背放在左手心上，双拇指轻轻相触，佛家称之为"定印""三昧印"。

（4）舌抵上颚，头正颏收，即舌尖轻抵上牙龈根唾腺上点，下巴向胸部略收。

（5）双眼半闭，面带微笑。

（6）解除衣带、腰带、领带，注意空气流通和避风保暖。

（7）打坐最好空腹，但勿使难忍。

（8）收功后要摩面搓脚拍拍腿，离座后再适当运动一下。

（9）初练者勿勉强久坐，可采取一日二三坐，每次时间以心不生厌倦为度。

（二）调息

调息就是对呼吸的自觉控制与调整，使之达到练功的要求和目的。调息一般要配合调身进行，也就是说，呼吸的节律和频率要配合身体的姿势和动作，或者符合功法本身的要求。调息是功法修炼的主要目标，无论佛道，修禅习定都非常重视呼吸法，甚至认为人的性命就在"呼吸"之间。佛教的大小止观与禅修都涉及对呼吸的调控，如数息、随息、止息、观息、净息、还息以及十二息（包括上息、下息、满息、焦息、增长息、灭坏息、暖息、冷息、冲息、持息、和息、补息）等。道教养生法中则名目更多，有凡息、真息、闭息、龟息、胎息、踵息、无息等等。如《庄子·大宗师》谓："古之真人，其寝不梦，其觉无忧，其食不甘，其息深深。"佛道修炼的方法一般比较艰深，需要进行专门地学习。普通的功法修炼也有很多调息方法，主要有自然呼吸、腹式呼吸、胸式呼吸、逆呼吸、顺呼吸等，如易筋经采用自然呼吸法，而六字诀采用逆腹式呼吸法，五禽戏和八段锦大多采用自然呼吸法，待动作熟练后，改用腹式呼吸法。

佛门禅修认为"息"有风、喘、气、息四相。息出入有声为风，息出入无声但结滞不通为喘，息出入无声亦不结滞但不细为气，息出入不结不粗，绵绵若存为息。前三相为不调相，后一相为调相。所以调息的基本要领是要求呼吸达到细、深、匀、长，也就是老子所说的"绵绵若存，用之不勤"。《玄肤论》亦谓："调息者，自然依息之谓，非逐于息之谓。"为了达到调息所要求的深、长、细、匀，需要运用意识调控。深长细匀的呼吸，能够大大提高单位时间内的通气量，促进氧气的吸收和二氧化碳的呼出，从而大大增强了能量的储存和转化。深长细匀的高效率呼吸还能使呼吸中枢从强奋态转为兴奋态，使能量的消耗处于最小最低的范围内，进而使自主神经、中枢神经都得到最充分的休息和调整。常用的呼吸方法有如下几种。

（1）胸式呼吸，呼吸时胸部随呼吸而起伏，不用意念调控，有利于意守和肢体的放松，是气功静养呼吸时采用的方式，也是初练者常用的。

（2）腹式呼吸，吸气时腹部鼓起，呼气时腹部内收。这种方式，可使膈肌升降幅度增大，肺活量增加，且易使气沉降于丹田而形成丹田气。由于腹式呼吸是由意念调控的，初练者如练太久，易引起气滞不畅，胸部憋闷的感觉。解决的办法是胸腹呼吸交替进行，以不胸闷为度。

（3）逆腹式呼吸，吸气时腹部收缩，呼气时腹部隆起。由于吸气时腹肌吸收、膈肌上升，胸腔向下扩张的趋势受阻，但在换气量不减的情况下，肺向前后左右水平方向扩张，就必须依赖肺自身舒张与收缩能力才能完成。这种方式对肺是一种强度很大的锻炼，能增强肺泡的收缩和舒张功能，对支配呼吸的自主神经也是一种很好的锻炼。但这种呼吸方式只是某些功法在特殊阶段，或针对肺间质纤维化等某些肺系疾病，在前两种呼吸方式熟练运用基础上作为强化训练的一种手段。

（4）脐式呼吸，道家称为胎息，即几乎不用口鼻呼吸，而行腹中内呼吸如婴儿般。要点在存思、闭息、服咽。《胎息铭》说："三十六咽，一咽为先，吐维细细，纳维绵绵，坐卧亦尔，行立坦然。"就是指在较长的"闭气"

过程中（心数100或以上），想气海穴胎气出入，至不可忍时，从鼻中微微放气出。这种方式是呼吸运用到高度柔和时出现的一种状态，代表呼吸锻炼的最高阶段。没有气功锻炼基础之人，不可采用此法。

人通过锻炼，呼吸会由浅、短、频到深、长、少，而不感到胸闷气短，这是长期锻炼的结果，应循序渐进，顺其自然。如果强求或急赶，反而会引起呼吸急促，甚至造成胸廓、腹肌受伤。

（三）调心

调心是指调节和控制意识活动，使之达到功法的要求。调心是功法修炼的主导因素，不论身体的姿势动作，还是呼吸的长短深浅，都可以通过心神来调控。一般修炼气功都认为要"意守"，实际是不全面的。调心通常要求心无杂念、情绪安定、精神愉悦，但大多数人都做不到，初学者更是念如潮生，无有休歇。出现这种情况也不要在乎，保持状态顺其自然就可以，这就是佛门所谓"不怕念起，就怕觉迟"。中医讲"心主神明""主不明则十二官危"实际就是调心的要点。有些功法为了方便起见，要求修炼者保持良性意念，守"静"念"松"，或者采取意守法，即一念代万念，如意守丹田、呼吸时意念守在身体某一穴位或某一部位，也可意念守在体外某一事物或想象某一事物，或者根据功法和需要防治病症的要求而定。如有高血压的人，可以经常意守脚底的涌泉穴；有低血压的人，可以经常意守头顶的百会穴；体质虚弱的人，可以经常意守小腹部的下丹田等。还可以"以意领气"，即意念导引内气循着经络的路线运行。《玄肤论·真息论》谓："调心者，摄念归静，住坐卧行，常在腔子。"所以道家修炼有"神不外弛气自定"和"下手先凝神"的说法。调心也有许多方法，比如"心斋""坐忘""收视返听""闭目塞听""观鼻端白"等等。

调心是练功中对精神意念的锻炼，也可理解为调意、凝神、存神、存思等，是对人的高级神经中枢——大脑皮层的功能锻炼。袁了凡《摄生三要》说："神凝则气聚，神散则气消，若宝惜精气，而不知存神，是茹其华而妄其根矣。"调心练意或凝神存神的方法，可以先从"意守"做起。一般常用的有意守丹田、意守涌泉、意守足三里和意守日月法等，现具体介绍如下。

（1）意守丹田：丹田分为上丹田——眉心，中丹田——膻中，下丹田——气海（即脐下1.5寸处）。下丹田相当于瑜伽功的脐轮，该部位具有丰富的毛细血管和自主神经丛，气感极易练成，并可全身放散。意守丹田的方法，就是在调息入静后，将意念集中于此。

（2）意守涌泉：涌泉为足少阴肾经的井穴，在足掌1/3凹陷处，是肾经经气向外行于体表经脉的源泉。肾为藏精涵元之处，意守于此，可以滋补先天之精，壮益元阳，增强生命活力。共有3种守法：其一，想象足心有气丘形成，此法耗能少，但练功后易感跖骨间不适；其二，是想象地气自涌泉穴源源不断流入体内，与肾精元气相汇合。此法虽有充盈肾气的益处，但阴寒之体或阳虚之人不宜采用，以免使阴更盛而感小腹寒凉胀满；其三，是想象将体内浊气自涌泉穴不断向地下排出，并使其深入地下极深远处，使自身与大地形成一体，犹如扎根大地。此法虽会消耗一些内能，但在收功前再慢慢地将与地气交换并得到滋养的内气收回涌泉，练此功久者常会感到自己异常高大，头顶苍天，足根大地，练功后感觉筋骨强健、行动敏捷。

（3）意守足三里：足三里是足阴明胃经的下合穴，在"膝眼下三寸两筋间"。胃为水谷之海，意守此处，可以增强胃的消化功能。意守的方法是，屈膝并放松下肢肌肉，然后使意念从胃部沿足阳明胃经循经下行，最后停在足三里处意守。

（4）意守日月：古人称为"服食日精月华"。一是采日精。晨起面向旭日，轻含双目，凝视太阳的日轮和光辉约1分钟（此时太阳光柔和而不刺眼），然后闭目使太阳的光辉和形象在脑际萦回，并移向自己头顶百会穴上空，想象太阳自百会穴向下放射热量，经脑海、颈项、胸腔、腹腔停留在气海穴，练习者会感到周身烘暖，舒适无比，这种热是通过意念存想的作用，强化了宇宙红日与体内肾阳的联系，从而激发补充了肾阳。二是食月华。待月圆之日（农历十五、十六最佳），选择万里无云之夜，从月升到天明前，面对月光，凝视月亮1分钟后，轻轻闭目，数次回忆月亮的形状，时间一久，会感到月亮在心中升起，环形山清稀可辨。当月亮升入脑际，并从脑际升入空中时，会感到清新悦目，有一股清凉之气沁入脾肺，凉爽宜人。意守朝阳可以使人阳气旺盛，意守皓月可以使人清除暑热之气。所以，阳虚者宜采日精，阴虚者宜食月华，两者不能搞错。

（5）其他方法：包括守景物法以及佛家守天目法等等不一而足。

意守锻炼的注意事项有四：一是要选择安静舒适的环境和时段；二是要排除杂念，顺其自然；三是要循序渐进，先易后难，不可强迫守意，不可胶着，能守时则守，无法守时则暂且放一放，回头再试着去守；四是慎处惊功。当意念极度入静、真气开始运行时，有时曾出现幻觉或惊功的现象，譬如幻觉到一些可怕的现象或外界发出巨响、惊叫，易使人心慌意乱，真气走窜。此时一定要镇静莫慌，首先不要立即收功，而是要慢慢转移念头，然后再意守原来的部位，最后再慢慢收功。

三、三调合一、动静兼修

因为调身的动作和调息的吐纳，都必须在调心的主导下进行，所以在气功锻炼过程中，调身是调息和调心的基础，调心是"三调"的关键环节。但"三调"之间没有主次，《童蒙止观·调和第四》谓："此三事的无前后，随不调者而调适之。令一坐之中，身、息及心三事，调适无相乖越，和融不二。此则能除宿患。"所以功法修炼要求调身、调息和调心三者"三调合一"。一般动功只有调身，没有配合调息和调心的要求，但没有要求不等于没有调息和调身，比如太极拳和八卦掌等，随着修炼者功夫的积累和深入，呼吸和心念自然就会与身体的姿势和动作配合得十分自然，达到"三调合一"的境界。"三调合一"是功法修炼的基本要求，所以要思想集中，心情愉悦，把功法修炼作为一项快乐的事情来做，而不要看作是一种负担。同时要严格要求自己，掌握功法要求和每个动作要领，不要急于求成，也不要随心所欲。《童蒙止观·调和第四》谓修炼时出现风喘气三不调相而用功（心）者"复为心患，心亦难定"。"三调合一"不仅体现在具体的功法修炼过程中，还体现在具体的日常行为与生活中，所以佛道两家都要求修炼者行善积德，持戒忍辱，爱惜物命，宽容大度。所以气功界有句老话说"德有多高，功有多高"，即功法修炼的效果取决于修炼者个人的道德修养水平。所以佛门坐禅，要发愿行善，多做好事。道门修行也要积功累德，广济世人。

四、功法修炼的其他注意事项

功法修炼除了与提高道德修养有关外，修炼者还要调整自己的日常行为与作息，使生活正常有规律，还要注意环境的选择、饮食的宜忌和起居的常变。如饮食方面，若过饱则气机不畅、坐卧不安；若过少则气弱神虚、意志不坚；若食污秽不宜之物则令人心神昏迷，或引动宿病。同样，睡眠质量好不好，也影响功法修炼的效果。如果起居规律、睡眠很好，在修炼气功时就会令人神清气爽、不堕昏沉，否则难免神思飞扬、意虑万方。只有通过严格、认真、系统、长期、刻苦地功法修炼，才可以强化人体新陈代谢的活力，使营卫调和、气血通畅、百脉周流、脏腑轻安，从而精足、气充、神全、体魄健壮，生命质量就会自然提高，达到祛除疾病和延缓衰老的目的。若抱着且试且看的态度，必然达不到预期的效果，这是每个功法修炼者都应当遵守的法则。

五、蒋维乔因是子功法介绍

蒋维乔（1873~1958年），字竹庄，别号因是子，江苏常州人。7岁入私塾，习读经书。自幼体弱多病，15岁左右因病辍学。18岁时根据清汪昂《医方集解·勿药元诠》所载，自学道家小周天功法，隔年体质有所增强。20岁中秀才，继入江阴南菁书院、常州致用精舍攻读6年。至28岁时患肺结核咯血，病势日增，于是下定决心屏除一切药物，隔绝妻孥，谢绝世事，苦练静功85天，贯通小周天，诸病痊愈。现简要介绍其静坐功法，提供传统健身的参考。

（一）调身

（1）双盘膝。就是把左小腿盘架在右腿上面，使左脚掌和右腿略齐，然后，再把右小腿放在左腿上面。这时候，双脚心朝上，常说的"五心朝天"就是这个姿势，这就叫作"双盘膝"。它的好处在于双膝盖必须紧贴坐垫上，姿势端正，不会向前后左右倾斜。但这种"双盘膝"不容易做到，尤其是中年以上的人，筋骨硬，也可不必勉强。

（2）单盘膝。静坐时把左小腿架在右腿上面，右小腿放在左大腿下面。这比双盘膝容易做，但它的缺点是左膝盖不能紧贴坐垫，坐久了身体要向左面倾斜。只要自己察觉有歪斜，随时纠正亦无妨。

（3）自然盘膝。如果老年人连单盘膝也做不到，可把两脚盘在两小腿下面，这就叫自然盘膝。不过两膝盖都露出，更易歪斜，应随时纠正过来。

（4）端坐式。如果腿有毛病，自然盘膝也做不到，可坐在凳子上，身要端正，臀部与膝盖取弯，两脚平放地面上即可。

（5）头部姿势和两手的安放。头颈要平直，面孔向前，眼睛微闭，口要闭上，舌抵上腭，要做到松静自然。两手臂要宽松，不可着力，把右手背放在左手掌上，轻轻搁在两腿上，贴近小腹。但如果坐在凳子上，除上述姿势外，也可以将两手放在两大腿上部，掌心向下，自然地放平。

注意：初练气功，坐久了，两腿、脚必然感到麻木或有微痛感，此时可徐徐伸开，不麻时再盘上腿；或立起徐行，再重新坐下练功也可。

（6）卧功。分仰卧、侧卧两种。仰卧姿势与平常仰卧一样，叫"仰卧功"，但应将头、肩等部位垫高些，至自己觉得最舒服的程度，两手掌轻轻贴在腿根部。对头部耳、口、鼻、舌的要求与坐功相同。侧卧功，虽有左右之分，但以左侧卧为主，并以舒适为度，侧卧时对头部目、口、鼻、舌的要求也与坐功相同，但头及上身应略前俯，上面的腿比下面的腿稍弯曲些，使其到最舒适的程度，膝盖以上的大腿叠于下面的腿上，膝盖以下的小腿和脚就很自然地贴放于下面的小腿和脚的后面，下面的手伸开，掌心向上，放在头部枕上，距离头部少许，离头远近须依自己舒适为准。这种卧功就叫作"侧卧功"，也叫"狮子王卧法"。

（二）调息

真气经鼻而出，一呼一吸为一息，是静坐入手的重要功夫，不可不注意。

（1）喉头呼吸。一般人呼吸短而浅，不能尽肺部的张缩力量，因此也就达不到彻底吐故纳新的功用，致使血液不清，易生疾病。

（2）胸式呼吸。气体出入能够达到胸部，充满肺叶，较前稍好，体操运动时的呼吸就能做到此步。但以上两种不能算作调息。

（3）腹式呼吸（又名胎息）。一呼一吸，感觉气体能连到小腹。在吸气时，真气入肺，使肺部舒张，膈肌（即横膈膜）下降；呼气时，腹部收缩，膈肌被推向上，使肺部浊气尽量分散，这样的一呼一吸才是静坐的调息。胎儿在母腹中借助脐带连于胞衣与母体呼吸相通，一出腹便用鼻来呼吸，因此腹式呼吸就是回到婴儿地位，所以也叫"胎息"。应该注意的是，调息时绝不能用力，要使鼻息出入极轻极细，渐渐深长，很自然地连到腹部，甚至连自己的耳朵也听不到鼻息的声音，这才是真正的调息。

（4）体呼吸。静坐功夫，年深日久，呼吸深细一出一入，自己不知不觉，好像入于无呼吸的状态，虽有呼吸器官，若无所用。而气息仿佛从全身毛孔出入，到此地步，乃达到调息的极致，非数十年的功夫不能臻于此。

呼吸的气必须从鼻腔出入，不可用口，为什么呢？因为鼻子是专司呼吸的器官，鼻孔里有毛，可以阻止灰尘和微生物进入呼吸道。倘若呼吸时把嘴张开，一则妨碍鼻子的功能，二则灰尘和微生物容易入口，发生疾病。所以不仅静坐时要闭口，就是在日常活动时，也以闭口为宜。

（三）调心

（1）意守丹田。静坐时，把意念集中在下丹田，初学的人，极难做到。妄念一起一减，分秒不停，所以说妄念如"心猿意马"，不宜调伏。静坐的最后功夫，就是要制服这些胡思乱想的妄念。妄念一旦消除，就能出现一种无念境界。那么怎样着手呢？应该养之有素，平常行动做事时就该时时当心，不要起非分的妄想。

（2）排除妄想。静坐时，把一切事物放下，把精力集中于小腹，如果妄念再起，就再放下。这样反复练习，久而久之，妄想自然会渐渐减少，逐步练到无念境界。

（3）目若垂帘。初练功的人，如果上述方法仍不能排除妄念，可以微张一丝之光，这就叫作"目若垂帘"，垂帘时可以目视鼻，静静地以鼻呼吸，以至不闻不觉。口必须自然闭合，舌舐上腭，当口津多时，可缓缓分小口咽下，如果是痰要吐出。此时，最要紧的是仍然自然地意守丹田，其方法一如前述，这样可以帮助排除杂念。

（4）心息相依。就是将两眼轻轻闭合，用"数息"的方法，一呼一吸就做一息，从一数到十，周而复始，使精神自然集中，这叫作"心息相依"。其他姿势一如前述。最重要的仍在于"意守下丹田"。这种方法，亦可帮助排除妄念。

（5）初学静坐的通病。初练功者常常说"我没有学习静坐的时候，妄念倒还少，一坐下来后，妄念反而格外多，不知是什么缘故？"其实这是一种误解。人的妄念本来随时都有，平时因和外面环境接触，把注意力分散了，故觉得不多。静坐以后，精神集中于内部，才觉得妄念纷至沓来，忽起忽减，不可捉摸，这是一种初步的自我感觉。能够从这着手，反观自心，索本求源，追查妄念是怎样产生的，进而及时去排除，练习久了，自然会渐渐减少，不必怕它。总之，练坐就比不练好，这点应该有清醒的认识。

（四）动静兼修

练好调身、调息、调心以后，还有一点值得注意，就是要动静兼修。蒋维乔先生晚年曾说："我以前出版的《静坐法》，未曾提及外功，是有缺点的。"古来养生法，有外功、内功两种，外功着重身体的运动，如八段锦、太极拳等，内功就是引道、吐纳、静坐等。专修静坐，不使身体活动活动，是有偏差的。应该动静兼修，互相促进，不可偏废；学修外功，不修内功，似有偏颇；单修内功，不修外功，也是不宜。希望读者注意动静兼修。

参考文献

［1］汤钊猷.现代肿瘤学［M］.第3版.上海：上海科学技术出版社，2013.

［2］周代瀚.中医肿瘤食疗学［M］.贵阳：贵州科技出版社，2012.

［3］李佩文.李佩文谈肿瘤中医调养与康复［M］.北京：人民军医出版社，2012.

［4］范晓清.战胜癌症靠自己［M］.北京：化学工业出版社，2008.

第五章

养体与防癌